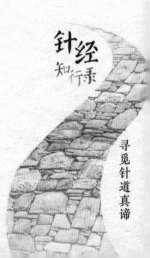

针经
知行录

寻觅针道真谛

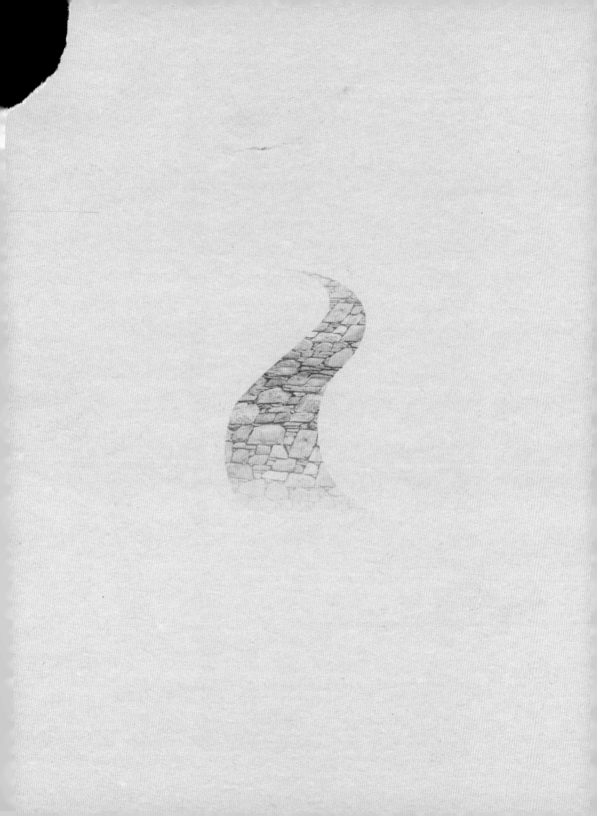

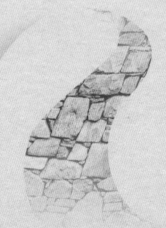

针经知行录

——寻觅针道真谛

陈晓辉　著

黄龙祥　审

人民卫生出版社

图书在版编目（CIP）数据

针经知行录：寻觅针道真谛 / 陈晓辉著 . —北京：
人民卫生出版社，2020
ISBN 978-7-117-30010-0

Ⅰ.①针⋯　Ⅱ.①陈⋯　Ⅲ.①针灸疗法－文集　Ⅳ.
①R245-53

中国版本图书馆 CIP 数据核字（2020）第 079865 号

人卫智网	www.ipmph.com	医学教育、学术、考试、健康，
		购书智慧智能综合服务平台
人卫官网	www.pmph.com	人卫官方资讯发布平台

针经知行录——寻觅针道真谛

著　　者：陈晓辉
出版发行：人民卫生出版社（中继线 010-59780011）
地　　址：北京市朝阳区潘家园南里 19 号
邮　　编：100021
E - mail：pmph @ pmph.com
购书热线：010-59787592　010-59787584　010-65264830
印　　刷：北京顶佳世纪印刷有限公司
经　　销：新华书店
开　　本：710 × 1000　1/16　印张：18
字　　数：276 千字
版　　次：2020 年 6 月第 1 版　2024 年 7 月第 1 版第 4 次印刷
标准书号：ISBN 978-7-117-30010-0
定　　价：118.00 元
打击盗版举报电话：010-59787491　E-mail: WQ @ pmph.com
质量问题联系电话：010-59787234　E-mail: zhiliang @ pmph.com

师徒合影

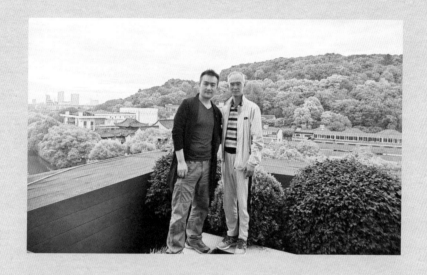

　　这些年师徒二人不约而先后从相向的方向上路——一个从理论走向临床，一个从临床走向理论，当两人在山峰会合时，彼此都走进了对方，理论也流进了临床。

——黄龙祥

　　在探索《针经》的道路上，解惑传道的恩师黄龙祥先生，于我而言，他犹如眼睛一般珍贵无比，一直为我指明方向，让我学会独立独行，参悟古人的智慧，渐入古典针灸的兰台密室！

——陈晓辉

序言

　　在写完《中国古典针灸学大纲》后不久读到弟子晓辉的针经实验笔记，起初读到的只是通过微信发来的十几页一半模糊一半清楚的笔记图片，连读带猜大致明白图片的意思之后真是又惊又喜：笔记中关于《黄帝内经》针法的实验和体验竟然与我书中所述如出一辙。随即，我在给弟子的微信中写下这样一句话："如果早知你做了这么大量的针法实验，我大可不必投入那么多时间和精力在技术环节上，这本《古典大纲》早就出生了。"不过很快我就意识到，两个人分别独立完成了相同的实验，得到了相同的结果，这样的结局更好。

　　如果让晓辉用手书的方式将其关于古典针法的实验、体验及相关验案附注于我这本书稿的空白处，理论与临床无缝对接，师徒二人共同完成一件"援术入道"的作品，岂不更妙！第一时间将这一想法告诉责编陈东枢先生，得到明确答复——目前的排版技术完全能实现。

　　还沉浸在兴奋中，故事又发展了：晓辉将笔记全文扫描后发过来了，300多页还不包括完整的验案。他对《内》《难》针法实验的量比我多很多，而且除了自身的实验，还有大量病人的治验。可以这样说，他这本笔记的临床价值应当比我这本书稿高——至少不低于。于是我打消了前面的想法，鼓励晓辉独立出书。

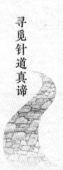

这些年师徒二人不约而先后从相向的方向上路——一个从理论走向临床，一个从临床走向理论，当两人在山峰会合时，彼此都走进了对方，理论也流进了临床。但愿印在两本小书中师徒针道求真的脚印，能够成为你寻觅古典针灸的路标。

黄龙祥

2020 年 1 月 2 日

目录

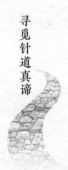

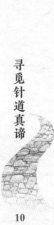

获取图书配套增值内容步骤说明

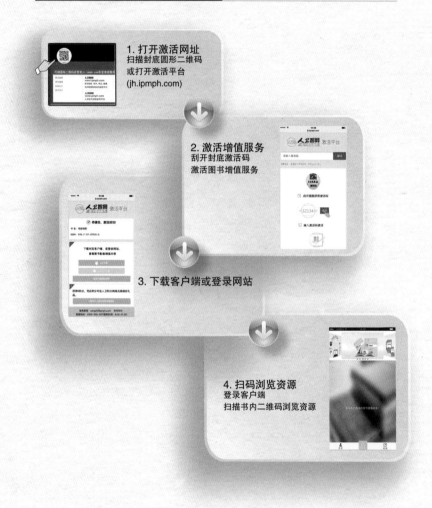

1. 打开激活网址
扫描封底圆形二维码
或打开激活平台
(jh.ipmph.com)

2. 激活增值服务
刮开封底激活码
激活图书增值服务

3. 下载客户端或登录网站

4. 扫码浏览资源
登录客户端
扫描书内二维码浏览资源

客服热线：4006-300-567
（服务时间 8:00—21:30）

导读

黄龙祥

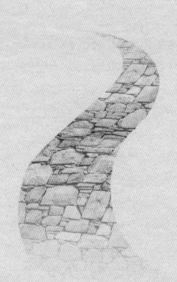

一、针经是怎样炼成的？

传世本《灵枢》《素问》是古医籍整理的产物还是理论创新的结晶？是两部不同的书，还是同一部书的两个不同部分？如果说是两部独立的书，为什么能在二者之间发现大量如出一人之手的叙事设计，特别是《素问》部分可见多篇解读《针经》的专篇，甚至对结语篇也有专篇解读呢？如果说《针经》《素问》是同一部书，二者又是什么样的关系？为何相同或相近的内容会在二书中重复出现？

要回答以上难题，首先要发掘出《灵枢》《素问》的编撰思想和设计理念，只有在这个问题上取得突破，才可能找到正确打开《灵枢》《素问》的方式，才有可能真正读懂它，才能正确评价它的含金量，而长期困惑学术界的关于《灵枢》《素问》成书年代和作者的难题也可能迎刃而解。

（一）针经概说

笔者近年着力考察传世本《灵枢》《素问》的编纂及传承，得到如下结论：

第一，传世本《灵枢》《素问》是一部完整书的两个部分：前者为内篇，为理论创新之作；后者为外篇，为临床应用和资料整理性质。原书未题总书名，其外篇名曰《素问》，而内篇原未题书名，在魏晋时即以"九卷"为此篇的暂用名（后又有"九灵""九墟""针经""灵枢"等别称）。《针灸甲乙经》序以"黄帝内经"为《九卷》《素问》的总书名，其实与《汉书·艺文志》著录刘向整理的《黄帝内经》非属同一书。

第二，该书内、外篇皆成于西汉晚期至东汉之间，作者为曾长期在国家藏书机构任职的一流学者，其主要的撰写活动当在其卸任或被罢免之后的若干年内完成。

第三，《灵枢》《素问》在传承过程中，其内容虽有亡佚及添补，篇次有错乱及人为调整，但总体而论，失真的程度不大，不仅较之晚出的传世本《伤寒论》的失真度要小，甚至也比更晚的唐代《备急千金要方》保留了更多

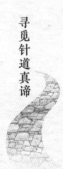

原始本的旧貌，特别是《灵枢》部分。

第四，此书内篇《灵枢》的价值主要不在于保存汉以前各家医籍，而体现在整合汉以前各医家学说，创立统一的中医针灸学的理论体系。

1. 构成

细察传世本《灵枢》《素问》篇目设置，发现有如下规律：

（1）身体观的系统论述，以及针灸学体系的分部理论（气街学说、经络学说、经筋学说、营卫学说、三焦学说等）皆在《灵枢》；而有关针道的解释、修炼、应用，以及非主流的诸说别论多在《素问》；

——三篇针道别论"阴阳别论""五脏别论""经脉别论"皆在《素问》，其他别说也都置于《素问》；6篇经文注解除《小针解》一篇外皆在《素问》；另辑录的扁鹊医籍七篇也附在《素问》。

（2）主流的学说、诊法、输穴、刺法、治法皆在《灵枢》，而非主流的、乃至废用的学说、诊法、刺法、治法在《素问》；

——例如论正经、经刺以及论经输之本输、标输、背输等皆在《灵枢》，而奇经、缪刺、背输之别法皆在《素问》；主流或新立之脉诊如寸口脉法、人迎寸口脉法集中在《灵枢》，而诊脉古法如三部九候，以及针刺古法如扁鹊早期针方之砭刺、刺脉，灸法的临床应用等在《素问》。

（3）刺法标准、治疗大法集中在《灵枢》；具体的临床应用多在《素问》。

——标准及治疗大法在《灵枢》，正体现了作者"必明为之法""为之经纪"的编撰宗旨。

通过以上三条对比，作者关于《灵枢》《素问》二书的不同定位反映得非常明确——以《灵枢》为主，以《素问》为辅。若以汉代书分"内""外"的体例，则以《灵枢》为内篇，以《素问》为外篇。内篇更多体现的是理论创新、体系构建，而外篇则重在理论的临床应用，更多体现出实用性和资料性；前者"撰"的成分更多，而后者"编"的成分更多。

从篇名上看，《灵枢》《素问》的主从关系也一目了然：《灵枢》有"玉版"，

《素问》则有发挥此篇的"玉版论要""玉机真藏";《灵枢》有"经脉",《素问》则有"经脉别论"。

从引文体例看,传世本《灵枢》《素问》有7处引文前标明"经言"字样,其中6例见《素问》,所引之文皆见于传世本《灵枢》;见于《灵枢》者只《岁露论》一例作"黄帝问于岐伯曰:经言夏日伤暑,秋病疟。疟之发以时,其故何也",此句不见于《针灸甲乙经》《太素》,且接下来的答语也与问句不相接,显有误。《素问》可见大量注解、阐释《灵枢》经文专篇,却无一篇解《素问》自身经文者。相反,《灵枢》却不见注解、阐释《素问》经文之篇,唯一一篇乃注解自身经文。可见,作者在设计上以《灵枢》为"经",《素问》为"传"的意思十分明显。传世本《灵枢》《素问》的关系,犹如汉代刘安的《淮南内》《淮南外》——"内篇论道,外篇言事",而道与事的关系也正如《淮南子》后序所言"言道而不言事,则无以与世浮沉;言事而不言道,则无以与化游息"。如此,内外表里相合,有主有次,有详有略,既突出了理论创新之简明,又兼顾了实用性和资料性。

这时我们再回过头来读作者在开篇《灵枢》借黄帝之口说出的关于全书的设计"为之经纪,异其[篇]章,别其表里",便可读出文字背后的深意:很可能作者在动笔之前就确定全书由内外两篇性质不同的篇章构成——先以简而明的方式构建出统一的针道,使之易用难忘,堪为法式,终而不绝而传于万世,以为内篇名曰《针经》;而将针道的详细解释、具体应用,以及关于针道的非主流诸家别说等资料性篇目皆置于另一篇,以为外篇名曰《素问》。

这种内外篇不同性质和目的的定位也决定了二者写法上的不同设计:

内篇在设计上有绪论性质的开篇《九针十二原》和总括全书要旨的结语篇《官能》;全书各篇之间的逻辑关系紧密,因而在写法上,前后篇章中高频出现内容相互引用的"互引"之例(详见下节"炼经四步")。

外篇《素问》在设计上,则体现对内篇所论针道的注解、应用,以及针道的非主流别论,突出实用性和资料性,因而篇与篇之间多不表现为环环相扣的内在联系,鲜见"互引"之例。

正是作者这种"经文在内,注解在外;经论在内,别论在外"的特定设计,使得此书内外二篇紧密相连而不可分。且极有可能,内外篇的初始本及早期

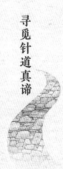

寻觅针道真谛

传本本身就是合抄的，因而在最初被引用时才能被后人作为一个整体对待。

另须指出的是，《灵枢》原始本可能为9卷但不一定81篇，传世本第四十八篇《禁服》提到"通于九针六十篇"，又结语篇《官能》在传世本为第73篇，推测原始本篇幅当在70篇左右。细读传世本《灵枢》前9篇很像是全书的一个大摘要，很有可能是后编成而不是先编成。因为，如果先编成《终始第九》，《禁服第四十八》就没有再编的必要，即使要编也会直接引《终始》而不会引《外揣第四十五》；同样，《经脉第十》有关人迎寸口诊法的内容也会直接引《终始》，而不会引自《禁服》。由此推断：《针经》的原始本是先编成60篇全本，再编成9篇的简本，加上结语篇则全书篇幅当在70篇左右。

在传世古医籍中，似乎《难经》读出了《灵枢》《素问》的不同性质。据笔者考察，该书引"经言"者37处，引"经云"者1处，其中有17条引"经言"文字见于传世本《灵枢》。此外，还发现大量未明言"经言""经云"的文字而见于传世本《灵枢》者，此实为"暗引"经文之例。而引"经言"文字见于《素问》者仅2条。

考虑到《难经》结集时，有可能刘向等整理的"扁鹊""黄帝""白氏"三家医经尚存，故不能排除《难经》所引"经言"经文出直接引自此三家医经的可能性。然而如前所述，传世本《灵枢》是以三家医经为主要素材的创新之作，文字与所撰用之医经已有明显的区别，如果《难经》有多达17条所引"经言"文字见于《灵枢》，则可判定至少有一部分条文引自《灵枢》，特别是其中成篇大段的引文。试以《难经·三十七难》所引"经言"为例说明如下：

三十七难曰：五脏之气，于何发起，通于何许，可晓以不？

然：五脏者，常内阅于上七窍也。故肺气通于鼻，鼻和则知香臭矣；肝气通于目，目和则知黑白矣；脾气通于口，口和则知谷味矣；心气通于舌，舌和则知五味矣；肾气通于耳，耳和则知五音矣。五脏不和，则七窍不通；六腑不和，则留结为痈。

邪在六腑，则阳脉不和，阳脉不和，则气留之；气留之，则阳脉盛矣。邪在五脏，则阴脉不和，阴脉不和，则血留之；血留之，则阴脉盛矣。阴气太盛，则阳气不得相营也，故曰格。阳气太盛，则阴气不得相营也，故曰关，阴阳俱盛，不得相营也，故曰**关格**。关格者，不得尽其命而死矣。

经言气独行于五脏，不营于六腑者，何也？

然：夫气之所行也，如水之流，不得息也。故阴脉营于五脏，阳脉营于六腑，如环无端，莫知其纪，终而复始，**其不覆溢**，人气内温于脏腑，外濡于腠理。

以上大段文字中只一处明言"经言"，所引之文见《灵枢》第 17 篇"脉度"。经笔者对照，"经言"之前的文字也见于《脉度》，非但如此，《二十三难》第一问的文字也悉见于《脉度》：

二十三难曰：手足三阴三阳，脉之度数，可晓以不？

然：手三阳之脉，从手至头，长五尺，五六合三丈。手三阴之脉，从手至胸中，长三尺五寸，三六一丈八尺，五六三尺，合二丈一尺。足三阳之脉，从足至头，长八尺，六八四丈八尺。足三阴之脉，从足至胸，长六尺五寸，六六三丈六尺，五六三尺，合三丈九尺。人两足跷脉，从足至目，长七尺五寸，二七一丈四尺，二五一尺，合一丈五尺。督脉、任脉，各长四尺五寸，二四八尺，二五一尺，合九尺。凡**脉长一十六丈二尺**，此所谓经脉长短之数也。

以上《难经》两难以"明引""暗引"方式所引用的文字包括了《脉度》除两小节注解之文的全部文字，而且二者对照契合程度非常高，这只能是引自《灵枢》，不可能从其他医经引用。此外，还可从具体细节对比中发现更多有力的证据：其一，《灵枢》的"关格"是基于人迎寸口脉法对血气运行极端异常的一种解说，《难经》则基于独取寸口脉法进行了新的诠释，说见第三难，而《三十七难》的"关格"明显为《灵枢》的说法，《难经》作者显然也意识到了这一点，故在最后以"经言"明引《脉度》的文字中，加了四个关键字"其不覆溢"，以申明《难经》的基本观点，正是这一掩饰之笔反而更彰显了其引自《灵枢》的印迹；其二，《五十营》是根据扁鹊医经改编而成，其中确立二十八脉为"经脉"，并确立二十八脉总长"一十六丈二尺"，是该篇区别于扁鹊医经的标识，同时《灵枢》相邻的《五十营第十五》《营气第十六》《脉度第十七》三篇环环相扣，又共为《灵枢》区别于之前医经的标识[①]，而这些最核心的标识赫然见于《难经》所引"经言"文字，则足以

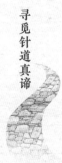
---

① 黄龙祥. 经脉理论还原与重构大纲［M］. 北京：人民卫生出版社，2016：15-17.

说明其《三十七难》《二十三难》经文引自《灵枢·脉度》。基于同样的方法可证明：在《难经》以"经言"明引方式引用的 17 条见于《灵枢》的文字，至少有 8 条引自《灵枢》的五篇：《九针十二原》（12 难、79 难、81 难）、《邪气脏腑病形》（13 难）、《脉度》（37 难）、《营卫生会》（30 难、46 难）。

《难经·十五难》所引"经言"文字见于《素问》的两条，出自《平人气象论第十八》《玉机真脏论第十九》。由于《素问》的篇章大多直接采用刘向所校三家医经旧文稍加改编而成，因此如果《难经》结集时，三家医经尚存，在无原文可资比对的情况下则很难判定其所引"经言"文字是直接引自三家医经，还是转引自《素问》。然而，既知《难经》作者亲见《灵枢》的早期传本，且明确引录其文；又知《灵枢》《素问》早期是作为一个整体流传，则《难经》作者也应当见到《素问》，且脉诊是《难经》的核心主题，《素问》论脉篇章更多于《灵枢》，《难经》作者以"明引"和"暗引"方式大量引录《灵枢》，而鲜见《素问》脉论，合理的解释只能是作为解经之作的《难经》作者心知《灵枢》为"经"，《素问》为"传"。

关于内篇《灵枢》和外篇《素问》更多的设计细节分析详见下节"炼经四步"。

2. 书名

关于传世本《灵枢》《素问》的命名，总括分析前人的研究得到如下判断：

第一，外篇名曰《素问》；内篇原无定名，唐以前以"九卷"为暂用名，并先后有"九虚"（又作"九墟"）、"九灵"、"针经"、"灵枢"等不同命名方案，传世本沿用《灵枢》之名；

第二，原无总书名，笔者确定内外篇完整的命名方案为：内篇曰"黄帝针经"，外篇曰"黄帝素问"。

关于内篇的题名，在传世本《灵枢》开篇《九针十二原》即题曰"针经"，《口问》篇又名曰"九针之经"。据笔者考察发现，在传世本《灵枢》《素问》中"九针"一词有广义和狭义两种用法：广义的"九针"是指针灸之道，而狭义的"九针"是指九种针具。作为书名"九针之经"中之"九针"是广义的用法，而书中大量出现的"九针"也往往用作"九针之经"的简称，即指"针经"。

　　然而或因原本未题书名，或原书名在传抄过程中脱失，汉末《伤寒论》序称引内篇径用"九卷"之名，但关于此序的年代学术界有争议，不能确证此暂用名已见于汉代。年代确切的魏晋《脉经》一书明确以《九卷》称引内篇，但在传世本《脉经》中这类引文出处都被改成了《针经》，此乃宋代校正医书局所改。关于唐以前《脉经》古本的引文标注，唐代王冰"补注黄帝内经素问序"《新校正》说得很清楚："又《素问》外九卷，汉·张仲景及西晋·王叔和《脉经》只为之九卷，皇甫士安名为《针经》，亦专名《九卷》。"宋臣明言张仲景书及《脉经》称引内篇皆用"九卷"之名，所说"皇甫士安名为《针经》，亦专名《九卷》"，是指《针灸甲乙经》序引作《针经》，而正文的引文标注皆作《九卷》，恰巧传世本《针灸甲乙经》自序也有疑问，故不能据此认定西晋已用"针经"作为内篇的专用名。足见，早期流传的内篇未题书名，后世医书径以"九卷"这一暂用名称引，直到唐代杨上善奉敕官修《太素》时仍用"九卷""素问"称引内、外篇。专用书名"九虚"（又作"九墟"）、"针经"、"九灵"、"灵枢"等皆晋以后唐以前出现，其中《灵枢》一名沿用至今。

　　可见，传世本《灵枢》提及的内篇书名"针经"或未正式题作书名，或流传初期书名即脱失，在相当长的时间内一直以"九卷"这一暂用名流传；而外篇从开始流传社会即名曰"素问"，并一直沿用至今。内篇、外篇虽一开始即作为一部书流传，但没有统括内篇外篇的总书名，后世有以"黄帝内经"作总书名以统内外篇曰"黄帝内经素问"（如唐代王冰注本）"黄帝内经灵枢"（如宋代史崧本），这里的"黄帝内经"实用作"黄帝医经"的代名词，这一点从以下的古医籍命名可以清楚看出：《黄帝内经太素》《黄帝内经明堂》，从这个角度看，"黄帝内经素问""黄帝内经灵枢"的命名方案可以成立，然而这样的命名极易误导人们将传世本《灵枢》《素问》等同于《汉书·艺文志》著录的《黄帝内经》，因此不宜采用。

　　传世本《灵枢》《素问》在最早著录的官修目录《隋书·经籍志》名曰《黄帝针经》《黄帝素问》，其中外篇的命名古今无分歧，而内篇虽有多种不同的命名，但综观中外书目著录可知"黄帝针经"一名是最流行的，从官方正式文件的正式命名亦可看出这一点，例如唐政府诏令永徽令、开元令，宋天圣令皆称作"黄帝针经"。

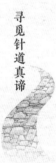

完全可以将《黄帝针经》《黄帝素问》书名中之"黄帝"解读为"黄帝医经"或"黄帝医派"，而用作总书名，且这样的用例早在汉代刘向父子校书时已经创用。

传世本《淮南子》在成书之初，作者淮南王刘安将其定名为《鸿烈》，但这只是其主编之书的一部分，而不是全部，故《汉书》题作"内书""内篇"。西汉末刘歆则为其书确定了一个总书名《淮南》，而内篇原作者所题书名"鸿烈"，刘歆或出于政治因素考虑，不便用而选择了一个不加褒贬的中性字"内"字，在杂家类正式著录为"《淮南内》二十一篇，王安 ①；《淮南外》三十三篇"。这里的"淮南"可以有地名、学派名、人名、书名多种理解。由刘向父子官方认定的《淮南内》一书，及至政治影响消退，魏晋时人们又用原内篇书名加上刘歆拟定的总书名题作《淮南鸿烈》②。

依此例，《黄帝针经》《黄帝素问》中之"黄帝"也完全可以解读为书名，即以"黄帝"用作总书名，以"针经"为子目内篇名，以"素问"为子目外篇名。加上总书名不仅仅在于标明《针经》与《素问》表里相合为一书的关系，也在于与汉代及汉以后流传的其他以"针经"为名的医书相区别。

基于历史与逻辑相统一的原则，笔者确定传世本《灵枢》《素问》的命名方案如下：内篇名曰《针经》，外篇名曰《素问》；内篇全称曰《黄帝针经》，外篇全称曰《黄帝素问》，是以"黄帝"为总书名，而不再以"黄帝内经"为总书名。故以下除特指传世本外，内篇采用正式名《针经》，而以《灵枢》《九墟》《九灵》为别称。

3. 年代

关于成书，学术界分歧很多很大，但有一点似成共识：非一时之文、非一人之书。笔者新近的研究得出与此共识截然相反的判断：虽《针经》《素问》性质不同——《针经》为"撰"；《素问》为"编"，然皆由同一人完成，或

---

① 不知此处"王安"是指"淮南王刘安"的简称，还是"刘安"之误。

② 李秀华.《淮南子》书名演变考论［J］.西南交通大学学报（社会科学版），2009,10（05）：25-29，60.

总成于汉代①。

面对数以百计的考证《灵枢》《素问》成书年代的论文和专著，你会发现随手翻开一篇似乎都有几分道理，而当读完各家观点又会发现每一篇又都站不住脚。遇到这样的情形，如果不改变研究思路，纵然再研究数百年恐怕依旧是徒劳。试举一例说明笔者的想法：唐代孙思邈的《备急千金要方》一书是以唐以前的各家文献为素材编辑的，假设此书在传抄过程中封面和自序都脱失了，我们不知道书名也不知道作者和成书年代，按照以往考察《灵枢》《素问》成书的思路来考察这部"三无"古医籍的年代，会得出什么结论？如将此书定为文献汇编性质，则可得出如下种种不同的判断：成书于先秦；成书于汉代；成书于魏晋南北朝；成书于隋代；成书于唐代。于是最后得出一个调和诸说的"定论"——"此非成于一时出于一人之书"②。可是如果丢掉这个成见，将此书设为成于一时的独立的中医临床诊疗全书，则很容易得出正确答案——成书于唐代，并可进一步给出一个相对精确的成书年代区间。

通过这个假想的年代考察实验，我们即可明白：今天考察《灵枢》《素问》的成书是指其编辑年代，而绝不是书中所采用的原始文献的年代。依照这一思路，则可以确定传世本《灵枢》《素问》成书于汉代，尽管书中的素材多取于汉以前古医籍。

第一，从书的性质考察，《针经》《素问》，特别是前者，是一部理论创新之作，而不是古籍整理的成果，与《汉书·艺文志》著录的《黄帝内经》《黄帝外经》的性质完全不同。考证详见下节"炼经四步"。

第二，从《针经》带有绪论性质的第一篇《九针十二原》的结构看，虽其正文采用了秦代乃至先秦的文献，但主人公的开场白却带有鲜明的汉帝口吻：

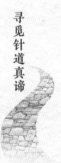

① "成于汉代"是指原作者撰定的原始本年代，至于原始本流传社会后人的增补或改编并不影响对原始本年代的认定。例如后人（特别是宋人）对《伤寒论》《脉经》《备急千金要方》经典的添补和改编的程度更甚于后人对《针经》《素问》的改编，但学术界从未有人提出这些经典成于宋代的说法。

② 如按这一逻辑类推，则许多的中医古籍都可说非一时一人之作，最典型的如《新修本草》《证类本草》《本草纲目》《诸病源候论》《太平圣惠方》等。

黄帝问于岐伯曰：**余子万民，养百姓，而收其租税。余哀其不给，而属有疾病**。余欲勿使被毒药，无用砭石，欲以微针通其经脉，调其血气，营其逆顺出入之会，令可传于后世。必明**为之法，令终而不灭**，久而不绝，易用难忘；**为之经纪**，异其[篇]章，别其表里；**为之终始**，令各有形，先立针经，愿闻其情。

——黄帝曰：余闻先师，有所心藏，弗著于方。余愿闻而藏之，则而行之，**上以治民，下以治身，使百姓无病，上下和亲，德泽下流，子孙无忧，传于后世，无有终时**，可得闻乎？岐伯曰：远乎哉问也。夫治民与自治，治彼与治此，治小与治大，**治国与治家，未有逆而能治之也，夫惟顺而已矣**。

（《灵枢·师传》）

——帝曰：夫子之言，上终天气，下毕地纪，可谓悉矣。余愿闻而藏之，上以治民，下以治身，使百姓昭著，上下和亲，德泽下流，子孙无忧，传之后世，无有终时，可得闻乎？ （《素问·天元纪大论》）

——是以天下乐其政，**归其德**，望之若父母，从之若流水；**百姓和亲**，国家安宁，名位不失，**施及后世**。 （《汉书·晁错传》）

——武帝即位，**明和亲约束**，厚遇关市，**饶给之**。（《汉书·匈奴传上》）

已知汉初陆贾应高祖之命撰《新语》，述"秦所以失天下，汉所以得天下"，为高祖制定了一套维持汉政权长治久安的治国方略，自汉初即陆续颁布了一系列的诏令为百姓排忧解难；又知《九针十二原》首节文字系借黄帝之口阐述其编撰此书的宗旨及编撰计划，必定出自此书的作者之手，而作者笔下的"黄帝"形象与秦始皇格格不入，而与《汉书》所载之汉帝言行如出一辙，这反映的正是此书作者所处的年代，故虽正文出现了秦代或先秦特征文字，但丝毫不影响确定此篇创作于汉代；又知作为全书的结语篇《官能》与《九针十二原》首尾相合同出一人之手，则必也写于汉代。如果一本书的绪论和结语确定为写于汉代，那么基本可判定全书成书于汉代。

第三，从《灵枢·大惑论》东苑清冷之台看，如果只是"东苑"，很难确定它是何时何地的建筑，然而当"东苑"与"清冷之台"联系在一起时，导航系统便可精准定位了。东苑，乃西汉梁孝王于公元前153～前150年间所建集亭台、离宫、湖水、奇山、花草、陵园等于一体供帝王游猎、出巡、娱乐等多功能的园囿，"清泠台"是其中的美景之一①。

——《灵枢·大惑论》讲述的故事以东苑为背景，极有可能系某个汉代帝王的真实病案——可称为世界上最早应用精神分析法的病案②。此外，该篇所反映出的精细的尸体解剖知识最大可能来源于王莽时官方尸体解剖的成果③。大约在东汉末以后，东苑便逐渐荒废了。因此《大惑论》应写于东汉之前。

第四，从全书的学术主线看，内外篇皆引用了大量扁鹊医籍的文字，但都用新定的理论框架化裁④，例如《五色》篇素材来自扁鹊医学，中间插入的脉法却是《灵枢》主推的最新诊法"人迎寸口脉法"，留下了后人编辑的铁证。又如，从《史记·扁鹊仓公列传》及新近老官山出土的扁鹊医籍可知，汉代初中期流行的扁鹊医籍中的藏象学说，其五脏为"心肺肝胃肾"，汉中期的非医籍《淮南子》依旧如此，而在《针经》新的理论体系中，扁鹊五脏之"胃"除了个别回改未尽的实例，都被替换为"脾"。考证详见笔者《经脉理论还原与重构大纲》；又如五脏配五行有所谓"古文说"和"今文说"，《针经》《素问》呈现的几乎清一色的"今文说"，明显是作者依据其新定的理论框架改编的结果。

第五，从内外篇的文本不难看出其所处的社会背景具有以下特征：其一，国土的统一、思想文化的大一统的成熟，且黄帝文化大一统领袖地位的确立；其二，扁鹊的医学象征意义开始下降，而黄帝的医学象征意义上升；其三，黄帝诸臣中岐伯地位的提升；其四，医学文献的极大丰富并经过系统的整理。以上四条皆备者见于汉代。从《汉书·艺文志》著录的医经类书目归于黄帝名下的医经的篇卷数明显超过扁鹊，以及神仙类书目著录的"《黄帝岐伯按摩》十卷"，可以断定：最晚在刘向校书时扁鹊的医学象征意义已开始下降，而黄帝的医学象征意义上升，且黄帝臣岐伯的地位提升，并明确与医学发生关联。

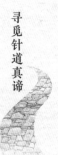

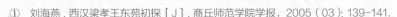

① 刘海燕. 西汉梁孝王东苑初探 [J]. 商丘师范学院学报, 2005 (03): 139-141.

② 郑一.《灵枢·大惑论》开创了精神分析的先河 [J]. 中医药学报, 1995 (04): 3-4.

③ 黄龙祥. 经脉理论还原与重构大纲 [M]. 北京: 人民卫生出版社, 2016: 52-65.

④ 黄龙祥. 扁鹊医籍辨佚与拼接 [J]. 中华医史杂志, 2015 (1): 33-43.

第六，从国家藏书机构看，"兰台"是汉代设立的国家藏书机构属于内府藏书处，而《针经》《素问》反复出现藏秘典要籍于"灵兰之室"的经文：

> 黄帝曰：……是谓阴阳之极，天地之盖，请藏之灵兰之室，
> 弗敢使泄也。 　　　　　　　　　　　　　　　　　（《灵枢·外揣》）

> 黄帝曰：善。请藏之灵兰之室，不敢妄出也。
> 　　　　　　　　　　　　　　　　　　　　　　（《灵枢·刺节真邪》）

——杨上善注：灵兰之室，黄帝藏书之府，今之兰台故名者也。（《太素·五节刺》）

> 黄帝曰：善哉，余闻精光之道，大圣之业，而宣明大道，非
> 斋戒择吉日，不敢受也。黄帝乃择吉日良兆，而藏灵兰之室，以
> 传保焉。 　　　　　　　　　　　　　　　　　（《素问·灵兰秘典》）

> 帝乃辟左右而起，再拜曰：今日发蒙解惑，藏之金匮，不敢复出。
> 乃藏之金兰之室，署曰气穴所在。 　　　　　　　（《素问·气穴论》）

> 黄帝曰：善乎哉论！明乎哉道！请藏之金匮，命曰三实，然
> 此一夫之论也。 　　　　　　　　　　　　　　　（《灵枢·岁露论》）

从《素问》经文本身可知"金兰之室"即"金匮"，而据杨上善注"灵兰之室"即"兰台"，皆藏书之府。其中"兰台"是汉代设立的国家藏书机构，属于内府藏书处，所藏多属国家法规和皇帝诏令等，同时又是重要的校书著述处。自和帝之后，随着东观兴起，大量文人被征入东观修史，兰台的国家藏书、著述与校书职能逐渐为东观所取代。而"金匮"在秦代即为国家藏书处，汉代沿用属于外府藏书处，所藏多属玉版和图谶[①]。无怪乎这些大量见于《针经》《素问》"灵兰之室""金兰之室"都以"帝曰""黄帝曰"的口吻提及。

综合以上六点可知：《针经》《素问》成书于汉代，约在构建文化思想大一统的《淮南子》逐渐被解禁的西汉晚期至《伤寒论》成书的东汉晚期之间。如果从第六条看，成书年代的下限可上提到东汉中期。因为东汉初校书藏书仍在兰台，而和帝以后直到东汉末都是在东观，如果成书于东汉中期以下，

---

① 李更旺．西汉官府藏书机构考［J］．图书馆杂志，1984（01）：67-68．

则《针经》频繁提及的国家官府藏书处多半会写作"东观之室"之类。

有人认为《素问》文本表现出更古朴的特点，得出《素问》早出、《针经》后成的判断，而已知《素问》有两篇注解《针经》结语篇的文字，显然不可能成于《针经》之前。人们之所以会有这样的印象，主要是不明作者对内外篇的不同定位而采用的不同编撰方式：相对于《针经》的理论创新，《素问》带有更多的古籍整理的性质，因而更多保存了所辑录的早期文献的旧貌。

4. 作者

关于作者，笔者新近的研究发现《针经》《素问》皆由一人总成，作者的姓名未详，但可判定此人具备以下条件：①有在国家藏书机构长期任职的经历，能坐拥刘向、李柱国整理的全部或大部医籍；②广博的天地人知识以及非凡的文字表达能力。

由于编撰《针经》《素问》采用了大量汉以前医经类古籍，民间不可能具备，即使是像西汉最负盛名的淮南国、梁国这样的地方学宫也难以具备。虽然到了东汉，刘向父子校定的书籍渐渐流布社会，使得民间有机会见到以往收藏在国家藏书机构的古籍定本，然而在古籍以手抄方式传播的年代，没有特殊背景的学者读到刘向父子整理的全部或大部古医籍显然不可能。对此，《汉书·艺文志》方技略总序说得很清楚："方技者，皆生生之具，王官之一守也"；又《黄帝针灸甲乙经》序曰："方技者，[盖]论病以及国，原诊以知政。非能通三才之奥，安能及国之政哉。"在那个特殊的社会背景下，像《针经》《素问》这样集各家之大成而又自成体系的医经，最大可能出自兰台令官或有长期在兰台任职经历的医官或著名学者。

也有这样的可能，刘向父子、李柱国校医书已经有一个两步走的宏大计划：第一步整理传世各家医经，第二步构建新的理论体系合百家于一统。如果这个可能性存在，那么这一计划中的第二步计划更大的可能是由李柱国或其传人完成。

进一步考察还表明，《针经》《素问》出自私修而非官修。具备以上条件的作者不似在任职期间编撰，而是退职或因政治牵连被罢免之后创作。因为如果是刘歆本人或其任职之前或任职期间同僚的著作，刘歆不可能不知，且

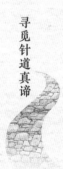

除非极端的政治因素，也不可能不著录由其总成的书目。

作者不一定是有高超医术的医官，但须有极高的理论构建能力，从《针经》的设计及撰写不难看出作者的理论洞察力不仅胜过张仲景，也完胜更晚的《针灸甲乙经》作者。从《针经》《素问》所反映出的作者学识来看，此人应是当时的通儒大家，在其任职期间很可能在缮写医书定本时给自己留出一套副本，老年据此副本创作出惊世之作。也就是说，本书的编撰方式及作者的经历有如司马迁修《史记》一般——个人编撰而非集体编写，作者有长期在官府任职经历，但编撰工作却是在免职之后完成。而且像《针经》这种"成一家之言"，特别是以公理化方法构建统一理论体系的著作只能出自个人。

5. 传承

关于《针经》《素问》的传承，笔者的新近研究得到以下结论：

第一，与《淮南子》的命运正相反，外篇流传更广，内篇则流传很有限。

与其他内外分篇子书的传承规律不同，外篇《素问》被关注的程度更高，历经改编、续补和注解，而内篇《针经》则鲜见改编和注解。在传承上出现这种特殊的现象，考虑与以下两个因素有关：其一，《针经》出于精心设计编撰，有整体贯一的内在逻辑，如果不能通悟作者的编撰思想，后人欲改编几乎无从下手，再创作的空间很小；而外篇《素问》的示例和资料性质使之在条理性和系统性上远不及内篇《灵枢》，因而有很大的再整理空间。其二，据笔者对《针经》《素问》完整性的考察表明，六朝时经全元起整理后的《素问》仍可见大量的文字重出与错乱，甚至同一篇文字以不同的篇名重出，则之前传本的错乱、重出现象当更严重，而"去其重复"是编书的基本要求，这提示很可能作者由于某种突发事件的干扰没能完成全书（主要是外篇《素问》部分）的编撰，也就是说该书是一个未定稿——内篇未题书名，且无总书名，可能皆与此相关。

第二，传世本有亡佚、错简、续编

亡佚的证据：关于传世本《素问》篇目及文本的亡佚，人们考论颇多，不赘述。其实，传世本《灵枢》也有所失，最明显的是《刺节真邪》所引之《刺节》原文早已不存。

关于错简，唐代王冰注解时已明确指出：

帝曰：形度、骨度、脉度、节度，何以知其度也？

（《素问·通评虚实论》）

王冰注曰：形度，具《三备经》。节度、脉度、骨度，并具在《灵枢经》中。此问亦合在彼经篇首，错简也。一经以此问为《逆从论》首，非也。

治在《阴阳十二官相使》中。　　　　　（《素问·奇病论》）

王冰注曰：言治法具于彼篇，今经已亡。

——详全元起注本《素问》有"十二藏相使"篇，论有"凡此十二官者，不得相失也""主不明则十二官危"，推测《阴阳十二官相使》应是这一类的篇章。

此外，从《素问》注文与《灵枢》经文不完全对应的现象也能看出原文存在脱简和错简现象。

关于错简，同一书或同一篇文字的前后错乱现象，古今注家已发现并指出许多实例。而笔者发现《针经》结语篇《官能》所总结诸篇之要文字有一条不见于传世本《灵枢》，见于《素问·调经论》，而恰好是该篇明确提出了构建《针经》理论体系的元命题，并论述了疾病的总病机、针灸治疗的总治则，确立了总病因等重要理论命题，是整个理论体系构建中不可或缺的重要篇章，按作者内外篇的设计原则，无疑应置于内篇。由于早期传本中，内外篇作为一个整体流传，且内篇缺书名，因此内外篇的文字很容易错乱，只是目前还未找到更多的证据证明《针经》《素问》二书相互错入的更多实例。

此外，传世本《灵枢》19~26篇显得有些特别：其一，无黄帝君臣问答（第19篇的引言除外）；其二，非论道而言病症诊疗，按理不应在内篇而应置于外篇。这有两种可能：其一，流传过程中篇次错乱，外篇的篇目被混入内篇；其二，内篇在流传过程中篇目缺失不足九卷，而众人皆知其早期传本名曰"九卷"，又经文明言"余闻九针九篇，夫子乃因而九之，九九八十一篇"，故以外篇之文补内篇之缺——《素问》很早就脱失了一卷或与此有关。

另据传世本《素问》王冰所引《灵枢经》《针经》之文，以及林亿新校正的注文，亦可知传世本《灵枢》的脱、误、错简之例：

中部人，手少阴也。　　　　　　　（《素问·三部九候论》）

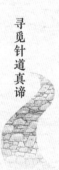

寻觅针道真谛

王冰注曰:谓心脉也。在掌后锐骨之端,神门之分,动应于手也。

《灵枢经·持针纵舍论》问曰:"少阴无输,心不病乎? 对曰:其外
经病而藏不病,故独取其经于掌后锐骨之端。"正谓此也。

——今检王氏引《持针纵舍论》文见于传世本《邪客》篇。说明传世本《邪
客》或系原始本多篇合编而成,或由于早期传本《持针纵舍论》《邪客》紧相邻,
而前者的篇题文字脱失,其正文被混入传世本《邪客》。

去寒就温,无泄皮肤,使气亟夺。 (《素问·四气调神大论》)

王冰注曰:去,君子居室。《灵枢经》曰:"冬日在骨,蛰虫周
密,君子居室。"

——今检王氏引《灵枢经》文见于传世本《素问·脉要精微论》篇。

以淡泄之。 (《素问·至真要大论》)

王冰注曰:淡利窍,故以淡惨泄也。《藏气法时论》曰:"脾苦
湿,急食苦以燥之";《灵枢经》曰:"淡利窍也"。

——今检以上王氏引《灵枢经》文不见于传世本。

其气以至,适而自护。 (《素问·离合真邪论》)

王冰注曰:《针经》曰:"经气已至,慎守勿失",此其义也。

为虚与实者,工勿失其法。 (《素问·针解》)

王冰注曰:《针经》曰:"经气已至,慎守勿失",此之谓也。

——此篇下文即有"经气已至,慎守勿失"句,王冰不引本篇经文而引
"《针经》曰",与《素问·离合真邪论》同;又知《针解》篇乃注解《针经·九
针十二原》经文,故知所引"经气已至,慎守勿失者,勿变更也"系注《针经》
之文也,王冰所见之《针经》传本此篇未脱,故能引之。

关于外篇《素问》编次的改动,特别是唐代王冰重注时的大幅度的调整
已多为今人所知,不再详述。而关于《灵枢》编次的变动虽然远比《素问》小,
但也有证据表明传世本的编次已与原始本有所不同,最明显的例子是,结语
篇《官能》在传世本中序为第73篇,而不是最后一篇[①]。

---

① 另一种可能,传世本有后人添补的篇章,且此增补者已全然不知《官能》为原书的最后一
篇——结语篇。

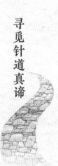

当最初《素问》之外的各篇被总称为"九卷"时，就暗示其时《素问》已非九卷；此外，古籍书分"内""外"者，也未见内外篇卷数相同的实例。又早期传本《甲乙经》《太素》所录《素问》文本也皆未发现整篇不见于传世本者，这提示两种可能：其一，《素问》篇目亡佚的时间很早；其二，《素问》原本只八卷，没有亡佚——除非在一传出时就有亡佚。

据笔者考察，最早的直接引用《针经》《素问》者为汉代《难经》《黄帝明堂经》，最早可靠的直接引用且标明出处者为魏晋《脉经》。

《针经》《素问》成书之后直到魏晋《脉经》的明确引录之前，既不见书目著录，也不见年代更早的医籍引录，有可能此书的作者与《史记》之司马迁、《淮南子》之刘安以及《七略》之刘歆有着同样的蒙难经历，只有事过境迁敏感期过后，其著作才能解禁而有重见天日的机会。

（二）炼"经"四步

面对汉以前各家诸说纷呈的医学思想，如何裁剪、如何拼接才能构成一个统一的理论体系？如果事先没有一个设计方案——编撰思想引领是难以想象的。在很大程度上可以这样说，揭示和论证作者精深的编撰思想是理解和评价《针经》极为重要、不可或缺的一环。以往学者多不曾留意，除了主观上对这一主题研究的重要性缺乏足够的认识外，客观上也因为这些思想潜藏在编撰活动的背后，不容易被发掘、被提炼、被描述。

1. 定目标——融合百家成一统

基于"守一勿失万物毕""通于无穷者，可以传于后世"的认识，《针经》作者借黄帝之口在不同的篇章一次又一次追问针之要、刺之要、身之要、脉之要、诊之要，最终目的在于寻求"通于无穷"的终极之理——"余知其合于天道人事四时之变也，然余愿杂之毫毛，浑束为一，可乎"？这的确是一个穿透现象的终极之问，明确表达了欲求万事万物之理于"一言"、不可胜数之九针之理为"一纪"之至理的追求。

从作者借黄帝之口，在不同的篇章一次又一次追问针灸要道来看，他

寻觅针道真谛

在动笔之前就已经在心中自觉提出了这一终极之问，并且心中已经有了答案——先立针经，为之法令、为之经纪、为之终始，易用难忘，久而不绝，终而不灭，传于后世。

作者的目标很明确——创作一部"必有明法，以起度数，法式检押，乃后可传"的针经，以旧经为砖瓦盖新楼，而不是整理古医籍，显然与刘向、李柱国汇校汉以前诸医家单篇文献以为各家总集定本的工作性质完全不同。

2. 定方案——内外相合内为先

诸子书分内外篇且以内篇论道外篇言事，甚至全书开篇和结语篇的设计先例都已见于西汉中期的《淮南子》，并非《针经》作者的发明创造，而后者的后来居上主要体现在内篇结构的精妙设计。

首先，从开篇及结语篇的设计即可见作者在内篇布局谋篇上的匠心独具：

> 黄帝问于岐伯曰：余子万民，养百姓，而收其租税。余哀其不给，而属有疾病。余欲勿使被毒药，无用砭石，欲以微针通其经脉，调其血气，营其逆顺出入之会，令可传于后世。必明为之法，令终而不灭，久而不绝，易用难忘；为之经纪，异其[篇]章，别其表里；为之终始，令各有形，先立针经，愿闻其情。岐伯答曰：**臣请推而次之，令有纲纪**，始于一，终于九焉。请言其道。

> （《灵枢·九针十二原》）

> 黄帝问于岐伯曰：余闻九针于夫子众多矣，不可胜数。**余推而论之，以为一纪**。余司诵之，子听其理，非则语余，请其正道，**令可久传，后世无患**，得其人乃传，非其人勿言。**岐伯稽首再拜曰：请听圣王之道**。

> （《灵枢·官能》）

——开篇是黄帝问道，岐伯讲道；结语则说黄帝对所学之"**众多博大**"针道已然融会贯通"以为一纪"，对岐伯布道，岐伯则"**稽首再拜**"，恭听"圣王之道"；

——开篇给出的针道定义为"以微针通其经脉，调其血气，营其逆顺出入之会"；结语篇作"理血气而调诸逆顺，察阴阳而兼诸方[论]"，都聚集于"血气"，落脚于血气之输"血气出入之会"；

——开篇和结语所论载道之术完全相同，皆为针对血气之输的毫针虚实补泻调经法；

——开篇引出针灸要道九篇之主题；结语则总括全书针道、针论之要已考明出处者凡19篇，其中见于传世本《灵枢》者18篇，见于《素问》者1篇；

——开篇黄帝欲"先立针经"的目的在于"必明为之法令，终而不灭，久而不绝，易用难忘；为之经纪"，结语则重申立针道为"**令可久传，后世无患**"，并说"**余推而论之，以为一纪**"，点明"为之经纪"的《针经》已然确立，与开篇呼应丝丝入扣。经纪既立，再立传承之规——"得其人乃传，非其人勿言"，并以何以知"得其人"之问引出"官能"之论，给追求针道的读者留下无穷的回味和深深的思索，堪称全书完美绝妙的"点睛"之笔。

开篇始于黄帝问道，结语终于黄帝布道，前后呼应，环环相扣，充分展现了作者全书设计上的大局观和游刃有余的表达技巧。

全书的整体设计还有一独到的妙招——作者从全书精炼出针道之要撰为九篇以为"易用难忘"之经纪，可视为全书的大摘要。这样独特的设计，有可能是受《淮南子》篇章设计的影响，但更主要还是为了使这部先立之《针经》"易用难忘"，从而实现开篇中申明的"令可传于后世""久而不绝"的编撰目的。对此，作者不惜笔墨，详加阐述：

> 黄帝问于岐伯曰……必明为之法，令终而不灭，久而不绝，**易用难忘；为之经纪**，异其［篇］章，别其表里；为之终始，令各有形，先立针经，愿闻其情。岐伯答曰：臣请推而次之，**令有纲纪**，始于一，终于九焉。　　　　　　　　　　（《灵枢·九针十二原》）

> 黄帝问于岐伯曰：余闻九针于夫子**众多矣，不可胜数**。余推而论之，以为一纪。　　　　　　　　　　（《灵枢·官能》）

——在绪论篇，作者以黄帝之口说出一个编纂计划：为令针道"终而不灭，久而不绝"，先编出一本"易用难忘"简之本"为之纲纪"，并借岐伯之口说明此简本拟编成"始于一，终于九"的九篇为"纲纪"（也即结语篇所说之"一纪"，终而复始一周曰"一纪"）。至结语篇已明言，这个为之纲纪的简本九针九篇已经编成，且知这一简本编纂者为黄帝。

> 黄帝曰：余闻九针于夫子，**众多博大矣**，余犹不能窹，敢问

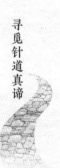

九针焉生？何因而有名？岐伯曰：九针者，天地之大数也，始于
一而终于九。 （《灵枢·九针论》）

黄帝问曰：余闻九针于夫子，**众多博大，不可胜数**。余愿闻要道，
以属子孙，传之后世，著之骨髓，藏之肝肺，歃血而受，不敢妄泄，
令合天道，**必有终始**。 （《素问·三部九候》）

——此篇所言之"终始"也是指"始于一，终于九"之天地之至数，提
示此篇所言"以属子孙，传之后世"的九针要道也是指九篇。

黄帝曰：余闻**九针九篇**，余亲授其调，颇得其意。夫九针者，
始于一而终于九，然未**得其要道**也。夫九针者，小之则无内，大
之则无外，深不可为下，高不可为盖，恍惚无穷，流溢无极，余
知其合于天道人事四时之变也，然余愿杂之毫毛，**浑束为一**，可乎？

（《灵枢·外揣》）

——杨上善注曰"九篇，谓九针章别即为篇，非是一部总有九篇也"，可从。
如果这里的"九针九篇"即绪论篇所说以为"纲纪"的九篇，即是九针之要道，
那么《禁服》篇中的雷公就不必那么辛苦通读"**九针六十篇**"，更不会再说"《外
揣》言浑束为一，未知所谓也……智虑褊浅，不能博大深奥，自强于学若细子，
细子恐其散于后世，绝于子孙，敢问约之奈何？"说明此篇及《禁服》篇编
撰时，这一"易用难忘"简要之本九针九篇尚未编成。

雷公问于黄帝曰：细子得受业，通于**九针六十篇**，且暮勤服之，
近者编绝，久者简垢，然尚讽诵弗置，未尽解于意矣。《外揣》言
浑束为一，未知所谓也。夫大则无外，小则无内，大小无极，高
下无度，束之奈何？士之才力，或有厚薄，智虑褊浅，不能博大
深奥，自强于学若细子，细子恐其散于后世，绝于子孙，敢问约
之奈何？ （《灵枢·禁服》）

以上 7 条经文，6 条出自《针经》，1 条出自《素问》，皆认为针道"**众
多博大，余犹不能窹**""**愿闻要道**""**得其要道**"，故法天地之大数始于一终
于九别撰针道之要为九篇，令易用难忘，传于后世也。

那么，针之要道为何？别撰之九篇为哪九篇？传世本《灵枢》也给出了
较为明确的线索：

黄帝闲居，辟左右而问于岐伯曰：余已闻九针之经，论阴阳

逆顺六经已毕，愿得口问……论不在经者，请道其方。（《口问》）

这里先从正面点出了"九针之经"的三个主题词："阴阳""逆顺""六经"，接着从反面点出了"九针之经"没有的内容，即该篇所述 12 种病的病机。关于《口问》篇提及的 3 个主题的重要性，《针经》其他篇章也有明确的论述：

明知逆顺，正行无问。　　　　　　　　　　　　　（《九针十二原》）

明知逆顺，针数不失；明于逆顺，乃知可治。　　　（《官能》）

刺不知逆顺，真邪相搏。　　　　　　　　　　　　（《根结》）

凡刺之理，**经脉为始**，营其所行，制其度量，内次五脏，外别六腑，愿尽闻其道。　　　　　　　　　　　　　（《经脉》）

九者，经转巽之理，十二经脉阴阳之病也。　　　　（《周痹》）

黄帝曰：用针之理，必知形气之所在，左右上下，**阴阳**表里，**血气**多少，行之逆顺，出入之合，谋伐有过。知解结，知补虚泻实，上下气门，明通于四海，审其所在，寒热淋露，以输异处，审于调气，**明于经隧**，左右肢络，尽知其会。寒与热争，能合而调之，虚与实邻，知决而通之，左右不调，把而行之，明于**逆顺**，乃知可治，阴阳不奇，故知起时，审于本末，察其寒热，得邪所在，万刺不殆，知官九针，**刺道毕**矣。　　　　　　　　　　　　　　　　　　（《官能》）

虚实之要，九针最妙，补泻之时，以针为之。（《九针十二原》）

九针之玄，**要在终始**，故能知终始，一言而毕，不知终始，针道咸绝。　　　　　　　　　　　　　　　　　　　（《根结》）

谨奉天道，请言终始，**终始者，经脉为纪**，持其脉口人迎，以知阴阳有余不足，平与不平，天道毕矣。　　　　　（《终始》）

凡刺之道，**毕于终始，明知终始，五脏为纪**，阴阳定矣。阴者主脏，阳者主腑，阳受气于四末，阴受气于五脏。故泻者迎之，补者随之，知迎知随，气可令和。和气之方，必通阴阳，五脏为阴，六腑为阳，传之后世，以血为盟，敬之者昌，慢之者亡，无道行私，必得夭殃。　　　　　　　　　　　　　　　　　　（《终始》）

由此可判定，别撰之针经论述的主题为：阴阳虚实补泻；经脉逆顺终始。

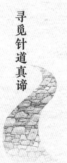

据此可知传世本《灵枢》篇题标以"法天""法地""法人""法时""法音""法律""法星""法风""法野"的前九篇都在上述主题之内，但其中第三篇《小针解》乃第一篇的注解，非原创经文，似不应作为九篇之一。如在传世本选一篇撤换第三篇，则第十篇"经脉"或第三十八篇"逆顺肥瘦"非常合适。这样《针经》中先立九针九篇为："九针十二原""本输""邪气脏腑病形""根结""寿夭刚柔""官针""本神""终始""经脉"/"逆顺肥瘦"。另一种可能：《九针十二原》专用作全书的绪论，连同注解篇《小针解》都不包括在九篇之内，而《经脉第十》《逆顺肥瘦第三十八》皆为九篇之文。

九篇之中第 1 篇作为开篇勾勒了其余 8 篇之要，而前 9 篇又总括了整部内篇其他篇章的主题。

《针经》一书在总体设计上逻辑之周密，可从传世本第 10 篇《经脉》的编纂而窥见一斑：作者通过《邪气脏腑病形》《营气》《五十营》《经水》《脉度》《禁服》《经别》《营卫生会》《逆顺肥瘦》诸篇一层层的铺垫，最后完成《经脉》篇十二经脉流注"如环无端"的环行模式的逻辑构建。类似这种层层铺垫、环环相扣的设计案例在《针经》中比比皆是，这种巧妙独特的设计只能是出自一人之手。足见《针经》有统一的总体设计、统一完整的思路框架、统一的表达风格和习惯，通过演绎的方法一层层一步步推演而出一个完整的理论体系，是一部理论创新之作，完全不是学界所认为的非一时之文、非一人之作的"论文集"性质。

也正因为动笔之前有总体设计，内篇才每见各篇之间的互引之例：

> 《外揣》言浑束为一，未知所谓也。夫大则无外，小则无内，大小无极，高下无度，束之奈何？　　　　　　　　　　（《禁服》）

——这种一篇提出问题，而在另一篇阐述的设计不止一篇，这样的设计只能出现于论著而不可能出现在论文集。

> 雷公问于黄帝曰《禁服》之言，凡刺之理，经脉为始，营其所行，制其度量，内次五脏，外别六腑，愿尽闻其道。　　（《经脉》）

> 黄帝曰：《本藏》以身形支节䐃肉，候五脏六腑之小大焉。
> 　　　　　　　　　　　　　　　　　　　　　　　　（《师传》）

> "逆顺五体"者，言人骨节之小大，肉之坚脆，皮之厚薄，血

之清浊，气之滑涩，脉之长短，血之多少，经络之数，余已知之矣。

（《根结》）

——此引"逆顺五体"者出《逆顺肥瘦》《五变》篇。

黄帝问于伯高曰：《脉度》言经脉之长短，何以立之？伯高曰：先度其骨节之大小广狭长短，而脉度定矣……此众人骨之度也，所以立经脉之长短也。

（《骨度》）

黄帝曰：《刺节》言振埃，夫子乃言刺外经，去阳病，余不知其所谓也，愿卒闻之。

（《刺节真邪》）

黄帝曰：《刺节》言发蒙，余不得其意。

（《刺节真邪》）

黄帝曰：《刺节》言去爪，夫子乃言刺关节肢络，愿卒闻之。

（《刺节真邪》）

黄帝曰：《刺节》言彻衣，夫子乃言尽刺诸阳之奇输，未有常处也，愿卒闻之。

（《刺节真邪》）

黄帝曰：《刺节》言解惑，夫子乃言尽知调阴阳，补泻有余不足，相倾移也，惑何以解之？

（《刺节真邪》）

相反，外篇《素问》每有以"经言"引内篇者，却不见其内部的互引之例。可见内外篇的性质以及体例明显不同。外篇在写法上，最大限度保持原文献的旧貌。但也不是纯粹意义上的资料汇编或文献整理的性质，而是根据内篇确立的理论框架对传承的旧文献进行了选择、剪裁、改编等相应的处理。

《针经》《素问》虽为同一部书，但在编写次序上，是先编内篇后编外篇，对此《九针十二原》说得很清楚："必明为之法，令终而不灭，久而不绝，易用难忘；为之经纪，异其［篇］章，别其表里；为之终始，令各有形，先立针经"。

考察传世本《灵枢》《素问》的编写时间坐标也能发现非常有力的证据：除了前面所举《素问》有众多篇章是解释和阐述《灵枢》经文的证据之外，还有更多更有力的证据：其一，《素问》有《八正神明》《离合真邪》两篇专门注解了《灵枢》结语篇《官能》的大段经文——仅此一条便足以判定外篇《素问》成于内篇《针经》之后；其二，从篇目设计看，内篇有《玉版》，外篇则有阐述此篇的《玉版论要》《玉机真藏》；内篇有《经脉》，外篇有《经脉别论》。

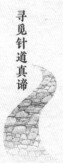

从总体设计来看，内篇的设计在于体现理论创新，外篇设计主要体现文献整理；《针经》精编，《素问》粗编（虽经过两次大的改编，特别是唐代王冰精加工之后，不少篇章依然显得很粗，有的简直就像草稿，甚至残编断简也一仍其旧，很可能是未完成书稿），二者的不同性质、不同定位决定了在设计和加工环节不同的处理方案。

在编撰方式上，内篇在采用旧文献时大量采用合编方式改编，在不同旧文本之间添加连接段落，并常常在文本的篇首篇尾"戴帽""穿鞋"留下作者创作的特征性标识，形成一个完整统一的新文本；相比之下，在王冰改编之前的外篇《素问》这种情形很少。可见，内篇与外篇不仅性质不同，编撰方式也大不同，内篇为"撰"，而外篇为"编"。由此推断：如果《汉书·艺文志》著录的七家医籍能重见天日，或考古发现更早的单篇流传的医书，很有可能会见到与《素问》相同或高度相近的文本，却很难在《针经》找到相同或高度相近的文本。

3. 定路径——守一勿失万物通

中医针灸学的内容非常多样且纷繁复杂，加上众多学派提出的不同学说，如何构建一个合理的框架体系，容纳并涵盖所有内容，并能形成清晰的条理和脉络，最终建立起一个和谐自洽的中医学理论体系？这是《针经》作者苦苦思考和探索的首要问题。而当他确立"融合百家成一统"这一宏伟目标的同时也就确定了实现这一目标的最佳路径——公理化方法，要整合这些不同的学说使其能在同一个操作系统下运行，就必须找到一个理论原点并据此确立若干基本命题作为评价取舍诸说的依据，才能达到"百虑一致"，构建出一个完整的理论体系，实现"浑束为一""以为经纪"的编撰目标。

《针经》作者经不断的探索和尝试，最终将"血气"定为其构建理论体系的原点，并以血气的度量——脉诊法为枢纽，以血气之源——三焦五脏为核心，通过不同但环环相扣的路径"经络学说""营卫学说""经筋学说""三焦学说""输穴""刺灸""病因病机""治则"构建出一个完整的理论体系。每一路径都直接或间接从原点出发，并以命题的形式展开。

选择了"血气"为理论框架的逻辑原点，"脉诊""经脉""四时阴阳""逆顺终始""虚实补泻"自然便成为针道的主题，与之相关的脉刺、气穴刺、筋刺、募刺、灸熨也就成为针灸之术的主体，其中与血气调节最大相关度的毫针补泻调经法则成为针术的核心。选择了"血气"为理论原点，也就确定了各家之说哪些可以进入新的理论框架以及摆放在什么位置，凡不始于血气又不能归于血气者则不能在此系统中找到生存和发展的空间。

特别值得一提的是，作者为上工和众工设计了两条不同的针道路径，建立了不同的标准——形与神。

关于《针经》构建的理论框架，唐代杨上善有一粗线条的描述："**血气**为其宗本，**经络**导其源流，呼吸运其**阴阳**，**营卫**通其**表里**。**始终**相袭，上下分驰，亦有溪谷，荥输井原经合，**虚实**相倾，躁静交竞，而昼夜不息，循环无穷。"（《黄帝内经明堂》序）

不难看出杨氏对于《针经》理论框架纲要的提炼还是很到位的。

4. 定素材——汉以前诸家医经

鉴于精确的成书年代尚未确定，故理论上还不能排除《针经》《素问》在取材上采用刘向官修医籍定本之前以单篇形式流传的医学文献的可能性，但这种可能性极小，理由如下：其一，据笔者考察《针经》《素问》属于私修性质，作者是退职或罢免官员，其编撰时间不可能太长，而备齐编撰所需的全部医学文献以个人之力数十年也未必能及；其二，如在刘向之前已有人系统收集汉以前的医学文献并作了初步整理，而此人又有在官府任职的经历，则刘向校书时不可能不知，其所撰之书也不可能不录。故最大可能是以刘向整理的医经七部为主，或有少量新发现的文献作为补充。

已知《针经》《素问》的主人公是"黄帝"，那么汉代刘向父子校定的《黄帝内经》《黄帝外经》无疑是取材的首选；又据笔者考察可知，扁鹊医籍的大量文字也见于《针经》《素问》[①]，可见刘向父子校定的《扁鹊内经》《扁鹊外经》也是素材之一，只是引用时将原文献中的主人公由"扁鹊"改换成"黄帝"。在材料的取舍上，如果与作者新定的理论框架相容的扁鹊医学内容

① 黄龙祥. 扁鹊医籍辨佚与拼接［J］. 中华医史杂志，2015（1）：33-43.

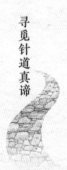

多直接采用，稍有出入的采用改编的方式引用，而相抵触的文字则弃而不用。虽然在传世医籍中没有发现标识明确的有关白氏医籍的文字可供比对，但可以推断：刘向当年整理的《白氏内经》《白氏外经》《旁篇》也是编撰《针经》《素问》的素材之一，其取舍原则也如引用扁鹊医籍一样——适则用之，不适则舍之。又内篇外篇的定位不同，取材也当不同——内篇《针经》当以《黄帝内经》《扁鹊内经》《白氏内经》三家内经为基本素材，而外篇《素问》则以三家外经为基本素材。

内篇《针经》是用古人或前人的文献为砖瓦盖新楼，旧材料不合用则改造之，不足时则新造之；外篇则更多保持原文献的旧貌，最多是在原文本戴个"新帽"或穿个"新鞋"。

此外，内篇改编用过的素材，原文献大多还保存于外篇，哪怕是残文断简只要是与内篇相关者也保存于外篇，而不轻易丢弃，试以灵枢"九针论"的生成为例说明如下：

《素问·宣明五气》（全元起本）	《灵枢·九针论》
五味所入：酸入肝，辛入肺，苦入心，咸入肾，甘入脾，是谓五入。	五味：酸入肝，辛入肺，苦入心，甘入脾，咸入肾，**淡入胃**，是谓五味。
五气所病：心为噫，肺为咳，肝为语，脾为吞，肾为欠为嚏，胃为气逆为哕<u>恐</u>，大肠小肠为泄，下焦溢为水，<u>膀胱不利为癃，</u>不约为遗溺，胆为怒，是谓五病。	五藏气：心主噫，肺主咳，肝主语，脾主吞，肾主欠。六府气：胆为怒，胃为气逆哕，大肠小肠为泄，膀胱不约为遗溺，下焦溢为水。
五精所并：精气并于心则喜，并于肺则悲，并于肝则忧，并于脾则畏，并于肾则恐，是谓五并，虚而相并者也。	五并：精气并肝则忧，并心则喜，并肺则悲，<u>并肾则恐，并脾则畏</u>，是谓五精之气并于脏也。
五脏所恶：心恶热，肺恶寒，肝恶风，脾恶湿，肾恶燥，是谓五恶。	五恶：肝恶风，心恶热，肺恶寒，肾恶燥，脾恶湿，此五藏气所恶也。

五脏化液：心为汗，肺为涕，肝为泪，脾为涎，肾为唾，是谓五液。

五液：心主汗，肝立泣，肺主涕，肾主唾，脾主涎，此五液所出也。

五味所禁：辛走气，气病无多食辛；咸走血，血病无多食咸；苦走骨，骨病无多食苦；甘走肉，肉病无多食甘；酸走筋，筋病无多食酸。是谓五禁，无令多食。

五走：酸走筋，辛走气，苦走血，咸走骨，甘走肉，是谓五走也。

五裁：病在筋，无食酸；病在气，无食辛；病在骨，无食咸；病在血，无食苦；病在内，无食甘。口嗜而欲食之，不可多也，必自裁也，命曰五裁。

五病所发：阴病发于骨，阳病发于血，阴病发于肉，阳病发于冬，阴病发于夏，是谓五发。

五发：阴病发于骨，阳病发于血。以味发于气，阳病发于冬，阴病发于夏。

五邪所乱：邪入于阳则狂，邪入于阴则痹，搏阳则为巅疾，搏阴则为喑，阳入之阴则静，阴出之阳则怒，是谓五乱。

五邪：邪入于阳，则为狂；邪入于阴，则为血痹；邪入于阳，转则为癫疾；邪入于阴，转则为喑；阳入之于阴，病静；阴出之于阳，病喜怒。

五邪所见：春得秋脉，夏得冬脉，长夏得春脉，秋得夏脉，冬得长夏脉，名曰阴出之阳，病善怒不治，是谓五邪，皆同命，死不治。

五脏所藏：心藏神，肺藏魄，肝藏魂，脾藏意，肾藏志，是谓五脏所藏。

五藏：心藏神，肺藏魄，肝藏魂，脾藏意，肾藏精志也。

五脏所主：心主脉，肺主皮，肝主筋，脾主肉，肾主骨，是谓五主。

五主：心主脉，肺主皮，肝主筋，**脾主肌**，肾主骨。

五劳所伤：久视伤血，久卧伤气，久坐伤肉，久立伤骨，久行伤筋，是谓五劳所伤。

五劳：久视伤血，久卧伤气，久坐伤肉，久立伤骨，久行伤筋，此五久劳所病也。

五脉应象：肝脉弦，心脉钩，脾脉代，肺脉毛，肾脉石，是谓五脏之脉。

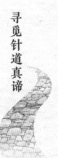

寻觅针道真谛

形乐志苦，病生于脉，治之以灸刺。形乐志乐，病生于肉，治之以针石。形苦志乐，病生于筋，治之以熨引。形苦志苦，病生于咽嗌，治之以百药。形数惊恐，经络不通，病生于不仁，治之以按摩醪药。是谓五形志也。

夫人之常数，太阳常多血少气，少阳常少血多气，阳明常多气多血，少阴常少血多气，厥阴常多血少气，太阴常多气少血，此天之常数。足太阳与少阴为表里，少阳与厥阴为表里，阳明与太阴为表里，是为足阴阳也。手太阳与少阴为表里，少阳与心主为表里，阳明与太阴为表里，是为手之阴阳也。今知手足阴阳所苦，凡治病必先去其血，乃去其所苦，伺之所欲，然后泻有余，补不足。

刺阳明出血气，刺太阳出血恶气，刺少阳出气恶血，刺太阴出气恶血，刺少阴出气恶血，刺厥阴出血恶气也。

形乐志苦，病生于脉，治之以灸刺。形苦志乐，病生于筋，治之以熨引。形乐志乐，病生于肉，治之以针石。形苦志苦，病生于咽喝，治之以甘药。形数惊恐，筋脉不通，病生于不仁，治之以按摩醪药。是谓形。

阳明多血多气，太阳多血少气，少阳多气少血，太阴多血少气，厥阴多血少气，少阴多气少血。故曰刺阳明出血气，刺太阳出血恶气，刺少阳出气恶血，刺太阴出血恶气，刺厥阴出血恶气，刺少阴出气恶血也。

足阳明太阴为表里，少阳厥阴为表里，太阳少阴为表里，是谓足之阴阳也。手阳明太阴为表里，少阳心主为表里，太阳少阴为表里，是谓手之阴阳也。

通过比对，不难看出《灵枢·九针论》明显从保存于《素问》"宣明五气"改编而来（考证从略），而这篇已经用过的素材依然被保存于《素问》。又如，《灵枢》"病本""病传"两篇也明显从载于《素问》的"标本病传"改编而来，而改编前的原文本并未丢弃，依旧保存于《素问》。这样的处理，可能一方面反映出作者受过古籍整理专门训练的素养，有很强的保存古文献的意识；另一方面也可能与该书的"未定稿"性质有关，如果是最后的定稿，可能在材料的选择和处理上会体现出更严谨的逻辑性。

最后说明一点，有确定证据表明，我们今天所见的马王堆、张家山、老官山出土的汉代及汉以前古医籍，《针经》作者同样也见过，或者说刘向、李柱国校书时见过，例如经脉文献，马王堆《足臂十一脉灸经》《阴阳十一脉灸经》，以及老官山最新出土的经脉文献的特征性文字在《经脉》《经别》《营气》《经筋》也有痕迹，之所以出土文献的文字没有完整出现在《针经》中，正是因为该书是一部理论创新之作，而非文献整理之书。而在更晚的偏于文献整合的《黄帝明堂经》则可见更多出土文献的相关文字 [1]。

（三）含金量

鉴定《针经》的含金量，考察其在中医学发展史的地位——是否为真经、正经？有一个很有说服力的指标：《黄帝内经》不仅为中医四大经典之首，而且其编撰模式成为两千年来中医学理论创新遵循的范式。

中医四大经典，有两种主要说法：其一，《黄帝内经》《难经》《伤寒杂病论》《神农本草经》；其二，《黄帝内经》《伤寒论》《金匮要略》《温病条辨》。两种说法皆榜上有名的为《黄帝内经》《伤寒论》，无可争议；而《温病条辨》的入选似乎多少让人感到意外。

在笔者看来，第二种"四大经典"——《黄帝内经》《伤寒论》《金匮要略》《温病条辨》四部虽在影响力上有高下之分，但都表现出以下三个共同的特征：第一，皆为理论创新之作；第二，理论构建皆从一个基本假设出发，通过提炼一系列基本概念和基本命题，推导出一个环环相扣、有机联系的理论体系；第三，理论构建皆以或主要以命题形式表达。正是凭借这3点，《温病条辨》实现对汉代两部经典的"逆袭"，而跻身四大经典。

在以上四部经典中，真正体现原始性创新之作为《黄帝内经》中的《针经》，其他三部经典都是对该书构建的理论体系的某分支的延伸或移植改造。而且可以确认的是，自觉探寻并成功应用公理化方法构建理论者也是《针经》作者。

两千年中医学最有代表性的理论创新之作皆遵循了《针经》创用的路径——公理化之路，中医理论创新都通过这条路获得成功，或许还不能由此

---

[1] 黄龙祥. 中国针灸学术史大纲 [M]. 北京：华夏出版社，2001：692-694.

断言公理化路径为中医理论创新的必由之路，但至少提示这是一条理论创新的主干道。

可见，《针经》不仅最早构建了中医学的理论体系，而且其理论创新模式也成为后世中医学理论创新的范式。

《针经》在设计上与前代诸子书相似度最高的是汉代中期淮南王刘安的《淮南子》：其一，融百家于一统；其二，分内外篇，且内篇论道，外篇言事；其三，在篇章结构安排上，《淮南子》内篇以"原道训"开篇，以"要略"总括，"原道训"既是全书的纲领，而更多表现为前5篇的纲要；《针经》以"九针十二原"开篇，以"官能"总括。开篇虽可视为全书的纲领，但主要还是直接引出此后八篇；其四，在写法上，二者皆采用"言事"与"言道"结合的方式，皆注重"事"与"道"之间，也就是立论与事实之间的密切联系。

《淮南子》中的诸多思想都是引用而来，但这些只是阐释其自身思想系统的素材。该书思想的独创性和深度在于，它能够超越思想派别之纷争，融合各派思想之精义，而创造出一个新的哲学理论体系。

淮南王刘安这种用古人的旧砖瓦盖新楼的理论创新思路对于后来《针经》的创作显然有启迪意义。只是《针经》作者理论创新的意识更强，创新的范畴也更广，包括了理论创新、方法创新和材料的创新——不仅利用前人留下的旧砖瓦，还根据需要新制砖瓦。

《针经》的编撰方法创新在于：作者在动笔之前先有一个明确完整的总体设计——从第一篇和最后一篇对于"针经"要道的阐述可以清楚看到这个事先的总体设计贯穿于全书各篇的创作之中；而《淮南子》乃集体创作，多人分头编撰，最后由刘安统稿总成。尽管也可能在编写之前有一个编写大纲，但不可能精审，不难看出主要是在全书写完之后才由后序篇《要略》的作者去梳理二十篇的关系，因而各篇之前的内在联系和前后照应不可能达到《针经》那样的自然和严密；在理论叙述方法上，《针经》作者自觉选择了公理化方法，以血气为逻辑起点构筑的理论体系，较之《淮南子》以"道"为基点构筑起来的体系要严密得多、也高明得多。

《淮南子》是一部既编且撰、编撰合一的巨著，而《针经》虽也有"编"的成分，但以"撰"为主。基于事先拟定的总体设计，《针经》作者最终呈现出的是一部精心设计的理论创新之作，实现了在思想文化大一统背景下的医学大一统的伟业。

《针经》的贡献主要不在传承了刘向整理的医经典籍，而在于构建了一个统一的中医针灸学的理论体系。正如张仲景《伤寒论》的意义主要不在于保存了汉以前的经方，而在于构建了理法方脉一体化的中医方脉的诊疗体系。

《针经》之所以能实现殊途同归、百虑一致、融百家之说于一体的宏伟目标，在于其自觉地选择了公理化的路径；以命题形式阐述理论体系的方式也成为此后两千多年中医学理论创新的经典模式：《伤寒论》《温病条辨》皆遵循此法实现理论创新。

最后一点，写者极佳的写作技巧和出神入化的巧妙应用，也是令后世医家神往的一个重要因素。

需要指出的是，《针经》的理论创新尽管达到极高的高度，但毋庸讳言，不论是结构还是内容，这历史上第一个统一的针灸学理论体系构建都存在这样或那样的不足，依然留有急就成章的印迹——可能特定的形势不容许从容求精，也或许作者自身水平的限制，《针经》的理论整合并没有真正实现"合一"，例如《官针》篇的刺法标准依然留有剪辑不同时期不同医派文献"拼盘"的痕迹，没能真正形成一个内部自洽而统一的刺法标准体系。

二、针道迷失何以归？

（一）原点的迷失

《针经》的理论框架是以"血气"为原点构建的，而由此原点延伸出的各条路径中，血气的度量又是其中的至关重要的一环，堪称"交通枢纽"。在"色脉"二者之中，脉诊扮演了更重要的角色，已知"血气"为理论的逻辑起点，而脉为"血气"之府，所谓"脉之盛衰者，所以候血气之虚实有余不足"。通过脉诊知血气平与不平而鉴别平人与病人；只有诊知血气之虚实，才能确定治疗原则、刺灸部位和刺法；只有诊知脉和与不和，才能知治疗效与不效。这使得中国针灸人在长时间内对脉的色泽、形态、搏动等进行了极为细密的观察，获得了极为珍贵的脉症关联数据和规律。

不仅古典针灸学理论体系生成的第一推动力来自脉诊，生成后的每一次重大变化都由脉诊的变化发起，或者说通过修改脉诊的方式推进。古人基于"人之所有者血与气耳"的认知，通过细密的观察从脉的细微变化把握人体疾病与康复的关键信息，用以指导疾病的诊断、治疗和评估，形成一个一以贯之的诊疗理论体系。

古人曾在"随病所而刺之"理念引导下，以极大的代价用针刺探了人体内外一切可刺之处，以超凡的智慧发明了相关的针具和刺法，把针安全送至病所的方法几乎达到了徒手裸眼下针灸针可以到达的极致，创造了"针至病所"的一个个辉煌。而一旦确立"血气"的理论原点后，古人又坚定地从"针至病所"的高峰朝向"气至病所"方向迈进——取"有过之脉和有过之筋为输调血气"的路径越走越宽广，很快成为确立"刺灸处"的常规。而在经络学说流行后，取经脉之输，特别是取经脉下输——本输调血气成为主流，守经隧以治百病，而将刺皮、肉、筋、骨等针至病所刺法作为刺脉输调血气的补充。

在《针经》《素问》中可以读到促成这次针灸之路方向选择的三个信念：第一，人之所有者血与气耳；第二，血气不和百病乃生；第三，调血气令和则百病得愈。

正因为"脉"在《针经》构建的理论框架扮演了"纲要"的角色，作者借岐伯之口一语道破针道之玄——"欲知其要，则色脉是矣""治之要极，无失色脉，用之不惑，治之大则"；又因为"持脉之道，虚静为宝"，故《针经》于开篇即明确提出了"凡将用针，必先诊脉，视气之剧易，乃可以治也"的命题，又于结语篇明确规定针工习针道的基本素质"徐而安静，手巧而心审谛"，并于规定的针工五项基本功中以"治神"为首务，以治神为调血气的最高境界，所谓"理色脉而通神明"也。

今天的针灸人生而不及古代针工灵敏的身体感，后天的治身治神的基本功修炼也远不及古人重视，于是以"虚静为宝"的持脉之道离我们越来越远，"凡将用针，必先诊脉"的古训也就成了一句挂在嘴上的"古人云"。

今天对于古典针灸的迷失归根到底是对针道原点"血气"的迷失和对脉的陌生。

不过，有道是"失之东隅，收之桑榆"，今天的针灸人在丢失了古典针灸中与"血气"关联最大的"诊脉"，却在无意中拾起了因找不到与血气直接关联而失落的"诊筋"法，于是当下各类治疗软伤的筋刺法迅速走红，这也的确是今天的针灸人（其实主要还不是针灸人的功劳）有功于古典针灸的可圈可点之处。然而，这一"重拾"之举是不自觉的，而且在某种程度上是以现代医学对"肌筋膜"的光照为背景上演的，因而也就难以突破现代医学偏光投射视角的局限，而看不到光照之外更广阔的天地。古典针灸诊筋刺筋诊治大量非痛性病症的理论和实践，特别是躯体之"筋"与内脏之"膜"的关联，这些古典经筋学说和三焦学说已经认识到的生命奥秘在未来针灸学乃至在未来整个生命科学的重大意义至今还没有被今天针灸人手中的针所触及。

这一失一得之间也恰好映照出古今针灸不同的运行轨迹：古典针灸"血气说"的发展表现为：从血到气到神，相应的针具和刺法演变则表现为：从砭石刺脉到微针通脉再到毫针补泻调血气。而今天针灸的演变却表现为与古典针灸发展相向的走行——但愿这种走行是在古典针灸发展方向的最高点自然延伸到另一面的新的轮回，而不是简单的"折返"。

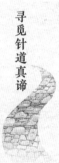

（二）干道的偏离

既然古典针灸学选择了"血气"为理论原点，则必然或者说只能以血气的度量"色脉诊"为整个理论的枢纽，而以血气的调节为指归，于是一种纤长精细能在脉内外"静以久留"且兼具补虚泻实调血气之功的针具——毫针应运而生，在九针之中一枝独秀，成为九针之灵，成为在针灸发展史上具有里程碑意义的发明；而相应的"毫针刺脉／输调经法"也就成为整个刺法的核心，成为调节血气的"主干道"。在《针经》构建的整个理论体系中，将一个个从理论原点"血气"推出的理论要素连成一体，并落实到"调血气令和"这最后"临门一脚"的正是毫针刺脉／输调经法，它既是针灸要道之所归，也是针灸之道"欲以微针通其经脉，调其血气，营其逆顺出入之会"的完美诠释。由此"血气 - 脉 - 毫针"紧紧联系在了一起，构成了整个古典针灸学理论体系的主线。也正因此，在论道的《针经》中唯一详述操作过程的刺法正是毫针补泻调经法，不仅开篇讲，结语篇讲，其他篇也一遍遍从不同角度反复叙述，作者想通过这种方式表达：此法不仅可将脉诊、经脉、脉输、病机、治则串连成一个环环相扣的整体，也是针灸与治神关联，缘针入道的使者，是对"针石，道也"命题的注脚。

"凡将用针，必先诊脉"，针对脉和输的毫针补泻调经法是与诊脉法密不可分的，今天的针灸对古典针灸主干道的偏离是伴随着诊脉法的失落发生的。丢掉了诊脉法也就丢掉了脉和输，古典针术的核心"毫针补泻调经法"也就自然失去了目标。毫针虽然还是今天针灸人的最常用针具，然而这手中的毫针却离脉和输越来越远，对于《针经》所阐述的毫针刺经隧补泻调血气的摩脉刺法已经越来越陌生了，古典刺法的核心技术毫针刺大动脉调血气的补泻刺法甚至成为今天针灸人不敢问津的禁区。试以《针经》《明堂》毫针刺伏冲脉（腹主动脉及其分支）补泻调血气为例说明如下：

气在腹者，止之背输与冲脉于脐左右之动脉者。 （《卫气》）

腹痛刺脐左右动脉，已刺，按之立已；不已，刺气街，[已刺]

按之，立已。 （《针灸甲乙经》卷九）

——于脐周按压脉动一般以脐稍左搏动明显。此动脉深在，须长针直刺。

喉痹，胸中暴逆，先取冲脉，后取三里、云门，皆泻之。

（《针灸甲乙经》卷九）

腹满痛不得息，正偃卧，屈一膝，伸一股，并刺气冲，针上入三寸，气至泻之。　　　　　　（《针灸甲乙经》卷九）

——"胸中暴逆""腹满痛不得息"为典型的冲脉病候，"气冲"为冲脉所出之处，脉出为输，当为冲脉之输。气冲处脉动浅在，若是直刺无须刺至"三寸"，故知为斜刺，即向上斜刺三寸，摩刺动脉外壁或刺入动脉内，气至行泻法。

笔者实验观察：针尖刺及动脉壁时，在动脉壁外柔和缓慢地摩刺或捻转，针感多为局部胀痛或"重"感，可向下扩散（刺静脉则很少出现针感的传导），与刺中躯体神经干支的"触电样"针感完全不同；或刺入动脉内手持针"静以久留"以引气。

毫针补泻的依据是"虚实"，毫针补泻法的演变也是基于对"虚实"的不同理解。具体而言，主要是对十二经脉病候下"盛则泻之，虚则补之，热则疾之，寒则留之，陷下则灸之，不盛不虚，以经取之"的治则，以及十五络脉病候下"实则节弛肘废，虚则生肬"之类表达的理解。从《针经》《素问》给出的大量毫针补泻的示例不难看出，经脉和络脉病候下治则所言之"虚实"皆为脉之虚实，补泻乃据脉之虚实而施，即脉实者治以泻法，脉虚者治以补法，诊察所见有过之脉及经脉之本输即为补泻之所在。然而，早在《难经》和《黄帝明堂经》已经显露出据病补泻的倾向，经过《黄帝明堂经》《脉经》由脉之虚实向病之虚实的渐变，至初唐针灸大家甄权的补泻同施的毫针补泻法的创立，标志着毫针补泻由据脉补泻向据病补泻、由补泻于脉输向补泻于气穴的演变过程的完成。人们将《针经》《素问》基于脉之虚实的毫针刺脉输补泻法"移植"到刺气穴操作，随着这一移植而来的新枝越长越大，气穴补泻刺法成为新的刺法标准，人们又反过来用此新的标准去规范刺脉输补泻的操作。

唐以后医家明确指出《针经》十二经脉病候的补泻操作皆视标本脉之虚实寒热陷下而施者，只明代楼英一人而已。

在《针经》《素问》确立的毫针补泻法应用的原则是"先解结"，包括去

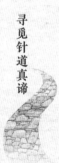

血脉（浅静脉、深静脉、表浅动脉）、结络和筋急、结筋，随着诊血脉、结脉、陷脉法在针灸诊法中的地位大幅下降，与毫针补泻调经法相辅相成的刺血解结法也一度濒临消亡，虽在清代痧胀治疗中再度辉煌，却又因滥用再次被边缘化，直到现代才又被发掘整理，然而却始终未找到其在针灸诊疗中应有的位置，因而临床上得不到合理的应用。

"脉刺"是古人最早总结出的定式刺法，主要包括"刺血通脉法"和"刺脉调经法"两类，随后古人又总结出了刺分肉之间的定式刺法"分刺"。在最新出土的老官山扁鹊针方专书《刺数》记载的定式刺法只有"脉刺"和"分刺"两种 ①。而在《针经》的刺法标准专篇《官针》记载的数十种定式刺法规范中，由"分刺"法衍生出的刺法数量已远远超出了"脉刺"法，足见这一类刺法在当时临床应用之广。

分刺法以及由此延伸出诸多刺皮下至分肉之间的斜刺、平刺法曾是针灸治疗最常见病症——痛痹的常规刺法。由"分刺"法又延伸出的刺气穴法，促进了气针法的盛行。以下通过分刺法的一个临床应用"决痛针法"来具体感受"分刺"法的盛衰沉浮：

> 凡痛勿便攻之，先以正痛处针之，穴名天应穴，针名决痛针。
> **针讫以手重按捻之，而随经刺穴即愈**。谓痛捻之发散，荣卫流行，
> 刺之速愈也。 （《针经摘英集》）

——此处未言具体的刺法，而从同时代"天应穴"刺法来看，应是卧针平刺或斜刺，与《针经》"分刺法"相同。这里需特别注意"**针讫以手重按捻之，而随经刺穴即愈**"一句，是说刺后须用手重捻按痛处以增强疗效，促进恢复。关于针刺治痛于刺后揉按在《针经》《素问》已有多处示范，至元代针书又再次强调，而今天的针灸人常忽视这一点，反而是干针从业者体会更深。此外，行"决痛针法"后，还须"**随经刺穴**"才能真正愈疾，这也是《针经》的治疗理念——**血脉流通之后，须取经脉本输调和血气令和才是真正意义上的"治愈"**。而今能理解这一治则的人更少。

"不定穴：又名'天应穴'。但疼痛便针，针则卧针，出血无妨，

---

① 黄龙祥.老官山汉墓出土针方简解读［J］.中华医史杂志，2018，48（2）：67-84.

可少灸" （《针灸玉龙经·玉龙歌》）。

从以上两段针法文字不难看出，"决痛针法"在元代重现不是偶然的，因为"沿皮透刺""天应穴"这两个针刺治痛的重要概念都在元代再确认。及至清代以针法见长的李守先解读《玉龙歌》"天应穴"又发前人所未发：

先治周身疼痛多矣，必病人亲指出疼所，即以左大指或食指

爪掐之，病人啮牙咧嘴，惊颤变色，若疼不可忍，即不定穴也，

即天应穴也。右手下针，疼极必效。 （《针灸易学》）

——根据李氏的经验，元代所说的"天应穴"不是一般意义上的"压痛点"或"阿是穴"，而是"病人啮牙咧嘴，惊颤变色，若疼不可忍"的痛处才是，并且若刺准"天应穴"，病人的反应是"疼极"，出现这样的反应，会收到"必效"的针效。对此，今天也是干针从业者的体会比针灸人更深更真。

在中国的李守先之前，朝鲜的针灸太医许任对于"天应穴"也给出了有意义的解读：

手臂筋挛、酸痛：医者以左手大拇指坚按筋结作痛处，使不

得动移，以针其筋结处，锋应于伤筋，则酸痛不可忍处是，天应

穴也，随痛随针，神效，不然则再针。凡针经络诸穴无逾于此法也。

（《针灸经验方》）

经过元明清三代中外针工的解读，可得"决痛针法"操作的完整步骤：

1. 按寻结筋或无结筋仅有高张力区而按之极痛处；

2. 有结筋作痛者，以左手按压固定勿使动移，右手持粗毫针贯刺结筋，病人出现"疼极""酸痛不可忍"的反应，即是刺中结筋，则可获"必效""神效"之疗效；若只寻得高张力区而未见结筋，但在高张力区某一点按压，"病人啮牙咧嘴，惊颤变色，若疼不可忍"，则以圆利针或粗毫针卧针向最痛点平刺或斜刺；

3. 刺毕，须用手重捻按痛处以增强疗效，若脉不平再于相关经脉本输处毫针调血气令平以收功。

"决痛针法"中卧针刺最痛点的刺法体现的是《针经》"分刺法"的操作规范；而贯刺痛性结筋的刺法，虽然在确立"结筋"概念的《诸病源候论》没有载录（该书只录导引方，不载针方及药方），但其刺法完全可以从《针经》

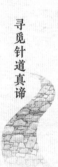

寻觅针道真谛

"结络"刺法导出。

想必以干针为业的读者读到这里，一定不敢（或不愿）相信：被西方视为"医学针灸"（Western Medical Acupuncture）技术支柱的"干针"，除了 dry needling 这个名称外，都来自 1315—1798 年间的古典针灸刺法"决痛针法"——从适应证到诊断标准；从治疗工具到刺法；从针刺的反应到疗效的评价一直到针刺后的辅助治疗，皆无出其右也。对此毋庸置疑——只要不存偏见或成见的话。然而，作为中国的针灸人，应当思考的是：为什么在《针经》时代盛行的分刺法自汉以后迅速衰落，之后虽在元代被重发现依然没能再度振兴，经明、清代又先后被中外针灸人再次发现，仍未能改变它渐行渐远的命运？为什么这棵在中国针灸之林濒临凋落的枯木却在西方针灸世界获得新生，长成大树，又形成树林，焕发出勃勃生机？

（三）道术的逆转

针灸学的发展命运取决于什么？今天针灸人给出的最多回答是"在于疗效"，然而两千年前的针工却给出了完全不同的观点——"治不能循理，弃术于市，妄治时愈，愚心自得"（《素问·征四失论》），这不仅是医家观点，汉代《淮南子》也明言"故有道以统之，法虽少，足以化矣；无道以行之，法虽众，足以乱矣"。透过《针经》《素问》，我们清楚地看到：当时针道设计者对于"理"自觉而执着地追求，特别是对一言而终"极于一"的终极之理的不懈探索和智慧表达。

"筋刺"法中解结筋的贯刺法在汉以前曾是治疗众痹的常用刺法，而随着支撑这一刺法的经筋理论的式微，它很快沉没了，后世虽一次次重发现而又一次次沉没，明代重发现时已明言"凡针经络诸穴无逾于此法也"，足见这一刺法的沉没完全不是因为疗效不好，只是当失去理论支撑时它就成了别人家的孩子。随着肌筋膜被现代医学雨露沐浴，古老经筋学说再次被重视，诊筋法也再出江湖，由"分刺""筋刺"演化出的种种名目繁多的针术大行其道，昔日的弃儿摇身一变为今日的宠儿。此时，也只有此时我们才能彻悟古人"治不能循理，弃术于市"命题的深义。

道有什么用？"针道"之于"针术"犹如"道"之于"车"，车的功能再强大，如果没有车道，或道不合适，车的功能也无法发挥，必定跑不快，跑不稳，跑不远，最终成为一堆废铁。所谓"道之不存，术之难行"，多年对于中国针灸学术史的研究，我清楚地知道：历史上有多少针法、针术由于缺乏相应针道的承载而消亡。如今，新的针术、针法不断涌现，如果既不能被古典理论框架容纳，又不能构建出新的理论以承载，这些涌现的新术新法，大多也会在短时间内消亡。

一个个古典针术得而复失的实例，表面上似乎是一个个实用技术的丢失，而深层的原因在于理论的迷失，如果不能找回理论，或创立更适合的新理论，失物无以回归，纵然回归也无人认领，依然不能改变再次散失的命运，从最古老针术标准"去爪"法、最神奇的针术标准"发蒙"法，到曾风光无限的治疗痛痹的刺法标准"分刺法"等等无不如此。决定技术最终归属的不是工具、材料、方法，而是理论！"干针事件"对于中国针灸人留下了难以下咽的苦果，这样的事件不是第一次也绝不会是最后一次，如果我们能从此事中醒悟，加强理论体系的重构创新，那绝对是一件大好事。

与《针经》时代相反，如今人们生活在一个重术轻道的世界，这从我们日常熟悉的用语变化即可真切地感受到：医道→医术（如今人们赞扬医生说"医术高明"），针道→针法（人们赞扬针灸医生说"针法精湛""穴法神妙"），书道→书法，茶道→茶艺，剑道→剑术……在这种大背景下，大多针灸人大多时候已然不知"针道"为何，古道淡出视界而新道尚未建成，针灸学面临着无道可循的时期。临证时各是其说，各炫其能，何病何时用何法何术，皆不的确，全凭经验与习惯，所谓"妄治时愈，愚心自得"。

《针经》在写法上着眼于针道、医道，作者内心有一个预设：一般的法和术能够从道推出，理解了道之后可不拘于法，除非作者认为不能从道推出的，或者在作者眼中极为看重的技法生怕后人不得法而失传的，才具体论述，反复说。

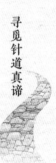

古人对于道的追求和重视，我们今天只要从其对《针灸甲乙经》和《黄帝内经太素》这两部书截然不同的评价即可体察。在今天大多数中医人眼中，《甲乙经》与《太素》都是类编整理《黄帝内经》的类书，而后者的版本质量、

文献价值远胜于前者，且还是奉敕官修之作，似乎价值更高，至少文献价值更高。可是古人不论是官方还是民间医家对《甲乙经》的评价都远远高于《太素》，早在唐代《甲乙经》就被国家法令确定为针灸学教育的"大经"，而《太素》则从未入"经"。为什么在今人眼中性质相同的两本书，古人评价的高下如此之大？笔者被这个问题深深吸引，经数十年钻研终于寻得答案：《甲乙经》基于新设计的理论框架，从三部经典精选砖瓦，成功建造了一座新的理论大厦；而《太素》则好比盖了一座新仓库，重新摆放了《针经》《素问》的砖瓦。也就是说，《甲乙经》是一部针灸学理论体系的创新之作，而《太素》则是《黄帝内经》的一个古传本而已。

两千年中医理论创新的路径已经昭示：经典的集注之路不论走多远也不能实现理论创新，不能在"大经"占有一席之地。从国内目前情况看，有数不清的集注、类编、训解，就是没有一部像《甲乙经》那样的理论体系的重构。

由于我们找不到进入《针经》理论层的通道，只有在技术层面循环，针经理论离我们越来越远，我们对它也越来越陌生，以至于渐渐废用。丢失的有价值有前途的古典针术如何才能重拾起？如何才能得而不失？根本是理论的解蔽归真和重构创新。

在今天"轻道重术"的针灸世界中，《素问》作者借黄帝之口喊出的"治不能循理，弃术于市"的警言是否能让我们静下心来想一想：在现代医学飞速发展的今天，曾经辉煌的古典针灸学如何才能在未来灿烂，而卓立于世？我越来越清醒地意识到：天然珍珠是没有知识产权的，于是才以"挖山不止"的精神将《针经》《素问》隐含于各命题间的逻辑之链一点点发掘出来，并尽最大努力确定提取出的各命题在该链上的逻辑序列，最大限度呈现这一隐含理论之链的结构美，释放出其固有而不为人知的功能，让两千多年前中国针灸人的伟大发现得到应有的尊重和最有效的保护，也让今天的针灸人能据理而治永不弃于世。

令人欣喜的是从《针经知行录》中，我们看到作者晓辉高度的理论自觉，从临床返身于理论，从技术反推找寻迷失的理论！

（四）不能再迟的抉择

多年研究中西医学术发展的历程以及中西文化交通的历史，特别是那些人们熟悉的经典案例，促使我深刻思考一个问题：究竟是什么决定知识产权的归属？

从历史上看，尽管刘向、李柱国投入大量时间和心血整理传世的古医籍，但最终的研究成果《黄帝内经》《黄帝外经》等医经的著作权并不归其所有；稍后二人亲手整理的这些古医籍在《针经》《素问》编撰时大多都被采用了，但后来的这位作者却享有完整的著作权；再往后，有人又用《针经》《素问》再加上《明堂》三书编成了《黄帝针灸甲乙经》，也独立享有了新编之书的著作权；可再往后，杨上善再次类编《针经》《素问》却与著作权无缘。如果说发生在汉代的案例由于刘向校定原书的失传而无法对照原创与编校的差异，故而没有强烈感受的话，那么晋唐这两次《针经》《素问》类编案例的刺激强度足以让我们惊醒：《针灸甲乙经》作者所以能享有独立的著作权，是因为他以古人的著作为"砖瓦"盖了一座新的理论大厦，而之后的杨上善所以不能享有著作权，是因为他只是对古医经进行了重新整理，与刘向当年的工作性质一样，尽管方式有不同。可见，决定知识产权的归属在于有没有产生出新知识和新理论，基于这一判定原则，汉代的刘向父子，以及唐代的杨上善虽然于知识的传承贡献巨大，但没有因此而享有著作权并不冤枉。

再从技术的所有权归属来看，类似西医针具注射针的针头最早在《针经》就有记载，而确定无疑的类似今天注射针头的针具最晚在金元时期就用于针灸治疗，可是后来我们的技术没有与时俱进更新，今天的注射器专利属于西医。故事还在继续，至20世纪50年代中国针灸人完全用西医的注射针、针管，甚至药液，而用针灸理论去开发新的应用，发明了拥有独立知识产权的穴位注射技术。完全相同的工具却构成不同技术和不同应用，可见工具不是决定技术归属的要素。

再看西医的采血法与针灸的刺血法，竟然可以在相同的部位，用完全相同的工具、相同的操作而构成两种完全不同的诊疗技术。例如小儿发热，西医常于耳背静脉处用采血针采血，而中国针灸人也常在此处取充血郁滞的静

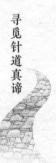

寻觅针道真谛

脉刺血，古人用针灸针，今人也常用西医的采血针；操作技术也相同，出血量也差不多。从部位、工具、操作都看不出有什么实质性的区别，但西医采血只是诊断的一个步骤，而针灸人通过在相同部位的静脉形态、色泽的观察完成诊断，接下来的刺血则是治疗。中西医用相同的工具、相同的操作形式下实施的却是本质不同的两种技术。可见，操作本身也不是构成技术归属的要素。

《针经》记载的中国针灸最古的针术"去瓜"法以及最神奇的针术"发蒙"法先后被西医收编，可见最早的发明和最先的应用并不能决定技术的最终归属。今天的针灸人绝不能再躺在"针灸发源地"上睡大觉了，要醒醒了！

这样的实例还可举出许多，那么究竟是什么决定工具、材料、技术的归属呢？理论！没有完整的理论覆盖，你就不能拥有完整的专属权；同样，没有有效理论的支撑技术也走不远。这时我们对古人的"治不能循理，弃术于市"的重道理念才会有深刻的理解，同样对于今天的"重术"观念也会有新的思考。以往正是由于我们对此没有足够的思考，于是一次次出现了下面令人痛惜的场景：

中国古典刺筋针法"决痛针法"成为西方所谓"科学针灸"的技术支撑"干针疗法"；

在《针经》中构筑的"经筋之道"上，如今飞奔的也是外国的"解剖列车"；

在《老子》的"专气致柔"之道上，呈现的却是西方的"动态神经肌肉稳定术"；

被中国人自己冷落的道家内丹修炼的理念和方法，却被现代分析心理学创始人热烈拥抱，成为其理论创新的灵感和素材[1]；

中国人早已发现的"意念内演训练法"，如今成为西方最时髦的优秀运动员的训练法——"表象训练法"；

被中国针灸人不屑一顾的"存想""意针法"，摇身一变出现在现代康复医学"运动想象疗法"之中；

---

[1] 令人欣慰的是，刘天君教授发掘中国本土的"存想""入静"方法，创立了中国本土化的心身治疗技术——移空技术。

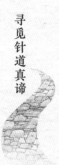

中国针灸学有世界上最早最丰富的表面解剖的实践，而表面解剖学诞生在西方。

......

这个表还可以继续列下去。为什么中国古典针道上越来越多跑的别人家的车？科学发现的树和花都是在中国开得更多更美，为什么科学理论的果却结在西方？为什么中国人只能造砖瓦而不能盖大楼？为什么守着古人留下的金库，后人炼不出真金？中国人究竟缺了什么？主要在于我们对科学理论创新认识的一个盲区或误区——没有意识到理论创新实际上包括理论研究和理论叙述两个既密切关联又方向相反的过程。

根据马克思关于理论创新的方法论以及当代科学哲学揭示的理论创新的一般规律，完整的理论创新包含"研究方法"和"叙述方法"两种不同的方法，也即马克思所阐述的"两条道路"：第一条道路为研究阶段"从具体上升到抽象"，即从感性具体到抽象规定；第二条路为叙述阶段"从抽象上升到具体"，即从抽象规定到思维具体。在理论创新的研究阶段有多种路径（除逻辑路径外，还包括直觉、顿悟、想象等非逻辑路径），而当进入理论体系的构建，则只有逻辑一条路，即马克思指出的"第二条道路"——从抽象上升到具体的叙述方法，公理化则是这一方法的标准形式。

中国人在理论创新的"第一条道路"很早就总结出卓有成效的方法，积累了丰富的经验，而在理论体系构建的"第二条道路"上，我们一直没有积极开拓，更没有总结上升到方法论的高度。为什么构建完善中医学理论体系的"大经"如此之少？为什么自清代《温病条辨》之后两百年来没有再出现中医理论体系重构的经典？是临床实践积累的新经验、总结的新规律不够多，还是新提出理论假说不够多？恰恰相反，这两百多年来新的发现、新的学说比历史上其他时期都多，之所以没能实现整个理论或局域理论的系统化重构，是因为如此丰富的经验积累和各家新说的并行，对于理论系统化的"叙述方法"提出了更高的要求，而在这一环节上不仅是中国古代医家的弱点，更是今天中医人的盲区。

由于缺少对理论体系构建的"叙述方法"的探索和应用，中国古代有那么多领先世界的科技发明、发现，却很少成功构建出理论体系。中国古代医家的理论体系创建和重建之路漫长而艰难，那些横空出世的"大经"多半是个别医家对理论体系构建正确方法的天才把握和不自觉应用的结果。

与西方相比，中国缺的不是托勒密、哈雷、哥白尼、开普勒、伽利略这样的科学发现者，而是缺牛顿这样的体系构建者。

与古人相比，我们今天缺的不是扁鹊、华佗、吴又可，而是缺《针经》《甲乙经》这样的作者，缺张仲景、吴瑭。正如王家福教授所说"中国学人的根本欠缺是缺乏体系性构建的能力"①。

如果说"研究方法"在于发现金子，则"叙述方法"在于炼出真金，制成精美的金器，筑成宏伟的科学金殿。中国古人有那么多伟大的发明创造，有极为丰富的经验积累、规律发现，也不乏对经验规律的理论假说，由于缺少正确的"叙述方法"的支撑而极少成功构建出严谨统一的理论体系。也就是说，中国人科学理论创新缺少的不是发现"金子"的能力，而是缺乏炼成真金的"炼金术"。这也很好地解释了李约瑟的困惑：为什么中国古代在科学技术上发现了那么多"金子"，而现代科学的"金殿"却诞生在西方。在未来生命科学的发展中，中国的针灸人要想做出独特的标志性的贡献，必须有这样的创新意识——天然珍珠是没有知识产权的，只有把珍珠放在你精心设计的珍珠链上，你才拥有知识产权，才能得到应有的尊重。

从经筋学说这个典型案例得到这样的启示：如果说现代医学从还原分析的路之后向整体综合的方向延伸是必然的选择，那么中医学在整体综合路径领先到达高峰后更应当及时转身，才能将优势转化为胜势。以《解剖列车》为代表的肌筋膜疼痛诊疗实践和理论创新所表现出后来居上的强势后劲，再次印证中国人虽在理论创新的"第一条道路"上有着明显的优势，而在第二条道路上却始终步履维艰，导致在第一条道路上获得的巨大优势被一点点消尽，总是不能笑到最后。

必须清醒认识：理论创新的"第一条道路"上优势再大，成果再多也不能获得科学理论殿堂的入场券。在人类历史上，物理学的第一次大综合是牛

---

① 王家福. 体系、方法、思维实证创新论——理论牵引学术研究的三项探索［J］. 史学集刊，
2000（01）: 13-17.

顿在其《自然哲学之数学原理》这一名著中完成的，而牛顿的贡献主要在体系构建的"第二条道路"，他构建经典物理学大厦的砖瓦几乎都是别人"无偿"提供的。

我们需要痛定思痛，认清理论体系创新过程的"两条道路"，认清中医针灸学在两条道路上所处的位置，在薄弱的理论体系构建的"第二条道路"上要善于学他人之长，取他山之石，选择正确的时机和正确的"叙述方法"，尽早实现新时代中医学理论体系创新零的突破，在未来的生命科学理论大厦的创建中做出中国针灸人不可替代的新贡献，而不再只是充当别人理论创新的"建筑材料"。

三、针经入门门几重？

简而言之，通往《针经》的门有三道：知-行-悟，三者合一才能登门入室得《针经》之秘。其中"知"和"行"实为"悟"的准备。

（一）第一重门——知

人类认识世界的方式有三种：概念认知、形象认知及身体认知。主体通过身体认识世界以及自身，这种途径获取的知识是一种操作性的难以言说的意会知识。

《针经》涉及的知识面非常广，需要解读者具有广博的知识，包括针灸之外的多学科知识。要理解《针经》，我们的知识边界要达到甚至超过该书的作者才行，这实在不是一件容易的事。因为今天的针灸人至少在以下几方面明显不及古代针工：其一，身体感知的灵敏度。两千多年后的今人在许多方面大大超越了古人，然而随着大脑的不断进化，身体却在不断退化，今人"身"与"心"的距离远远大于古人；其二，接触到的病种，特别是危重病人的机会；其三，不断突破生命禁区的探索精神。

以下试以今人眼中最容易解读的标准篇为例，来实际感受知识在《针经》解读中的重要意义：

两千年前的《针经》就已经建立起了关于针具、刺法、诊疗指南一整套关于针灸的标准体系称作"节""约"，而且获得了很广的临床应用。以下从与临床密切相关的"诊疗指南"标准类中选取一个最古老和一个最神奇的标准加以解读。

"去爪"法是《针经》标准专篇《刺节》所记载的五个标准中最古老也是流行时间最长的标准，其标准文本如下：

黄帝曰：刺节言去爪，夫子乃言刺关节肢络，愿卒闻之。岐伯曰：腰脊者，身之大关节也。肢胫者，人之管以趋翔也。茎垂者，身中之机，阴精之候，津液之道也。故饮食不节，喜怒不时，津液内溢，乃下留于睾，血道不通，日大不休，俯仰不便，趋翔不能，此病荥然有水，不上不下，铍石所取。形不可匿，常不得蔽，故命曰去爪。　　　　　　　　　　（《灵枢·刺节真邪》）

此是当时制订的癞疝诊疗规范。该病的最大特征为"囊肿如瓜"，《备急千金要方》谓之"瓜病"，经文所谓"形不可匿，常（裳）不得蔽"，用铍针泻水肿消如瓜去，"故命曰去瓜"。篆字"瓜"与"爪"字形差异明显，不容易混淆，而在汉代从篆体隶化时，常常会对篆书的结构进行简化，具体到"瓜"的隶化写法与"爪"字酷似，从西汉初的老官山出土医简127简已出现将小篆"瓜"字中间的复杂结构简化成一点，写法与"爪"字相同，三国时的碑刻中还能见这样的写法。故有的字书也将"爪"作为"瓜"的异体字。在传世本《灵枢》"去瓜"或误写或被后人误识为"去爪"，其命名本义遂隐而不彰，历代注家随文强解。杨上善注曰："爪，谓人之爪甲，肝之应也。肝足厥阴脉循于阴器，故阴器有病如爪之余须去之也。或水字错为爪字"（《太素·五节刺》）；传世本《甲乙经》作"去衣"，其他后世注家的注解则更不着调。名不正则言不顺，《针经》这一定式刺法"去瓜"两千多年来无人给出正确的解读。

此治疗癞疝的标准文本关于发病部位、病机、病症特点，及针具皆一一交代，而临床医生最关心的具体操作却略而未言。幸好在它的早期版本中可见有具体操作的描述：

頹，先上卵，引下其皮，以砭穿其脽旁；□□澧及膏□，挠以醇□。有（又）久（灸）其痏，勿令风及，易瘳；而灸其泰阴、泰阳□□。

（马王堆出土帛书《五十二病方》）

关于具体的穿刺部位，在《医学纲目》所引名曰"桑"的针籍中有明确记载"治偏坠，当外肾缝沿皮针透即消"。

"去瓜"乃常见病针灸诊疗标准"刺节"所载五种疾病的针灸诊疗标准中最古老的一个标准，同时也是执行时间最长的标准，一直到明代仍有应用。楼英《医学纲目》卷十四于此"去瓜"法注曰："所谓铍石，取睾囊中水液者是也，其法今世人亦多能之。睾丸囊大如斗者，中藏秽液，必有数升，信知此出古法也。"

以"去瓜"法治癞疝，除了用铍针外，后世又有发明"漏针"者，颇似

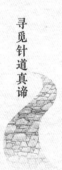

寻觅针道真谛

今之注射针。如金元张子和《儒门事亲》卷二治水疝方下云"有漏针去水者，人多不得其法"。

由于"去瓜"法的穿刺部位在阴囊中缝，此处后被用作专门治疗阴疝的一个专用穴，气针艾灸皆用。例如《备急千金要方》卷二十四治阴癞方曰"当阴头灸缝上七壮，即消已验"；《太平圣惠方》卷一百曰"小儿胎疝卵偏重者，灸囊后缝十字纹当上三壮"。

关于此病的操作规范在明代中期针灸外科专书也有记载，操作规范比现代医学的阴囊穿刺术还要详细。

"去瓜"泻水的原理及所用针具皆与《针经》所载之刺腹水法相同。当相互参看。

不难看出，古典针灸中最古老和应用时间最长的诊疗标准"去瓜"法的正确解读至少需要三方面的知识：文字学的知识；癞病诊疗的专业知识；学术史的知识。

《刺节》所载五个诊疗标准中最神奇的一个针术标准曰"发蒙"，标准文本如下：

黄帝曰：刺节言发蒙，余不得其意。**夫发蒙者，耳无所闻，目无所见。**夫子乃言刺府输，去府病，何输使然？愿闻其故，岐伯曰：妙乎哉问也！**此刺之大约，针之极也，神明之类也**，口说书卷，犹不能及也，请言发蒙耳，尚疾于发蒙也。黄帝曰：善。愿卒闻之。岐伯曰：刺此者，**必于日中，刺其听宫**，中其**眸子**，声闻于耳，此其输也。黄帝曰：善。何谓声闻于耳？岐伯曰：刺邪以手**坚按其两鼻窍而疾偃**，**其声必应于针也**。黄帝曰：善。此所谓弗见为之，而无目视，见而取之，神明相得者也。

这个文本解读难度非常大，从原文描述大致可判定此乃治疗耳聋目眩的针术，针刺的部位曰"听宫"。可是，如果此"听宫"是指我们今天所知的手太阳小肠经穴，则针刺时间没有禁忌，何须在"日中"这一特定的时间点完成操作？再者，如果是针刺我们所知的听宫穴，又何须"以手**坚按其两鼻窍而疾偃**"这样奇特的操作？还有，如果"眸子"是指瞳孔的话，刺手太阳经穴听宫又何以能及之？故对这段经文不论是古代的《针经》注家还是今天的针灸人都完全读不懂，简直是丈二和尚摸不着头脑，不知在说什么。但有一点可以清楚读出：此乃《针经》时代最神奇的针术，所谓"**刺之大约，针之极也，神明之类也**"。

笔者在前人研究成果的基础上最终完整破译了这个如天书般的神奇针术的操作规范：所谓"听宫"是在内耳，而不是外耳；"眸子"是指内耳鼓膜上的"脐部"——这也是裸眼可以观察到的耳膜上的唯一结构，故须在日中强光照射下才能观察得更清楚——据笔者实际观察发现，观察年轻人更容易；当针尖刺破鼓膜的瞬间，由于内外压力不平衡所致的鼓膜内陷引起的耳鸣耳聋眩晕症状即刻缓解，故曰"中其眸子，声闻于耳"；"以手坚按其两鼻窍而疾偃"完成的是一种咽鼓管吹张术，是一种简单有效的缓解鼓膜内陷引起的耳聋耳鸣辅助法——这也是世界咽鼓管吹张术的最早发现和最早应用，比 Antonio Valsalva 1704 年发现咽鼓管吹张法至少早了一千七百年，而且这还不是中国针灸人的唯一发现，一千年后中国针灸人再次发现了另一种咽鼓管吹张法，并同样用于针灸治疗耳聋的辅助法。

经西医耳鼻喉科观察结果表明，应用"发蒙"法治疗梅尼埃病的耳鸣眩晕有显效；对病程短的中度神经性耳聋以及混合性聋效果也好[①]。古老的针术标准破译后，不禁对两千年前的中国针灸人肃然起敬，其裸眼赤手完成的操作，即使今天的耳鼻喉科专业人员在专业设备辅助下操作也并非易事！

在破译了"发蒙"法之后，再回过头来读《针经》的经文，你会看到一个大不同的针灸世界——很像是心理学"格式塔"描述的神奇的视域转换现象：

> 耳聋无闻，取耳中。　　　　　　　　　　　　　　（《黄帝明堂经》）

——采用"发蒙"法只要精准刺中"耳中珠子"——鼓膜"脐部"，即刻收"声闻于耳"之效。故此处的"取耳中"是指发蒙法所针对的耳中珠子，而不是我们以往理解的耳外的"听宫""听会"穴。而且根据《黄帝明堂经》记载的主治，可知此方所治的"耳聋无闻"的特征为"眩仆；耳聋填填如无闻，啾啾嘈嘈若蝉鸣"——此乃"发蒙"法的最佳适应证。

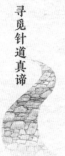

---

① 樊玉林．听宫初考（临床观察部分）[J]．西安医学院学报,1977（Z1）:44-48;樊玉林．听宫初考（临床应用部分）[J]．西安医学院学报, 1977（Z1）: 49-51.

耳痛不可刺者，耳中有脓，若有干耵聍。　　（《黄帝明堂经》）

——此刺方只有读出"发蒙"刺耳中珠子——鼓膜"脐部"，才能理解其本义："耳中有脓，若有干耵聍"正是鼓膜穿刺的禁忌证，其他刺法则不必忌。

两千多年前，古人不仅设计出如此精准的鼓膜穿刺术和简单有效的咽鼓管吹张的辅助疗法，而且对此疗法的最佳适应证及禁忌证认识得如此到位，即使是今天也堪称神奇！

今天回过头来看，可以清楚看到这一古老针术的破译需要具备的知识：2 个关键术语——"听宫""眸子"；2 个专业技术"鼓膜穿刺术""咽鼓管吹张法"。

听宫，在**耳中珠子，大如赤小豆**，手足少阳、手太阳之会。刺入**一分**，灸三壮。主眩仆；耳聋**填填如无闻**，哝哝嘈嘈若蝉鸣。　　（《黄帝明堂经》）

"耳中珠子，大如赤小豆"，原文如此清楚，后人何以不解？元代《窦太师针经》有明确的注解曰："谓听宫者，宫苑之名，源在内也；耳轮之内，故名宫也。"

显然，经文所说"珠子"非指"眼中珠子"，而是指"耳中珠子"，也即"发蒙"法所说的"眸子"。中医又称耳底为"水珠"，是对鼓膜脐部非常形象的描述。你只要看过一次鼓膜脐部，就会体会到古人所说"珠子""水珠"是多么地形象逼真。

《针经》记载的这一神奇刺法的操作规范虽然在《针灸甲乙经》仍有记载并有发挥，但已不能确认当时的针工是否还能正确使用。可以明确判断的是，及至宋代的国家标准《铜人腧穴针灸图经》制订时，此"发蒙"法已经名存实亡了——在这个标准文本中将听宫穴的刺法由原来的"刺入一分"改作"刺入三分"时，实际等于官方宣布了"发蒙"法的消亡。同时宋本《甲乙经》也被改作"刺可入三分"，可能更早的时候就名存实亡了，比最古老的刺法标准"去爪"法消亡得早很多。尽管稍后不久，人们又再次发现了咽鼓管吹张法，并明确用于耳聋的针刺治疗，但终未改变"发蒙"法的消亡命运。

对于《针经》中标准文本的解读，我们尚且存在着如此大的盲区和误区，那么对于那些更加复杂需要更多知识和体验的文本的理解程度就可想而知了。在我看来，对于《针经》《素问》，我们没有理解或误解的远比我们已经正确理解的要多得多。

从知识的层面看，解读两千年前的《针经》，以晓辉的年龄不占优势，但他比同龄人投入多得多的时间和精力在知识海洋徜徉，又有更多的知识来源，以及多重知识的移植与组合的自觉，例如方药、针灸、藏医、针挑、骨伤，以及专业的西医知识的相互渗透和融合。同时，在形象认知及身体认知方面，晓辉更有着得天独厚的先天优势，后天又在明师指点下长期修炼，在不期然间达到了《针经》对于针工的身体知要求——"徐而安静，手巧而心审谛"。

（二）第二重门——行

行，主要指实践和实验。实验包括自身的实验和身外的实验。

庄子说："道，行之而成。"因此，从这个意义上说"道起而行之方成"。

直觉和体验不仅是悟道之基，同时也是理论创新之本。在理论创新，特别是原始性创新中，体验和直觉具有特殊意义。

日本已故著名思想家汤浅泰雄先生认为："仅仅通过理论上的思考是不能获得真谛的，而只有通过'体行'才能获得，即必须倾注整个心灵与肉身。修行是一种通过运用整个身心而获取真谛的实践。"①

《针经》所论针道大多都是在直觉和本能的层面里讲的，很难单从逻辑意识入手。这些内容对于那些长期用脑而"不走心"的现代人，确实很难理解。因此要真正走进《针经》世界，准确把握古典针灸的精髓，必须通过自觉的修炼提高自身的"身体知"，拉近"身"与"心"的距离，用整个身心去获得针道之真谛。

黄帝问曰：余闻善言天者，必有验于人；善言古者，必有合于今；善言人者，必有厌于己。如此，则道不惑而要数极，所谓明也。　　（《素问·举痛论》）

对于《针经》记载的刺法标准"发蒙"法，我们完全读不懂，一方面是因为知识的缺乏和技术的陌生，另一方面也是缺乏古人那种"言天验人""言

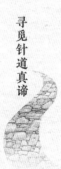

寻觅针道真谛

---

① （日）汤浅泰雄. 灵肉探微——神秘的东方身心观［M］. 马超，等，编译. 北京：中国友谊出版公司，1990：9.

人验已"的实验精神——两千年来，只要有一人能在一天中光线好的时候——日中实际观察几例内耳，就一定能发现"耳中珠子"，也就一定恍然大悟"发蒙"法的要点。对于文本解读，由于缺乏践行而不解和纷争的实例举不胜举，试举笔者感触较深的两例如下：

《针经》《素问》脉法，特别决死生脉法，对于今天的针灸人而言理解难度很大，所以难解，主要不在于经文文字本身，而在于缺乏体验和实验。张家山出土汉简《脉书》记载了一种决死生的弹脉诊法，在《三部九候论》及敦煌卷子中可见有更具体的文字：

察九候独小者病，独大者病，独疾者病，独迟者病，独热者病，独寒者病，独陷下者病。以左手上去[足内]① 踝[上]五寸而[指微]按之，庶[以]右手[指]当踝[上微]而弹之，其[脉中气动]应过五寸以上蠕蠕然者不病，其应疾中手浑浑然者病，中手徐徐然者病，其应上不能至五寸者，弹之不应者死。

（张家山出土汉简《脉书》）

对于不同文献所记载的这种诊法，今人的理解出入很大，或说是诊动脉，或说是弹踝诊法，或说是弹击神经。其实只要在人体实际操作几遍就很容易明白古人说的是什么，如果观察的是动脉和神经，那么不应当受体位的影响或影响很小，而事实上当你把下肢平放地上和诊床上，再做同样的操作时应动就变得很微弱，不仔细体会甚至很难察觉；当你平躺并抬腿90°时，应动便完全消失。还有一个重要特征："应动"总是出现在叩击点的上方，这用动脉和神经都无法解释。通过这个简单的实验便可断定，古人观察的是静脉血的回流状态。具体诊法如下：病人直立或屈膝90°坐位，医者左手2~4指平放于病人右踝上五寸处，用右手单指（如食指）或二三指（如食指、中指、无名指）轻叩踝前显露的络脉（大隐静脉），体会左手指下的脉动状态：如果应指的力度和速度和缓为正常；如果应指力大，速度快，或者应指无力速度慢皆为有病；如果应指不及五寸，或完全不应者，则为死征。可见，这是一种"决死生"的特殊诊法，其具体的临床意义有待于进一步的实际观察确认。如果从血管医学的视角来看，这一诊法反映的主要是血管弹性和血液的状态，

---

① 方括号中文字，据敦煌卷子（编号：P3287）补，下同。

所谓指下"应动"实为血液对血管壁的冲动，与静脉血的回流状态相吻合。

数十年来，人们总是从文字到文字去解读去争论，却从未有人在自身或病人身上去做这个非常简单而又无任何风险的实验，去发现古人两千多年前的发现。

作为针灸人，熟悉针尖所及不同组织结构时受试者的感觉是非常重要的，几十年前有人报道了针刺不同组织时受试者的感受，几十年来不断有人发表类似的报道，结果与最早的文献报道完全相同。我完全不能理解，在自身和病人身上做一下这个实验并不复杂也没有危险，可是为什么几十年来就没有人这样做呢？即使第一个报道者的实验是认真做的，也难免有不到之处，比如或者只是在正常人体，或者只是在病人，或者只做了一例等，因而发现的规律可能不真实不完整。我还注意到这样一个现象：不论什么研究，只要有人报道，哪怕是简单的、安全的实验，也很少有人再在自身或病人进行实验检验，而是直接引用，最糟的是不少人在引用别人的报道却用亲身实验的口吻道出，原本未定之事被众人一再重复便成为真理，再也没有人怀疑它的真实性和完整性，于是真相的大门便永远向我们关闭了。

我一直在问：比起两千多年前的针工，我们究竟缺了什么？除了身体知的明显不足外，在我看来最缺的是古人那种不断探索生命奥秘的精神和"法式检押，乃后可传焉"的实验传统。古人怀揣对未知世界的好奇和对"所以然"的追求，以大无畏的精神探索了身体每一个针灸针可以到达的地方，虽然付出了极大的代价，但却发现一个我们至今都没能完全领略的人体世界的奥秘；古人在两千多年前所表现出的创立新说的创新精神和用实验检验新说的求是作风，依然值得两千年后今天的针灸人学习。

令人欣喜的是，在《针经知行录》中我看到了这种精神以及在这种精神的引领下完成的一个个扣人心弦的实验。这也是这本小书最打动我的地方。我在给出版社的推荐信中这样写到：一直以来我以为在这个世界上只有我在用自己的身体傻傻地实验着古典针灸的刺法，不曾想还有一个更傻的人在做着同样的事，而且比我做得更多更好。作者在书中这样描述他初次做后果难料的实验时的心情："初次自刺人迎动脉和心包的时候，是一种'赴死'的心态，因为没人告诉过我关于刺此处的手感，更不知道刺之后，究竟会发生什么？"

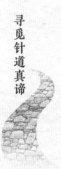

对于没有这种亲身经历的读者恐怕很难理解这样的心情。

我注意到《针经》中有不少理论是汉代新建的，还没有来得及进行临床实践检验，而这部分古人没来得及完成的实验恰好是两千多年后《针经知行录》作者实验的重点，例如关于人迎寸口诊的十二经脉定位功能学说的检验，尺寸阴阳脉和标本脉互验，寸口脉和气口九道脉的比对等，以及刺动脉、刺筋、刺髓、刺积、刺蛔蛲、募刺法、脏腑包膜刺法，等等，对于各类诊脉古法的比对互验，特别是对古人没来得及完成临床检验的"人迎寸口脉诊法"更是倾注十数年心血悉心研究，在自身和病人身上悉心观察。也就是说，《针经知行录》中的实验有很大一部分正可补古人所缺的实验，因而意义更大。

可见，理解《针经》不只是用大脑，更需要用生命体验去发现去诠释。在我看来，晓辉实际上在不经意间幸运地走进了两千年前古人出入的世界，重走了一回古人走过的路，走出了山重水复，领略了柳暗花明。晓辉之所以在诊脉这个今天针灸人最难突破的领域走出来，除了有较高的天赋之外，还与他在无意间获得了古人同样的经历和身体训练密切相关——常年坚持的藏区义诊使他接触到了足够多的病种以及短时间内接诊足够多的同一病种的病人（这对掌握诊脉规律非常重要）。天赋＋明师＋践行，晓辉走的针灸之路颇似几百年前针灸名家吴崑所走的路。

（三）第三重门——悟

要理解《针经》并有所超越，仅有"知"与"行"还不够，还需要反思，达创新之"道"的关键不仅是在思维上"知"，还要进一步在实践中去"悟"。只有将二者融贯起来，在思维的过程中实践，在实践的过程中思考，方能走向创新与创造。因而强调"知行思合一"，即强调把"认识"升华到"用心思考、悟"的层面，既强调思与行的统一，又强调"知悟统一"，体现了创造过程中身心不二、首脑交互、悟与行的融合。思，包含"外思"（与外界的人与物的交流）和"内思"（与自己内心的交流）。

如果说"知"用脑，"行"用身，"悟"则用心，知和行其实都是最后悟的准备和积累，只有通过悟才能体道、得道，才能创造创新，超越古人。故《针经》的作者通过黄帝问道、得道、传道的全过程的叙述，在书的最后告诉读者：欲得针道，须有审谛之心——针道须得其人乃得传也！

《针经》是一部什么样的书？说了哪些事？用什么方式说？为什么总也读不懂？如何打开？《针经》作者为了让有幸打开它的读者更容易得道，在不同篇章指示了不同的路径和方法，其意义颇似指月之手。而作为读者，你需要有这样的悟性——能区分出"手指"和"月亮"，要时刻牢记你要得到的是"月亮"，而不是指月之"手"，而且还要懂得：欲得明月，除了以手指示外，还有多种不同的或更好的方法和路径，诚如《淮南子·说林训》所言"钓者静之，罛者扣舟，罩者抑之，罾者举之，为之异，得鱼一也"。

（四）叩门心悟

用真诚和信念叩开一道道《针经》之门的晓辉，将他叩门入室探宝的心悟已写进了这本《针经知行录》。以下就晓辉的叩门心悟再说几点感悟。

古乐犹存而无师旷之耳；针经犹在而失传经之道。

叩门门不开，或是门没找对，或是钥匙不对，或是心还不够诚。

两千年前苦学针道的雷公曾向黄帝请教：什么样的人能悟针道得真传？黄帝答曰："徐而安静，手巧而心审谛者，可使行针艾，**理血气**而调诸逆顺，察阴阳而兼诸方［论］。缓节柔筋而心和调者，可使导引**行气**……不得其人，其功不成，其师无名。故曰：得其人乃言，非其人勿传，此之谓也。"不难看出，对于习针道和导引之道的天赋要求非常相近，因为二者都是通过"行血气""行气"的路径达到治身治病的目的。而在《针经》作者看来，"调气在于终始一者，持心也"（《针经·小针解》）。

那么，如何"持心""有心""尽心""真心"？或许腹部募刺法的重发现能给我们一些启示：

《黄帝明堂经》针刺深度最深的输穴集中于腹部募穴，为什么募刺法的针刺深度远大于其他常规输穴？如何才能游针于这一深度并获得预期的针效？这类问题，大脑——不论多聪明的大脑，不能帮你理解，只有通过身体去求解：只要你虔诚地去试，在自身悉心体验，在临床实际应用就可以重发

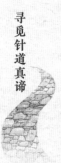

现古人的发现。可是很少人去试。《针经摘英集》记载了宋代许氏对募刺法的重发现并详细描述了其神奇的针效，也没见一个中国人用身体去体认去重复，因为我们不信，不信就不可能虔诚。然而，一个外国的太医虔诚去试，最终成功重复出了许氏的针效——至少是其中的一部分。他之所以能成功，主要是他信，因而不会因为一次、二次的失败而放弃，而是尝试一切他能想到的针具和刺法一次又一次地去试，最后他成功了。他的成功并非偶然，真诚是引领走向成功的精神支柱，所谓"精诚所至，金石为开"。

临床一线的针灸人攀登针灸理论高峰，要比专业理论研究者困难得多，在整个探索过程中会遇到更多"山重水复疑无路"的迷茫和更多走错路掉陷阱的经历，这些只有他知道我知道，读者不会在书中读到。没有坚定的信念和虚静之心不可能在理论研究这条路上坚持走下去。

晓辉的《针经知行录》叩门从"真经寻觅千百度"到"蓦然回首门自开"，旁人看来颇有几分"芝麻开门"的偶然和幸运，而在我看来则不如说是他用真诚和信念感动了上帝，为他开启了古典针灸宝库的重重山门。《针经知行录》记录的寻门之路、开门之法也许不是最佳路线，但无疑是一条成功之路，有了这个可以触摸的"路标"，后来人的针道攀登路上将不再是一片黑暗——攀登之路不论多长多险，只要有光亮就会有人跟上并留下更多的"路标"，路不断延伸就总会有人到达目的地！

关于晓辉在古典针灸世界一串串的探索发现，不想在此一一"剧透"——给读者多留一点阅读空间吧。

晓辉虽然在《针经》实验的路上迎着风险跋涉多年，历艰险而长经验，脚下变得越发轻灵和自信，而将这些生长在生命中的经验用文字呈现出来，对于他还是第一次，笔下自然不能如脚下那般的轻灵和自信。临床诊疗的叙事不必像（我以为最好不要像）理论阐述那样求"雅"，可以多一点"俗"，多几分"随意"，以便多保留一些"当下"的现场感。此外，晓辉还年轻，年轻的写者也不必刻意追求笔法的"老"到。就像我 2016 年出版的自己 20 年前的文字，我几乎保持了 20 年前的旧貌而没有作过多的修饰和改编，因为我想拥有一份年轻的记忆。基于这样的考虑，我在为《针经知行录》改稿时尽量保留其原有的自然随性的表达方式——也是想为晓辉留一份青春回忆。

　　这次之所以违背早年为自己定下的"不写序，不评书"的守则，主动为晓辉的《针经知行录》写导读，是被他的真诚所感动，为书中的文字激动，有一种抑制不住的创作冲动。不知怎么在整个创作过程中常有"刹不住车"的感觉，当电脑屏幕上显示的字数已经超过 5 万时，理智提醒我：不能再写了。可的确还有许多话没有说出来——真有一种不吐不快的感觉。为此纠结多日，一天一个念头冒出：何不写一本专书，书名就叫"针经是怎样炼成的"。想到此，便痛快删去原稿中考证部分的细节以及资料性附录（包括费时最多篇幅最大的《官能》出典详考）。

　　如果《针经知行录》的作者和读者有需求，等此书再版时，我还愿为此书点评。——原本想采用普通读者更容易理解的方式直接修饰晓辉的原稿，再三考虑觉得还是尽可能多地保持原稿的"原汁原味"为好，不论是对作者还是读者皆是。

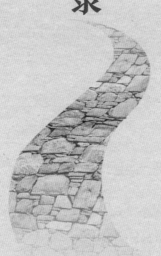

针经知行录

〇一、折翼的刺（动）脉法

《灵枢·九针十二原》曰："凡将用针，必先诊脉，视气之剧易，乃可以治也。"马王堆帛书《阴阳十一脉灸经》，以及《针经》《脉经》反复提及：某"动"，灸刺"动"处以治之。凭脉用针：诊独"动"脉——刺独"动"脉——以脉平为期，此是针法之圭臬！

《素问·脉要精微论》曰："微妙在脉，不可不察。"然微妙之脉诊，从遍诊周身脉口到侧重于独取寸口，使"易用难忘，为之经纪"变为"在心易了，指下难明"，故以脉诊指导灸刺殊为不易，本来"不可不察"，变为"不察"，因此后世医论中大多只言：某症，刺某穴。《针经》之后更难得一见用遍诊法"诊独-刺脉"的医案，自此"诊疗一体"的脉刺法被尘封于故纸之中！千余年前，仲景于《伤寒论》中亦有：按寸不及尺，握手不及足；人迎趺阳，三部不参之叹息！

随着对解剖的理解，我们渐渐地认识到"动脉血管"的重要性、危险性，以及《黄帝内经》中关于误刺"脉口"出血的记载，使我们在针刺时，视"动脉"如雷池，再不敢越之半步。自此"脉刺"犹如折翼之凤凰一般跌落。

《黄帝内经》中关于"刺动脉""气口""气街"的记载，其中大部分和现代解剖学的动脉血管搏动点吻合，但是有些"脉动"点超出"动脉"的范畴，甚至"深静脉"也有"动"的可能性，筋膜或分肉也可以"动"。"动"字，既有搏动、跳动之意，也有"变动""异于常态"之意。所谓"变动"包括常动之脉的"动甚"或"动微"，以及"平人"不动之脉的"卒然而动"。

疟发身方热，刺跗上动脉。　　　　　　　　　　　　　　（《素问·刺疟》）

人有所坠堕……刺足跗上动脉。　　　　　　　　　　　　（《素问·缪刺论》）

厥头痛……视头动脉反盛者，刺尽去血，后调足厥阴。

厥头痛……取面左右动脉，后取足太阴。

厥头痛……耳前后脉涌有热（一本云有动脉），泻出其血，后取足少阳。

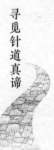

耳鸣，取耳前动脉。

（刺蛟蛔）以手聚按而坚持之，无令得移，以大针刺之，久持之，虫不动，乃出针也。 （《灵枢·厥病》）

颠痛，刺足阳明曲周动脉。

气逆上，刺膺中陷者，与下胸动脉。

腹痛，刺脐左右动脉，已刺按之，立已；不已，刺气街，已刺按之，立已。
 （《灵枢·杂病》）

……脉口动喘而短者，急刺之……。 （《灵枢·热病》）

凡刺此者，以指按之，脉动而实且疾者，疾泻之，虚而徐者则补之。
 （《灵枢·终始》）

取此者（气街），用毫针，必先按而在久应于手，乃刺而予之。
 （《灵枢·卫气》）

积于上，泻人迎……。 （《灵枢·卫气失常》）

以上是《黄帝内经》原文，关于动脉血管刺血，以及刺动脉血管的记载——**按之应手而动者刺之。**

现在所保留的刺脉，大多数刺浅表静脉，这只是古典针刺必须做的第一步，刺"横加之络"以解结，或曰……凡祛病，必先刺其血，以无所苦，再调阴阳……

"经络"＝"络脉"＋"经脉"是否不可触及？是否神秘而难以言传？是否只能意会？理解"经络"的时候，不应该从"尸体解剖"名词去解读，而是从"活体功能"上去解读。

用"活体功能"思维再看《黄帝内经》如何描述"络"与"经"：

雷公曰：何以知经脉之与络脉异也？黄帝曰：经脉者常不可见也，其虚实也，以气口知之。脉之见者，皆络脉也。 （《灵枢·经脉》）

脉之可见者为络，深不可见者为经。"络脉"可以看见，经脉，常深不可见，但可于气口触及。

诸络脉皆不能经大节之间，必行绝道而出，入复合于皮中，其会皆见于外。故诸刺络者，必刺结上，甚血者虽无结，急取之以泻其邪而出其血（《灵枢·经脉》）。

对于膝关节疾病的患者，如能注意观察其关节处，对此段经文会有真切的理解。

再如："结络如黍米""刺横加之络""寒气客于络血之中""去地一尺横络令人腰痛""横络绝，恶血归之""络脉溢""刺足下布络中脉""视其浮络""络盛则入客于经""孙脉满传于络脉""病在血，调之络""鱼络色青者""络刺，刺小络之血"等，近百处关于"经络"的描述。

笔者在总结《黄帝内经》关于"络"与"经"的原文时，初步推断："络"是人体浅表静脉，"经"是常不可见的动脉和深静脉。

以"体表静脉"为络；以"动脉、深静脉"为经。推理似乎过于"草率"，我们会简单地认为"动静脉"没有经络所具备的能力。试想，我们对动静脉的认知只是建立在先入为主的自主神经系统和体液循环之上，也没有上升到阴阳气化、一气周流和守神的层面。好比用一把错误的尺子，想测量到精确的长度是没有可能的。

因为对动静脉的认知偏见，导致我们不能相信动静脉和经络之间存在着亲密关系。我们一直认为经络可以跨越肉体，天人合一，直至超凡入圣。那么动静脉为何不可跨越肉体，与天地相应，归于道法自然呢？

"动"和"静"也是翻译的名字而已，如果没有先入为主的文字象和所知障，只是根据《黄帝内经》原文的记载，可以对经络做如下描述：

"络"——其中有血（疾病时易刺出大量恶血），肉眼可以看到的脉道。"络"汇聚于更深的、眼睛看不到的脉道中，但此脉有搏动感，可以触之，知其虚实，其名为"经"。

明白"经"的意义，是否还执着于"动"脉不可刺呢？《黄帝内经》凡言刺法，几乎皆不离"脉"，经脉与络脉。离开"刺脉"，能刺什么？

古典针灸之脉刺，笔者感悟最多最深，从懵懵懂懂，到刻骨铭心。于笔者而言，它不是"术"，而是"手足"。笔者曾不惜以生命，验证它的可行；它也从不辜负，回报以真实。临床回归经典，体悟经典指导临床，笔者一直追寻它的印记，回归古典针灸。

但愿：它虽折翼，终将如——凤凰涅槃，浴火重生。

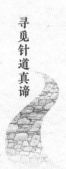

寻觅针道真谛

〇二、刺动脉法及其临床应用

刺动脉之法重拾，缘于笔者几则医案的启示：

[医案 1]

多年前在康定藏医院义诊，来一个患者，年约 40 岁男性，病症为平常头部昏闷，但是晒太阳之后则头痛欲裂，因为语言不通，只能靠猜测和肢体语言，以及一两句汉语说出大概症状。此人寸口脉六部浮滑有力，尤其以寸脉和寸上脉滑动甚。

此为实证，应当刺血，仔细查体，发现其太阳穴附近颞浅动脉明显怒张搏动，异常动甚，与剧烈运动之后颞浅动脉极为类似，且此动脉走行方向，恰有一横行怒张的浅静脉与之相交叉。

笔者本意是刺此浅静脉的横行结络出瘀血，先解结，不料针入过深刺中横络下方之颞浅动脉。

——可通过以下简单的方法判定刺中的是动脉还是静脉：动脉血颜色淡红，且喷射节律随心脏舒张和收缩或远或近。而横行结络为静脉，其血多为暗红色，刺血如有喷射状多如一抛物线，初远渐近，且不会有节律性远近喷射。

因为从来没有刺动脉放血之经验，待观察之后发现是动脉出血，本想立刻为其止血，不想病人却说他头疼好了很多，不时以藏语说："喀左喀左"（谢谢）。

下午带来几个与他相似病例，我吸取教训，恐刺之太深。针刺力度控制很好，只刺静脉，效果反而都不好，大约只去病痛三成。整个下午我一直在思考，是否该刺动脉，然而当时没有经典依据，更没有动脉刺血的体会，只能依据刺之横络解结之法治之。因为平时《灵枢经》一直随身携带，晚上便拿出来细细寻找，寻求刺动脉的蛛丝马迹。

厥头痛，面若肿起而烦心，取之足阳明太阴。

厥头痛，头脉痛，心悲，善泣，视头动脉反盛者，刺尽去血，后调足厥阴。

厥头痛，贞贞头痛而重，泻头上五行，行五，先取手少阴，后取足少阴。

厥头痛，意善忘，按之不得，取头面左右动脉，后取足太阴。

——《灵枢·厥病》

读到此恍然大悟，犹如拨云见日。

或是天意，第一天刺颞部横络效果不佳的患者，第二天再来，于太阳穴附近寻动脉刺血，再以毫针刺太冲脉动。

正如经言："厥头痛，头脉痛，心悲，善泣，视头动脉反盛者，刺尽去血，后调足厥阴。"分毫不差，果然立效。

从此，刺动脉放血和毫针刺动脉的设想即在心中酝酿。

［医案2］

一个病人，来治疗胃病，讲述病史时候提到，他曾经心慌胸闷放射至后背以及后肩胛，去医院做冠状动脉造影，桡动脉穿刺注射之后症状消失，自笑说第一次检查就把病治好了，从此之后冠心病症状再没有出现过。

说者无心，我听后欣喜若狂，以后针灸经常刺激太渊处的动脉来治疗心脏病，再后来治疗咳嗽、足跟痛，等等。

［诊疗一体］

是不是所有的冠心病症状都可以刺太渊脉动处愈？显然不可能，因为不是所有的冠心病患者脉独动之处都在太渊，此患者的冠心病症状，若查体应是太渊脉独动。故在动脉穿刺时，刺此而愈。笔者临床治疗多例心肌缺血症状的患者，大多数其异常搏动在腹主动脉约下脘部、颈动脉，升主动脉次之，有的在神门脉动、太渊脉动处。

当时因为没有整体融会贯通经典，无法做到精准确切治疗也没有形成诊断，随着不断使用，渐渐形成如下刺动脉经验：

刺耳前动脉治疗腰痛、足跟痛；

用毫针刺面动脉疗腰腿疼和胃痛；

刺桡动脉治疗心肺病和腰腿痛；

刺鼻翼旁约上迎香穴之搏动治疗身体无力怕冷、胃肠痛；

刺面动脉、人迎动脉治疗牙痛、面瘫；

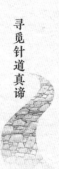

刺阳溪 - 合谷动脉治疗牙痛、颞颌关节炎、急性胃痛；

刺太冲动脉治疗腰痛、头疼；

刺跗阳动脉治疗腰痛、肩痛；

……

随着不断地临床观察使用，慢慢读《灵枢》，发现古人早就将刺动脉之法用至极致。

一日于静处，豁然想到耳穴诊断点和治疗点吻合；手诊之微络放血也是诊疗一体；马王堆足臂十一脉之所出、所动之处既是诊断点也是治疗点；脊柱相关疾病也是诊断治疗为一体。

后来读《灵枢·卫气》论气街："胸有街气，腹有街气，头气有街，胫气有街。故气在头者，止之于脑；气在胸者，止之膺与背腧；气在腹者，止之背腧，与冲脉于脐左右之动脉者；气在胫者，止之于气街，与承山踝上以下。取此者用毫针，必先按而在久应于手，乃刺而予之。所治者，头痛眩仆，腹痛中满暴胀，及有新积。痛可移者，易已也；积不痛，难已也。"

寸口脉，和四个气街，也可以于寸口脉全息对应，快速寻"独"，刺"独"处以治。

读到气街，**毫针刺**之应动，与诊疗一体相合，渐渐参悟出，刺动脉法。

经曰"是动则病"；又曰"凡刺原穴，诊见动来，应手而纳针"。

凡此，诊周身之气口，若非**上下相应，左右若一**，则此处即为"动"，此"动"异常处既是诊断点，也是治疗点。

[**刺脉之补泻**]

刺涩者，必中其脉，随其顺逆而久留之。　　　（《灵枢·邪气脏腑病形》）

血有余，则泻其盛经出其血。不足，则视其虚经内针其脉中，久留而视；脉大，疾出其针，无令血泄。　　　（《素问·调经论》）

脉动浅，刺之浅；

脉动深，刺之深；

脉小，气血不足，当以甘药调之；

脉大，微泻其气；

脉滑，疾发针，浅纳针，泻其阳，出针按之；

脉浅，按绝其脉刺之，勿令精出，独出去邪气；

脉深，刺之微纳针留之，以致其空脉气；

脉急，深纳久留；

脉缓，浅纳疾出；

脉虚，浅刺；

脉实，深刺，泻其气；

脉代，泻瘀络之血，且饮药；又说，脉代为脾病；脉代以弱则欲安静，用力无劳也；

脉紧，先刺，后灸且饮药；

脉满，尽出其血；

刺虚，刺其去；刺实，刺其来；

刺热，如手探汤；刺寒清，如人不欲行。

笔者临床使用经验，周身所有气口，脉搏动之处，都应该左右相比较，左右若一，大小齐等，上下相应，即是脉之胃气或说脉之冲和一致。或大小，或滑涩，或张弛，或数缓等不一时，则取其独处刺之。

临床毫针泻气之时，左手候脉动至时（候气至），压之，右手持针快速贯透上下血管壁为泻。用于脉刚动有力、滑数、坚实等实证。

毫针补气法：毫针轻轻触及包绕于血管外之筋膜，抵达血管第一层外壁，不必刺破血管壁，尽量沿经络循行方向，让针体和经隧接触，以增加气化。

毫针补血法：左手轻压稳住脉动处，右手轻轻将针顺着血流方向，刺破第一层血管壁，毫针进入血管以后沿血管血流方向，缓缓推进，不可刺破第二层血管壁，待脉之下陷处充盈即可出针，出针后手闭气孔，无令精泻。

注：动脉为管状，近体表者为第一层，与之相对的深部的管壁为第二层。

血脉太过，则刺血泻之：见脉管怒张或搏动异常明显时，此为实，当刺血。

针入以后，可看到针随血管跳动，如鱼吞钩，上下浮动，此曰胃气至，或有初针入不跳，留针之后才见到针如鱼吞钩之搏动。

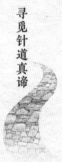

寻觅针道真谛

［刺脉之要］

（1）针之要，气至而有效。

（2）候气（候将刺之脉口处，邪气至时，脉躁动，此时刺之最效）。

（3）如鱼吞钩。

（4）以左手循、扪、切、按，待手下搏动。

（5）刺气街、刺原穴须待指下应动入针。

此皆是先感觉指下有异常搏动感之后，乃可刺之，此为候气，气至入针；针入之后，邪气出，谷气至；谷气至，即胃气来复，胃气即是脾气之缓而冲和，待此气至，则脉转缓和。

（6）在刺脉调气，引阴阳之前，勿忘循病经查之结筋与结络并解之。临床使用刺脉动之法，需和阴阳出入升降相结合。通过人迎脉口比较、气口九道脉、五行脉法、寸口脉全息定位法、扁鹊阴阳脉法等综合诊断，如此可以快速判断病在何经，可以针对性寻找异常搏动点。

［关于十二原穴之诊法心得——诊脉刺脉，诊疗一体］

雷公曰问于岐伯曰：五脏六腑各有原穴。

（1）诊之可以知病，何也？岐伯曰：诊脉不若诊原也。

雷公曰：何谓也？岐伯曰：原者，脉气之所注也。切脉之法繁而难知，切腧之法约而易识。

（2）雷公曰：请言切腧之法。岐伯曰：切腧之法，不外阴阳。气来清者，阳也；气来浊者，阴也。

（3）气来浮者，阳也，气来沉者，阴也；浮而无者，阳将绝也，沉而无者，阴将绝也；浮而清者，阳气之生也，沉而**清**者，阴气之生也；浮而**浊**者，阴血之长也，浮而清者，阳血之长也。以此诊腧，则生死浅深如见矣。

——《黄帝外经·诊原》第四十六[①]

由此可知，五脏六腑各有原穴：五脏六腑的原气在十二经脉运行过程中吸纳天地之气注入经络，深入脏腑膜原，以养五脏六腑。原穴亦代表本经络

[①] 据中医古籍出版社 1984 年影印本《外经微言》版

本脏腑元气之盛衰。《灵枢·终始》曰"阳气受于四末"。四末之原穴中所聚集的都是先天元气，其虚实有无，更容易定人之生死，所以比取独寸口诊法简单易学。但是，诊原穴有个前提，那就是用切腧法探查原穴而知经络元气的医者，必须是一个善于守神之人，具备对原穴元气的感应能力，这一点至关重要，可能古人视恬淡虚无、守神为常态，所以认为不需要提出来，但于今人而言却很难做到。故而对沉浮阴阳虚实辨知能力尚可，而对指下脉之**清浊**的感知力明显不足。正如《伤寒杂病论》之脉"急"者为病气传变，脉"静"不传理解不清晰一样。

对《灵枢·终始》之脉"躁"，也是同样，因为不能身心合一，故而形神不俱，指下脉感，不能如实明了于心，需要重新以主观分别取舍，思维脉之形态。然而脉之清、浊、躁、静等脉感稍纵即逝，一旦思维即很难体会到当下真实脉感。

"五脏六腑各有原穴"，而原穴又是反应原气强弱的最佳部位，刺动脉者不可不知也。

刺脉动气口，需守神；诊脉，取独刺之。整个过程，都是在守神止息的状态下完成。

虽然言语文字上知晓，但做到并非易事，想来自惭形秽。说食不饱还需实践下功夫。

《楞严经》说："虽有多闻，若不修行，与不闻等。如人说食，终不得饱。"

[关于气口之脉动，太过或不及皆为病]

雷公问于岐伯曰：手太阴肺、足阳明胃、足少阴肾，三经之脉常动不休者何也？岐伯曰：脉之常动不休者，不止肺、胃、肾也。

雷公曰：何以见之？岐伯曰：四末阴阳之会者气之大络也。四街者，气之曲径也。周流一身，昼夜环转，气无一息之止，脉无一刻之停也。

肺、胃、肾脉独动者，胜于各脏腑耳。

非三经之气独动不休也。夫气之在脉也，邪气中之也，有清气中之，有浊气中之。邪气中之也，清气中在上，浊气中在下，此皆客气也。见于脉中，决于气口。

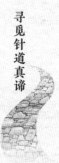

寻觅针道真谛

气口虚，补而实之，气口盛，泻而泄之。

雷公曰：十二经动脉之穴可悉举之乎？

岐伯曰：

手厥阴心包经，动脉在手之劳宫也；

手太阴肺经，动脉在手之太渊也。

手少阴心经，动脉在手之阴郄也；

足太阴脾经，动脉在腹冲门也。

足厥阴肝经，动脉在足之太冲也。

足少阴肾经，动脉在足之太溪也。

手少阳三焦经，动脉在面之和髎也。

手太阳小肠经，动脉在项之天窗也。

手阳明大肠经，动脉在手之阳溪也。

足太阳膀胱经，动脉在足之委中也。

足少阳胆经，动脉在足之悬钟也。

足阳明胃经，动脉在足之冲阳也。各经时动时止，不若胃为六腑之原，肺为五脏之主，肾为十二经之海各常动不休也。

——《黄帝外经》

其中肺、胃、肾脉独动者，胜于各脏腑耳。比其余各部之气口动明显，或者说必须是一直动，否则必病。

[临床常用之气口]

笔者临床经常用的气口如下：

头面颈部脉动处——耳前动脉，颞浅动脉，面动脉，鼻翼两侧动脉，人迎动脉，天窗动脉，天突下后主动脉弓，枕动脉；

上肢脉动处——天府脉口，曲泽脉口，小海脉口，神门脉口，太渊脉口，阳溪 - 合谷脉口；

腹部脉动——腹主动脉，髂总动脉，冲门股动脉，骶正中动脉；

下肢——足五里脉口，箕门脉口，委中脉口，太冲脉口，冲阳脉口，太溪脉口。

其中尤以天府、曲泽、神门、冲阳、太溪、太冲之有无与清浊更为重要，《素问·至真要大论》即以此六脉，决生死。

临床通过对这些脉口的太过和不及的触诊，判断气血在人体分布是否均匀冲和，同时必须牢记——诊疗一体。

古典针灸脉刺法直接思维——诊到不足之脉口则补之，太过之脉口泻之。手起刀落，朴实无华，疗效确切。灸刺是否有效，须再诊独脉处，视其平和与否便知，诊疗和预后一气呵成。

[刺脉手法细节]

左手为押手，按住将刺之脉，固定，不要让其滑动。笔者习惯以中指和食指并拢，之间恰好有一个间隙缺口，刚好把动脉卡在此空隙间，右手持针刺之，根据补泻确定入针的角度和方向。

（一）泻法

（1）垂直动脉壁或迎血流方向，刺穿两层动脉壁；

（2）迎向血流方向，倾斜15°左右入针，左手压紧，右手缓缓推入，待针下有阻力兼有搏动感的时候，把针再压平一些，让针体和动脉壁尽量接触摩擦（泻经隧）。

泻法，揩摩经隧之细节：以押手中指或食指（以下简称：押指）轻按脉动之太过处，刺手持针依法刺入。当针体微推平刺至押指下方，且押指可清晰感受到针体轮廓时，押指微用力下压或旋移（如抚琴弦状），协同刺手大幅度进退往复，揩摩经隧。参见图1。

（二）补法

（1）补血，独弱、血管充盈不足时，针顺血流方向，倾斜15°左右，缓缓推入，刺穿第一层动脉壁后，压平针体，在血管内再行进少许，且不可刺破第二层血管壁。

（2）补经隧，脉口力不足时，针顺血流方向，倾斜15°左右入针，针缓缓触及第一层血管壁时，感觉针下有阻力和微微搏动，压平针体，缓缓推进，让针体和动脉壁更多地接触和摩擦（不刺穿动脉壁）。

补法，揩摩经隧之细节：押指于脉口不及处，刺手如法平刺微推，待押

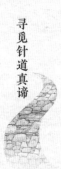

寻觅针道真谛

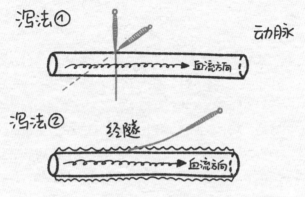

图 1　刺动脉与经隧泻法示意图

指感受到针体轮廓时，押指松开或持刺道两侧经隧微微拿捏，刺手持针微微上挑，小幅低频往复或摆动揩摩经隧（大幅进退为泻，针微上挑时大幅度进退，针体容易脱离经隧）。参见图 2。

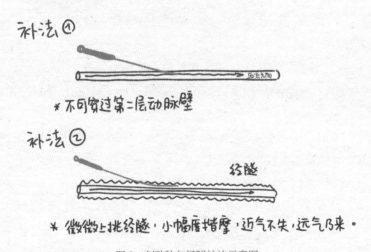

图 2　刺动脉与经隧补法示意图

　　刺脉与刺经隧之补泻，针刺方向以及手法，可以互通。当**脉口之力度太过或不及时，以揩摩补泻经隧为主；脉内充盈度太过或不及时，以刺脉内补泻为主。**

[临床医案]

案 1.

一女，腰痛，卧床不起，伴有偏头痛，头部恶风，寸口脉右关脉弦急有力，同时右太冲明显大于左太冲，且大于同侧之太溪脉、冲阳脉。知其病于右肝经邪气实，沿右肝经查体右太冲浮滑，以左手重压太冲，右手持针刺穿其下动脉双层脉动，同时太冲部之横加浅表静脉明显，三棱针放血，再沿肝经向上查体，发现曲泉穴压痛明显，同侧期门压痛，刺两痛点，轻轻上下滑动皮肤，发现由下向上滑动时皮下阻力稍大，故针由下向上刺入，入皮下分肉，尽量兼顾浅表静脉壁的刺激。针后，头恶风消失，曲泉压痛去约三分，再取曲泉附近之横络刺血，痛去大半；再看其寸口右关柔和，再让她下床行走，腰痛感消失，偏头痛去约五成。查太冲脉动，仍有刚动象，取 0.16mm 毫针贯透太冲穴之动脉双壁，效果不佳；再取 0.25mm 针贯透太冲脉动，则太冲脉转缓和，其偏头痛减七八分，寸口脉、太冲脉皆转缓和。

据《灵枢》，邪气盛，取之以粗针；正气不足，取以细针。所言不虚。

刺皮下筋膜之细微张力变化时，其原理同于力学平衡论，也是补不足，损有余。

操作细节：一手上下微滑动，感受其阻力，若向下阻力大，针由上向下沿经络皮下筋膜刺入；反之，向上微推阻力大，则由下向上刺之。

案 2.

某女，年六十余，小脚趾骨骨折三个月。骨折之初去医院检查，诊为骨裂，无明显错位现象，解剖位正常，不符合手术指征，嘱咐在家休息。三个月来疼痛无减轻，来诊时仍需搀扶，且刚刚右侧腰扭伤，腰痛剧烈。

诊其寸口脉右尺脉滑动，左尺不足。初步思考再与其全息对应的下部脉口——太溪脉。随后查体其太溪脉动，果然太溪脉动左右不一。

太溪脉与寸口尺脉强弱见相反，右太溪细弱，左太溪反见滑动，同时右侧丘墟穴静脉坚凸，左侧相应处静脉形态正常。

为了验证刺脉动之效果，没有刺右侧丘墟穴结络，先调两侧太溪脉动令之若一。

需泻左太溪，补右太溪。

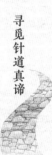

遂取 0.18mm 毫针，于左太溪脉动滑动明显处垂直贯透双层动脉管壁泻之。待脉转缓和，随呼气出针，慢出针，摇大其孔。

取 0.14mm 毫针，顺右侧太溪动脉血流方向入针，刺其经隧，补之，待足有温热感出针，随吸气快出针，以手按其孔。

寸口脉之尺脉也随之转平许多，出针后令患者步行，腰痛和骨折疼痛都已消失，为巩固疗效，再取右侧丘墟之结络刺血。

此案总结：刺动脉取独之法，和独取寸口全息合用，以便于快速确定病经病位，根据病经"独处"脉口之虚实、清浊、寒热，补之泻之。

案 3.

女，36 岁，腰痛伴有左下肢胀痛，病因不明，于他处治疗十余日无效来诊。西医检查未见异常，以至于焦虑不安，给予抗抑郁药物治疗，故愤然离开。

询问治疗过程，得知他处医生为其尽数处理过腰部、腹部、下肢等处筋膜结节，结果无效。故当即诊脉（筋膜结节已被多处松解，查体应该无阳性结果），用人迎脉口比较，左寸口大于右寸口，知其病在左（《金匮要略》与《脉经》中皆有记载，寸口脉哪一侧大，则病在哪一侧。笔者临床用人迎气口脉诊时以此定位，经验证效果肯定）；再比较左侧人迎气口，人迎 2 倍于气口，且有躁动感，知其病在手太阳小肠经，泻小肠经补手少阴心经，先补神门阴郄处之脉动，取天窗穴脉动处泻之，于小肠经之止处——目外眦处眼眶内侧寻一痛点，刺之，针后疼痛消失。

此案记载意义在于，在遍诊法实施之前，人迎气口脉等方法，初步定病经病位，之后再有针对性地查体，如此可事半功倍。

案 4.

女，50 岁，鼻塞，伴有右侧偏头痛，因时值寒冬。在他处诊断为冷空气过敏性鼻炎，排除高血压和颅内病，让找中医治疗。来时诊脉，寸口脉右寸明显有浮紧有力之象，寸部如外，寸部浮紧脉有力，知阳分上部受风寒之实邪，当泻之；按气口九道脉法，寸部脉如外者，知其病在足太阳膀胱经。合以上脉可知，风寒中在太阳膀胱经之上部，从右睛明穴沿膀胱经走行方向查体，约至天柱穴时明显感觉到脉搏动，此处常人多无脉动感，或有轻微的脉动感，故属于是动则病之属。即以粗针泻之，针入鼻通，头疼止。

此案示：刺脉动和独取寸口，以及气口九道脉的联合诊断后，再有针对性查体，往往能达到用针少而效宏。

《黄帝内经》对动脉、气口、取独、诊脉刺脉的诊疗一体之思维，可谓至极。以上为笔者临床诊脉刺脉的部分感悟，只是冰山一角，在此抛砖引玉。

○三、刺人迎动脉体悟

恩师经常说：《黄帝内经》对针工的要求——徐而安静，手巧而心审谛。

人迎动脉是笔者临床常刺之处，越是临床常用于决定性诊断的脉口，其针刺的效果亦愈佳，如人迎、太渊、太溪、腹主动脉（伏冲之脉）、尺泽（曲泽处桡动脉）、天府、趺阳、太冲、冲门，等等，是临床最常用的脉口。

初次自刺人迎的针感：用 0.25mm×40mm 的毫针，刺左侧人迎动脉，触及人迎动脉外壁的时候可以感觉非常的致密，很难穿透，刺入动脉壁（尚未刺穿动脉壁）时的气感最强，上传至眼球后方、后脑，下传至心前区，没有刺痛感，主要以压迫性的酸胀感为主；刺穿动脉壁之后则上述气感很弱，在刺激第二层动脉壁时，又出现上述气感，只是下传得更深，约到胃脘部。

左手固定颈动脉，右手持针，针入皮肤后，针需要随颈动脉的搏动缓缓推进，待针尖触及动脉壁时，右手可以感受到强烈的搏动感，此时不可快速突破，但需右手"持"力——保续一个与颈动脉的搏动相抗衡的力度，不能让针被动脉壁弹回；如此持续保持，极微内推，利用动脉自身的搏动，去撞击针尖，以刺破动脉壁；待针下突然落空时，即刺入动脉内，此时应该根据补泻决定针刺的方向，亦或是否刺破第二层脉管壁。刺破第二层动脉壁的时候，针下的搏动感不强烈。

若泻之，针刺入之后，逆向血流来的方向，刺入，或兼刺破第二层动脉壁。

若补之，刺入第一层动脉壁之后，稍微压平针体，顺着血流的方向刺入动脉内，不可刺穿第二层动脉壁。

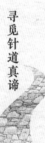

若是刺颈动脉经隧以调气，让针刺到动脉壁并黏附在动脉壁的外层气感最佳。

"持"劲的状态非常重要，需要止息凝神，心止于当下，随动脉的跳动，不紧不松地抵住动脉壁，感受力之往来。"持"劲的时间越久，对经隧的调节越好。

以刺人迎为例，刺其他动脉也应如此刺法。

针下细而入微，随其气而用巧；"巧"即巧于一个"持"字，止息守神——针、手、心如一。

刺颈动脉是多年前笔者在自己身上的体会，彼时才知道什么是"手如握虎"，才稍微明白什么是"守神"。相比之下，在患者身上针刺的时候实在太过随意，看上去和"插秧"实在没有什么区别。扪心自问，当针刺在自己身上的时候，还能如此"洒脱随性"吗？

初次自刺人迎动脉和心包的时候，是一种"赴死"的心态，因为没人告诉过我关于刺此处的手感，更不知道刺之后，究竟会发生什么，当时是在"生死未卜"的心境下，去刺自己的人迎动脉。如果没有"手如握虎"体会的针工，应该在自己身上体会一下。

笔者临床刺人迎动脉的手法与手感，完全得益于自刺时的感受，也许只有在"自刺"的时候才能如此"用心"吧。

○四、天突刺法及针感——再论刺脉

关于天突穴刺法，曾拜访过有刺天突经验的老先生，刺法很清晰：胸骨柄上方，约向下 75° 角破皮，刺入胸骨后方，压平针体，再刺入 2 寸左右。

临床反复实验，每次还未触及主动脉弓的动脉壁，只是感受到动脉的搏动，马上心里紧张，不敢再进入半分，因为双手总被心里的一个念头禁锢——动脉千万不能刺，更不用谈刺主动脉弓了。

笔者至今对"刺脉"终怀有敬畏之心，手如握虎，如临深渊，如履薄冰。

不论能否持心"守神"，然而"敬畏"是对针工最起码的要求。

在明白"动脉"可刺之后，再刺天突穴的时候，才真正体会到丰富的针感细节：很多患者在针尖触及主动脉弓血管壁的时候，首先是针感沿动脉的脉管壁下传至心脏，胸腔，过膈肌，胃脘部如水翻滚，再微微震颤针体，徐旋微推，针感即能下传至小腹，患者能感受到脐周围的腹主动脉的脉动，且能辐射至髂总动脉附近，留针之后大部分患者可以明显感受到腹部到后腰之间的动气。

［笔者临床刺天突脉之刺道以及脉诊体会］（参见图3）

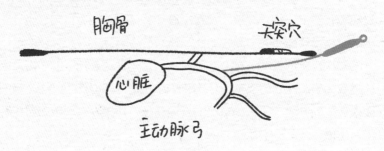

图3　天突刺道示意图

大多数人，轻轻搭手于天突部位，即可感受到明显的搏动，甚至感受到胸骨的震动；如甲亢、心肺功能不全的患者，可以目测到天突搏动。

寸口脉之寸部，浮滑动，如《伤寒论》中可用吐法之脉相似。

双寸口脉之寸部见分支，由寸部斜向劳宫见搏动，且浮滑鼓者，此时按《金匮要略》谓之积在中也，可以刺主动脉弓。

刺天突脉动时，腹主动脉的异常搏动点多上移至下脘穴，按《难经》五脏邪气腹诊——心脏之邪在脐之上方。临床确实刺此两处脉动，对心脏病效果佳。

笔者在临床观察，针刺天突脉动，最先出现的针感即是心脏区域——近水楼台先得月。

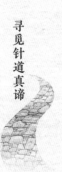

［临床医案］

案 1.

女，32 岁，素有头晕后头胀，胸闷，小腹痛。查体：双寸上脉滑动，尺脉有根，初以瓜蒂散吐之即愈。

近期因春节时暴饮暴食复发，脉如前，程度减。本想再与之瓜蒂散，患者说备孕中，想针灸治疗。按脉诊治：刺天突，刺胸骨后主动脉弓。

针入后，针感初入心脏，再至胃脘，再入腹。留针后，寸上脉之滑动平和，症消。

案 2.

女，66 岁，素有高血压，心脏病，膝关节痛。今因头晕痛来诊。

查体：寸上脉动至鱼际，六脉刚动硬浊有力；见颞浅动脉搏动明显，遂刺脉动处。天突穴，明显见搏动于皮肤，肚脐上动坚痛，以刺脉法刺之症消，膝关节痛也愈。

因路途遥远，应患者要求后与药调理（兼服吐剂），两个月后来诊，停服所有药物，且身体无不适。

笔者曾闻一医，能以 5 寸金针，刺入胸骨后方并留针，治疗食管癌之食不下及呕吐，神效。笔者临床观察，很多膝关节疼痛与心脏病相关，此类疼痛多在髌骨韧带的附着点处，原因不明。

○五、刺动脉、经隧、大脉之体会

以针刺经隧调气之时，有两则体悟：

一曰"引"。补不足，损有余。

若针下之脉跳动不明显之时，需要以针补之，可反复小幅度高频微微刺激经隧和脉动之血管外壁。

经曰："近气不失，远气乃来"（《素问·调经论》）。若想引远气来，**引谷气至**，必须针下有微微刺激量，此时尽量不要让患者感觉到痛，最好是极为轻柔，若患者有痒，想去挠**痒**的感觉最佳。

意到心到，气血即到。试想，在身体某处痒的时候，一定是想去挠，"想去"此意念动之当下，气血必至。此是为补法，以"痒"效果佳。

同理，若是痛（或者强烈不适感），身体本能必然是逃避，逃避的念头生起之时，气血亦必然从痛处逃避，即气血散。故经曰："切而转之，其气乃行"（《灵枢·官能》），此可谓之"追气"。

故知，刺太过之所，令患者产生"逃避"的强烈针感为妙，故针取之"大"，手法取之"重"。

总结：泻太过之处的针感，应令人痛酸胀，想"逃避"；补不及之处的针感，令人痒，欲挠之。此即笔者在临床上"引太过至不足之处"最简单的方法。

笔者观察，尤其刺腹脉太过处之时，患者的感觉越不适，待不适的针感自然消失之后，其治疗效果越好。

刺不足之脉动处，出现红痒微肿之红晕，其效果最佳。

二曰"持"。若刺人迎、太渊、腹主动脉、天突下主动脉弓等脉动明显之处时，以针抵住动脉搏动处，利用脉搏自身的跳动，去撞击针尖，以达到引气的目的。

刺大动脉之时，不要强行刺破动脉壁，刺经隧亦是如此，需要医者守神，手持绵长暗劲，不进不退，不松不紧。

医者当：心如止水，手如握虎，如履薄冰。

补泻全待手下功夫，手为心之役也。守神者，止息而持，绵密功夫，心中明了。

○六、"脉"与诊疗一体

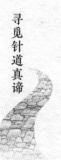

古典针灸的精髓在于：诊脉"动"，刺脉"动"。马王堆《阴阳十一脉灸经》，诊脉"动"，灸脉"动"。凡所"独动"，皆是灸刺之处。对"脉"从"眼审视""手触动""脉与神"的描述和应用，无所不尽。

脉之"形"（坚，陷）、"色"（黑，紫）、"动"（太过，不及，躁），以及经隧、骨、筋，皆遵循诊疗一体的原则——凡动处即是治疗处。

经曰："一刺则阳邪出，再刺则阴邪出，三刺则谷气至"（《灵枢·终始》）。"刺之要，气至而有效"（《灵枢·九针十二原》）。对于"气至"之解：

将刺之时，当需候邪气至，脉躁动之时入针；

针入之后，候谷气至，脉缓和则出针。

脉静则病气去，脉冲和则谷气至，笔者临床更注重整体脉质的调整：

如扁鹊阴阳脉法与对于经络气口与标本"取独"的应用；

《难经》五脏邪脉与刺腹脉的结合。

皆是总体入手，整体的脉质调整之后再平局部。

凡刺，必先诊脉，刺也必依据脉"独动"，预后也依据脉。

"脉"（后分作脉"经""络脉"），气血循环之处，也是病邪出入之门户。

用针者，必先察其经络之实虚，切而循之，按而弹之，视其应动者，乃后取之而下之。六经调者，谓之不病……一经上实下虚而不通者，此必有横络盛加于大经，令之不通，视而泻之。此所谓解结也。

（《灵枢·刺节真邪》）

从"解结"横行之结络，到肉眼可见的体表浅静脉，毛细血管（毛脉），孙络的迂回，等等，皆是刺络（刺脉）放血之处。

凡治病，必先去其血，乃去其所苦，伺之所欲，然后泻有余，补不足。

（《素问·血气形志》）

皆是以针直接刺激脉管壁，激发经络的气血运行，以此达到"平脉"之目的。"血脉"的功能并非只是运行气血的管道，亦是补泻血气，天人合一的门户。

现代医学认为，血管壁由自主神经支配，人体无法用主观意识去调控，然而有大量身心修行体验的人亦能随意控制，似乎可以不拘此说。

古人在用"身心合一"的修行去调和"脉"的同时，也在用针刺对"脉"进行调整，以让"脉"处于"静""冲和"的状态。而脉之"冲和"与否，也可视为"心身"是否合一的一个外显指标。

"脉"贯穿整个古典针灸学,"诊脉""刺脉"是整个古典针灸的灵魂——实至名归。

○七、平人脉

经谓"平人者不病",何谓平人脉?

1. 平人脉之于寸口

《脉经》之各部平人脉,与《难经》菽位应合,方能称之为平人脉:

右寸肺脉,浮短涩,兼静缓为平人脉,其应动于1~3菽位,皮毛部;

左寸心脉,浮大而散,兼缓和为平人脉,其应动于4~6菽位;

右关脾脉,中部缓而大,且无他脉相杂,其当应动于7~9菽位;

左关肝脉,沉弦长而缓和,其应动于10~12菽位,与筋平;

双尺肾、命门,沉滑和缓,举之有形,按之无形而不绝,应动于13~15菽位,与骨平。

应动:即脉动最大处。应动处,即脉动最大处,脉搏最显处。

若右寸肺,高于1菽位动,如洪大搏指于皮毛之外,则肺有余;若右寸应动低于3菽之下,则为肺不足,即皮痹。肺为浮中之浮,若太过和不及皆为病。

若右关脾,应动高于7菽,为有余;低于9菽,为不足。凡诊右关之脉,乃以不浮不沉居中为平人脉。

若右尺命门,动于12菽以上动,即为浮,为命门太过;如沉伏于骨为命门、三焦不足,或为积于右下。

如左寸心脉,上出于4菽,为心脏太过;低于6菽,是不及。太过、不及皆为病。

如左关肝脉,上出9菽有余,或6菽3菽为有余;低于筋下,隐遁入骨者为不足。

如左尺肾脉,上出于12菽、9菽等之上为浮,隐入骨面为不足。

以上是寸口脉寸关尺个部相应的菽位,是平人判断标准之一。

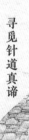

寸关尺三部同取于 9 菽位应当相平。

否则按《脉经·平三关阴阳二十四气脉第一》定病经：如左手关上阴绝，无肝脉——刺足少阳经；左手关上阴实，肝实——刺足厥阴。即左关：浮部大，为胆经病；沉部大为肝经病。于病经寻结节解之，诊独刺之，可令脉平！余皆仿此。

或按《难经·六十九难》五输穴、五行阴阳生克补泻法调之。

2. 阴阳相平

上下相应，左右若一。上人迎、下气口，上下相应；左右人迎大小沉浮若一，左右太渊若一等。

反此，依人迎气口脉之比较定病经，或取"独"刺之。

3. 十二经原穴的脉动，左右对应大小等，脉之"动静"相应，凡见"躁浊"即为病。

4. 标本上下之脉动相应。

以扁鹊阴阳脉法，定手足大循环标本病经。上下相应不是大小相同，如《桂林古本伤寒论》人迎大于趺阳为顺，人迎等于趺阳为逆，人迎小于趺阳为大逆。

5. 三部九候所有气口，都应上下相应，左右若一。阴阳匀平，以充其形，九候若一，命曰平人。

6. 脉道需平直，反此按气口九道脉，观察脉道有无内外、上下的移行，以定病经论治。

7. 脉之"躁""静"。谷气至，脉静，曰平；邪气至，其脉紧而疾。按刺动脉法，取"躁动"脉，刺脉平脉。凡脉滑大坚为实，泻之；脉细微弱为虚，补之。

8. 平人一呼脉行三寸，一吸脉行三寸，呼吸定息行六寸。（流体力：速度与力度成正比，故知人迎气口脉应比力度）。

○八、平寸口脉三轴

凡调脉，不外乎三个轴向上的中正平和，形质力度分布均匀。

寸-尺，沿脉管长轴，血流来去的方向，可视为 **X 轴**（参见图 4）；

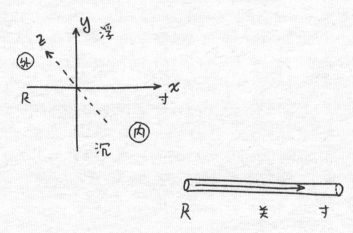

图 4　寸口脉三轴及寸-尺轴向示意图

浮-沉，两层脉管上下，即垂直骨面方向的脉管横断面，称之为 **Y 轴**（参见图 5）；

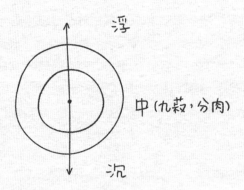

图 5　脉浮-沉轴向示意图

内-外，如气口九道脉的"如内""如外"：长期"如外"必然脉管外移，长期"如内"必然脉道内移（参见图 6），此为 **Z 轴**。

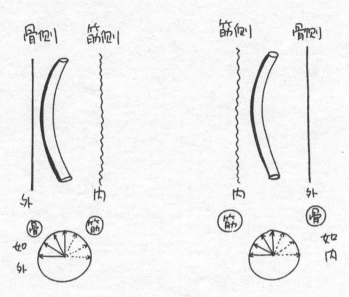

图 6　脉内 - 外示意图

古人向来以河川喻经脉。脉道的移行，正如河流的迂回曲折。水流（气血）长期冲刷河床（脉管）的力量不一致，必然导致河道（脉道）弯曲。故阴阳长期失衡，持久的"如内""如外"必导致脉管移行。临床观察，小儿的脉管多端直，老人的脉管多迂回曲折。其原因，小儿阴阳平和，阴平阳秘，故无"如内""如外"；而老人多是阴阳长期失衡，且时日已久，故见脉道有内外移行的改变。

　　推而外之，内而不外，有心腹积也；推而内之，外而不内，身有热也。

（《素问·脉要精微》）

说明：①脉外移为腑病（阳），内移为脏病（阴）；②脉之内外移行，有阴阳之偏颇——**Z 轴**。

以脉管在此三维坐标上的大小，强弱分布，判断气血的运行状态和分布状态。

X 轴向，和人体的头面、颈、胸、腹、小腹、下肢等全息。即上中下三焦分布，以此确定，气血从头到足的分布情况。

Y 轴向，浮中沉的气血分布，《难经》：1~3 菽—肺—皮毛，4~6 菽—心—

血脉，7~9 菽—脾—分肉，10~12 菽—肝—筋，13~15 菽—肾—骨。以此确定气血在身体深浅层次上的分布状态。

Z 轴向，代表脏腑、阴阳的分布。"如外"为阳，"如内"为阴。

X、Y、Z 有各自的阴阳：

X 轴，寸为阳，尺为阴；

Y 轴，心肺为阳，肝肾为阴，浮为阳，沉为阴；

Z 轴，"如外"为阳，"如内"为阴。

﹝根据三个轴的脉力度，粗细的分布，补不足损有余﹞

Y 轴——浮沉比较，知气机的出入。浮，说明气出太过，入不足；沉，说明入太过，出不足。

如 Y 轴上，脉沉太过，如左寸动于 6 菽之下，说明心肺浮散之力不足（心肺气不足，脉沉而无力），或肝肾阴邪太过（收敛太过以致脉沉，此时应沉有力）。《难经》曰心肺主脉浮，沉太过时，可以考虑，心与小肠、肺与大肠的经穴应用；肾与膀胱、肝与胆的表里经穴应用。根据五行生克之法，调整脉的形和力在 Y 轴上的分布。

X 轴——寸关尺比较，知气机的升降。寸大于尺，说明气机升太过，降不足；尺大于寸，气降太过，升不足。

X 寸关尺与 **Y** 沉浮的比较，即知脉的独大、独弱、母不生子、子盗母气，以及左右通关的**五行生克**的方法。

X、Y 轴的调整，可参《难经》69~75 难。

Z 轴调平法——脉管的内外移行，是长期的阴阳失衡，脉管壁内外受力长期的差异，导致脉道弯曲。

1. 可以根据气口九道脉诊断治疗原则调整；

2. **外移，则刺相应脉位脏腑之背俞穴**：外移而浮取脏之背俞穴；外移而沉取腑之背俞穴。**内移刺相应脉位脏腑募穴治疗**：内移而沉，取腑之募穴；内移而浮，取脏之募穴（浮为阳，取之脏，从阴引阳，同理，沉取腑）。

例如：右关外移刺脾胃的背俞穴。外移而浮刺脾的背俞穴；外移而沉刺胃的背俞穴。左关内移，刺肝胆募穴。内移浮者，刺肝之募穴；内移沉者刺

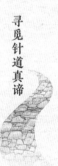

胆之募穴。（此法源自《四海同春》与《难经》互参！）余皆仿此。

针之大小，以及补泻手法，依据脉之虚（无力）实（有力）而定。

[临床医案]
案1.

女，45岁，右肩痛，不能前屈，聚餐时夹菜需要起身站立才行，不能洗漱。曾在他处保守治疗十余次，反日渐加重。

查体：左关沉弦外移，按脉当刺其胆俞穴。令患者俯卧位，查其胆俞穴上下，在右侧胆俞穴的附近寻一结节，以0.6mm×50mm圆利针松之，针入之后自诉针感酸胀至头顶，留针二十分钟。再看其脉，沉而如外明显平复，出针令活动肩部，减轻大半，再于肩峰处寻瘀络刺血，症状更渐愈。后巩固治疗三次。

后来患者告知，曾经有胆囊炎，手术切除之后右肩胛下方疼痛未见好转，再渐渐转为肩关节痛。其内在的机制可能为内脏筋膜的损伤，膈肌张力的变化，牵及背部膀胱经之经筋分肉的变化，进而诱发肩部分肉的撕裂性疼痛。

然而，在没有脉作为指导的前提下，只能试探性治疗，也许需要多次尝试治疗，才能找到真正的原因。或者详细的问诊，病史追溯，详细的查体遍诊全身，才能做出较为确切地诊断。

但是"诊脉——平脉"的优势在于，只需令脉的三个轴向上形态力度分布均匀即可，不必去猜测病机，或尝试性治疗。

案2.

患者男，50岁，头痛。自诉感觉头痛，在国外探望其留学的女儿，因为不习惯饮食，初有胃脘不适，半月后有头痛。根据病史描述，可能是胃寒，浊阴上逆清窍引发的头痛。

查体：寸口脉右关"如内"内移郁动而浮，当刺脾之募穴章门。对比两侧章门，右侧压痛明显。令患者左侧卧位，取圆利针刺入，气感沿胁下肝区扩散到中脘部，再查脉已转平缓。

留针期间，患者自诉有气感由中脘沿胸骨后侧，如暖流感，行至颈动脉人迎穴附近，随即头痛消。

脉在 X·Y·Z 三轴向的形、力分布均衡，脉质冲和；用针用药，平脉之宗旨皆在于此，大道至简。

〇九、气口九道脉

前部（寸部）如外者，足太阳膀胱也。动苦目眩头项腰背强痛，男子阴下湿痒，女子少腹痛引命门，阴中痛子脏闭，月水不利。浮为风，涩为寒，滑为劳热，紧为宿食。

中部（关部）如外者，足阳明胃也。动苦头痛面赤。滑为饮，浮为大便不利，涩为嗜卧肠鸣不能食，足胫痹。

后部（尺部）如外者，足少阳胆也。动苦腰背胻股肢节筋痛，浮为气，涩为风，急为转筋为劳。

前部（寸部）如内者，足厥阴肝也。动苦少腹痛引腰，大便不利，男子茎中痛，小便难，疝气，两丸上入，女子月水不利，阴中寒，子户闭，少腹急。

中部（关部）如内者，足太阴脾也。动苦腹满胃中痛，上管有寒食不下，腰上状如居水中。沉涩，为身重足胫寒痛，烦满不能卧，时咳唾有血，泄利食不化。

后部（尺部）如内者，足少阴肾也。动苦少腹痛，与心相引背痛，小便淋，女人月水来上抢心胸，胁满，股里拘急。

前部（寸）中央直者，（腾）手少阴心、（潜）手太阳小肠也。动苦心下坚痛，腹胁急。实急者为感忤，虚者为下利肠鸣。女子阴中痒痛，滑为有娠。

中部（关）中央直中者，（腾）手厥阴心主也。（潜）手少阳三焦。动苦心痛，面赤多喜怒，食苦咽。微浮苦悲伤恍惚，涩为心下寒，沉为恐怖，如人将捕之状，时寒热，有血气。

后部（尺）中央直者，（腾）手太阴肺（潜）手阳明大肠也。动苦咳逆，气不得息。浮为风，沉为热，紧为胸中积热，涩为时咳血。

前部横于寸口丸丸者，任脉也。动苦少腹痛，逆气抢心，胸拘急不得俯仰。

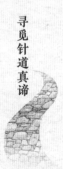

寻觅针道真谛

《脉经》云：寸口脉紧细实长下至关者，任脉也，动苦少腹绕脐痛，男子七疝，女子瘕聚。

三部俱浮，直上直下者，督脉也。动苦腰背强痛，不得俯仰，大人癫，小儿痫。

三部俱牢，直上直下者，冲脉也。苦，胸中有寒疝。《脉经》曰：脉来中央坚实径至关者，冲脉也。动苦少腹痛，上抢心，有瘕疝遗溺，女子绝孕。

前部（寸部）左右弹者，阳跷也。动苦腰背痛，癫痫僵仆羊鸣，偏枯癫痹身体强。

中部（关部）左右弹者，带脉也。动苦少腹痛引命门，女子月事不来，绝继复下，令人无子，男子少腹拘急，或失精也。

后部（尺部）左右弹者，阴跷也。动苦癫痫寒热，皮肤强痹，少腹痛里急，腰胯相连痛，男子阴疝，女子漏下不止。

从少阴（尺内）斜至太阳（寸外）者，阳维也。动苦颠仆羊鸣，手足相引，甚者失音不能言，肌肉痹痒。

从少阳（尺外）斜至厥阴（寸内）者，阴维也。动苦癫痫，僵仆羊鸣，失音，肌肉痹痒，汗出恶风。

[脉感临床使用总结]

何谓如内、如外?（参见图7）

方法一：指腹正中，手指腹平面和骨面平行，轻轻下压，压制血管壁即将形变之时，感受手指腹的力感分布，桡侧力感强，即为如外；尺侧力感强，则如内。

方法二：两手中指同时感受，桡动脉的内外侧的力度，外侧（桡侧）力感大，称之为如外；内侧（尺侧）力感大为如内。

直，"上腾""下潜"难明之时，把脉管想象为正在起飞（腾）和正在俯冲（潜）的飞机，此两种态势。起飞之势为腾，病在阴经动；反之，俯冲之势为潜，病在阳经动。

足三阳之病，皆动于脉道之外，故有脉道外侧诊督脉的应用，督脉为阳脉之海；足三阴之病，皆动于脉道之内，故有脉道内侧诊任脉的应用，任脉

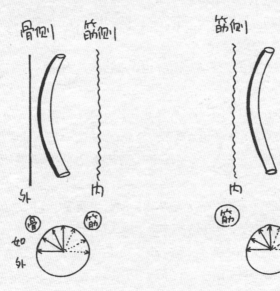

图 7　脉动如内、如外致脉道移行示意图

为阴脉之海。参见图 8。

手三阴之病，脉有上腾之势；手三阳之病，脉有下潜之势。参见图 9。

注意：脉道的"腾"，是动脉管壁有整体向上凸出趋势（脉管的粗细变化不大，脉道的变化较大），与浮脉（浮取力大为浮）不可同断。同理，"潜"是动脉管壁有整体向下凹的趋势，与沉脉（力度集中在底部为沉）不可同断。

若以爬行的蚯蚓比喻之差异：

"腾潜"和"如内、如外"是弯曲的蚯蚓；"沉浮"，蚯蚓仍然是平直的，"浮"蚯蚓的背部力大，"沉"蚯蚓的腹部力大。背部即浮部，腹部即沉部。

［配穴原则］

脉道移行，脉不足之时，①取本经之原穴、募穴（补）；②和本经的五输穴配合使用：

如：关脉如内且不足者，脾经动，脾为"土"，取本经五输穴中属"火"之穴，"土"者助之。同理，尺脉如内者，肾经动，肾之五行"水"，不足之时，取

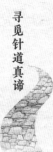

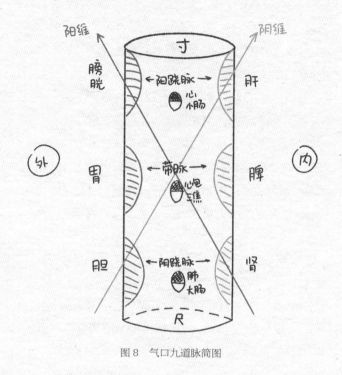

图 8　气口九道脉简图

图 9　脉道潜腾示意图

肾经属"金"之穴,"水"者助之。关脉如外不足者,阳土不足,取胃经属"土"之穴,"火"者助之。余皆仿此。

　　太过之时,①取相应背俞穴或病经的络穴;②和本经的五输穴配合使用:

　　寸脉如内而盛实者,此为肝经邪气实,"木"旺,取本经之"金"穴克之,或取本经之"火",实则泻其子。如尺脉腾而有力,此为"金"实,以"火"克之,取"水"泻之。余皆仿此。

奇经八脉取穴原则：

阳维脉：先刺外关，再刺足临泣（尺内走向寸外）

阴维脉：先刺内关，再刺公孙（尺外走向寸内）

阳跷脉：先刺申脉，再刺后溪（寸部左右弹）

阴跷脉：先刺照海，再刺列缺（尺部左右弹）

冲脉：先刺公孙，再刺内关（三部皆牢）

任脉：先刺列缺，再刺照海（寸口如丸丸动）

督脉：先刺后溪，再刺申脉（三部浮紧空）

带脉：先刺足临泣，再刺外关（关部左右弹手）

［临床医案］

案1.

女，68岁，来时只言咳嗽，不语其他症状，默默伸手以示把脉。我诊其右寸口恰如丸动于寸口，问其妇科和小便情况，自诉咳嗽时尿失禁三年，同时伴有腰痛，依据任脉为病取之，右侧：列缺，照海穴，毫针刺之。

半小时后咳嗽好转，寸口脉动如豆的感觉明显减轻，再查其任脉，于肚脐下缘触及一结节压动痛，以毫针刺之，留针，嘱咐两天之后起针。腰痛好转，小便失禁好六七分。后再来如前法刺之，病愈。

案2.

女，50岁，牙科医生。右肘关节、肩关节痛，伴有头昏晕，肘关节不能伸直。在他处一直以颈椎病、网球肘治疗。来时观察其颈部、肘部有多处针刺之后的痕迹。轻轻触诊，查其关节部位的结节尽数被扫除。诊脉：其右寸脉如内浮弦而有力，按理取其肝募穴（泻之），再取中封穴（肝之五行"金"穴），针刺右侧肝募穴期门（刺激肝包膜）后，疼痛明显减轻；再于中封穴刺之，患者活动，疼痛若失，头昏愈。后经过两次巩固治疗愈。

笔者使用气口九道脉，一是受付嵩青先生的启发；另受益于一位不愿透露名姓的他国中医同道，气口九道脉以及本间祥白针法皆受益于他。在此感谢两位前辈的教导！

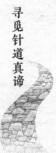

寻觅针道真谛

一〇、《针经》诊脉刺脉法临床应用

《黄帝内经》关于刺脉法细节的描述甚多，以下是笔者在临床常用的刺法及体会。

——脉动浅，刺之浅；脉动于深，刺之以深。

可以用于周身脉动脉刺法，若"动"处深，刺之深，如人迎脉动、委中穴脉动、天窗穴脉动、腹部脉动皆较深，则需深刺，才能刺到经隧，或者贯透脉管。

若脉动浅，刺之宜浅，如太溪、合谷、天府、尺泽、耳前动脉、颞浅动脉、趺阳动脉等皆于较浅处搏动，针刺以触及动脉或者经隧为"中的"，故只需浅刺。故知，针刺之深度必然是由脉动的深度决定。

——脉之小者，气血不足，当以甘味之药调之。

阴阳俱不足，以甘味之药调之。临床见气血不足，遍查上下左右的脉口，皆见微细欲绝者不可用针刺，当以补气益血、大补元气之药，亦不可以与"至剂"，即不可以汗吐下法攻之。

经曰："病在脉，气少当补之者，取以锃针，于井荥分输"（《灵枢·官针》）。笔者临床观察周身脉口"动"不及之时，以锃针补之神效，此法在日本称为"接触针"，应用较广。笔者初见此针法临床使用细节，得益于久居日本的付嵩青先生。

——脉之大者，微泻其气，无出其血。

刺人迎动脉、股动脉、腹主动脉、升主动脉弓时，勿出其血，此为关键。笔者临床体会，动脉以**毫针或圆利针**刺之不易出血，盖因主动脉壁的弹性和韧性较好，以圆头针刺之，出针之后针孔瞬间即由动脉平滑肌收缩而闭合。刺大动脉时切忌不要用刀针。**刺脉，取毫针。**

——脉之大小、缓急、滑涩，刺之不一。

——刺（脉）涩者，必中其脉，随其顺逆而久留之（《灵枢·邪气脏腑病形》）。

涩而无力为血不足，涩而有力如紧如弦为血瘀（治之当刺血）；血不足之时，脉陷，当顺着血流的方向，把针刺入脉中，待脉管充盈时出针；脉涩有力之时，泻之，针入逆血流方向，待脉管冲和不坚之时出针。

——刺滑者，疾发针而浅内之，以泻其阳气而去其热。（《灵枢·邪气脏腑病形》）

笔者刺人迎动脉时用此法较多，人迎颈总动脉滑动之时，疾刺之，热去出针，刺热者，如手探汤。《灵枢》也有按摩颈总动脉治疗身热症的实例。

——脉浅者勿刺，按绝其脉乃刺之，无令精出，独出其邪气耳（《灵枢·官针》）。

笔者在刺太渊脉动、趺阳脉动等较浅的脉动躁急时，以此法刺之，按绝其脉，即按至脉管底，以致脉管下游没有搏动时，刺之。

——脉之所居深不见者，刺之微纳针而久留之，以致其空脉气也（《灵枢·官针》）。

跳动于深部的动脉，以针刺到动脉壁，针下感觉到脉搏跳动时，微微再刺分许。

脉急，深纳，久留之。笔者刺脉动有力时，以手按之，贯透双层脉管壁。此处之"急"，有紧脉之意，刺寒者久留针且当灸之。

脉缓，浅纳而疾出针。此处脉缓因由热，以致脉管壁松缓，刺热者如手探汤。动脉壁亦属于"筋"，热则筋纵，寒则筋急；筋纵则脉缓，筋急则脉紧急。

脉虚，浅刺之，使无精气外泄。此当是按补经隧之法刺之，此脉虚，根据下句推测当是，其气不足，无力之象。

脉实，深刺之，以泻出气。笔者刺脉动有力时，以手按之，贯透双层脉管壁，以泻其邪气。

邪气深刺之深，邪气浅刺之浅。笔者将《难经》菽分脉动部位以及针刺邪气所在的层次结合使用。1~3菽动刺皮毛，4~6菽动刺血，7~9菽动刺之分肉，10~12菽动刺之筋，至骨动者刺骨。各部脉与正常脉比较，详见本书"五痹脉法与五体刺法的应用"篇和"平人脉"篇。

邪气盛，刺之大针；邪气虚，刺之小针。此条是临床刺脉补泻时选择针粗细的关键，补泻和粗细都是相对的。

临床针刺治疗时，切勿犯此戒。善用大针者，不论虚实，所有病都是大针；善用毫针者一直用小针。殊不知，针的粗细不是根据医生的喜好，或善不善

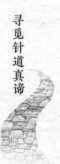

用决定的，而是根据病邪和正气的盛衰决定的。切记。

刺经隧调神调气，以及刺脉补泻气血，针下寒热补泻法。见本书"针刺补泻与《调经论》探渊"刺经隧详解。

脉代时，当泻其瘀络之血，且饮药。临床遇到脉结代的患者很多，皆以此法刺之，脉代多为"心"有疾，心主血脉，故取络之瘀血以治心。汤药首选炙甘草汤加味。笔者也有以吐法治愈过脉结代的经验，以及刺腹主动脉、刺心脏包膜、刺人迎动脉、刺天窗动脉等治愈脉结代的医案。

脉紧者，先刺而后灸之且饮药。笔者初期刺脉，未明白此条时，遇到紧脉时针刺调脉，确实见针刺效果不好，很难让紧脉转为冲和，一度非常困惑，最后总是以汤药而愈。如麻黄汤、四逆汤、麻黄附子细辛汤等附子、细辛、吴茱萸剂愈之。后读到马王堆《阴阳十一脉灸经》其中记载"动"者灸之，再结合《内经》脉口和尺肤的虚实寒热的比较，才进一步明白针刺、艾灸、刺血的具体诊断和使用方法。

刺、灸、放血各有其适应证，不是凭借医者的喜好和善不善用确定的，而是严格根据查体、诊脉之后才可以正确使用，且各有禁忌，皆依"脉"而定。比如《伤寒论》曰："微数之脉，慎不可灸。"《灵枢·终始》："阴阳俱不足……弗灸。"体虚切不可大针，笔者临床有几则失败医案皆是因为急攻心切，明知虚证而使用大针导致患者症状加重，刻骨铭心。

脉下陷，则徒灸之。对此条的感悟，源之于恩师黄龙祥先生所著的《中国针灸学术史大纲》第五部，"手肝脉诊法：凡人着黄，五种黄皆同，其人至困，瞑漠不知东西者，看其左手脉，名手肝脉，两筋中其脉如有如无。又看近手屈肘前臂上，当有三歧脉，中央者名为手肝脉，两厢者，名歧脉。看时若肝脉全无，两厢坏，其人十死一生，难可救济，若中央脉近掌三指道有不绝，其人必不死"。此文对前臂厥阴心包经的体表浅静脉极为重视，甚至以之决生死。

后期笔者才在临床关注此脉，以及全身体表静脉的观察，凡见**内关穴**附近的浅静脉比较**细**的患者的临床症状多有胸闷头昏，且男性大部分患有**高血压**（笔者观察部分高血压患者，尤其是寸口脉沉细紧的患者，其体表静脉大多细且不清晰。此现象，是一个肾病高血压的患者告诉笔者，他说为什么我的血管比别人细？仔细查看其手背和前臂内侧的血管确实极细于同等体格的成年男性。后期于临床观察确实如此。另外，此类病人多在喝白酒之后有血压下降的体验，受凉吹空调、喝冷饮之后血压升高）；若女性左内关穴附近络脉消失或过度迂回曲张，大部分患者有易怒、乳房胀痛、甲状腺结节等症，且经前期症状加剧，或更年期反应明显。让患者回家自行于体表浅静脉中断或不显之处艾灸，部分患者的症状得以缓解，甚至不药而愈。

后期在临床观察发现，有些患有心脏病、乳腺结节、甲状腺结节的患者，心包经的浮络也有异常**坚凸**的现象，取之刺络放血，效果确切。

——"脉大以弱，则欲安静，用力无劳也"（《灵枢·禁服》）。

此时宗气虚，不可针刺或放血，当以炙甘草汤。临床治疗多例，脉结代无力、少神不安者以炙甘草汤加味愈。

——"脉满，尽刺之出血"（《灵枢·癫狂》），"陷下则灸之"（《灵枢·禁服》）。此法长于标本脉法的标本部的体表浅静脉虚实比较，坚凸则刺血，下陷则灸之。

——脉症不合之时，若排除重疾或死症，则多为痧症。此于《痧胀玉衡》中有详解，其对刺微络、毛脉的记载详尽。恩师言：脉之真伪与"痧"密切相关，脉症不合的原因也常是因为"痧"，解结去痧之后，脉之真相即显。

一一、临床常用的诊 - 疗一体的脉口

［头面部］

两额之动脉（颞浅动脉上行至头角的分支，在太阳穴上方 1~2 寸可以触及）；耳前之动脉（耳门前上方可触及）；两颊之动脉（面动脉，咬肌止点前缘，可触及）；印堂动脉；鼻翼动脉（迎香穴）。

［颈部］

人迎；天窗；枕动脉；气舍（锁骨上动脉）。

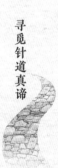

其中人迎穴的脉动非常重要：笔者个人觉得就像电脑的"一键重启"系统，很多症状都和此处动脉鞘的筋膜张力以及血管紧张度相关，尤其是高血压、心脏病的患者，临床首选此处调平，天窗次之。

[手臂]
云门；极泉；天府；曲泽；小海；太渊；合谷-阳溪；神门。【本书合谷-阳溪特指，合谷至阳溪之间的动脉。取此区域脉动最明显处，作为诊-刺脉口】

曲泽脉动，当是《黄帝内经》中所说的"尺脉"。"善调尺者，不待于寸；善调脉者，不待于色"（《灵枢·邪气脏腑病形》）。此处之"寸"，当是寸口脉；此处之"尺"，当是曲泽脉动，以决生死。现代医学关于双臂脉压的诊断，也充分证明曲泽脉左右若一的重要性。

极泉穴两侧若一的调整，对两侧脉平的意义非常重大。极泉穴的调整，几乎直接影响天府穴脉动和曲泽、神门穴脉动的左右若一，以及有无。笔者临床刺极泉穴的概率也很高。

[下肢]
冲门；足五里；箕门；委中；太冲；跗阳；太溪。

[胸腹]
心包（虚里）；天突主动脉弓；腹主动脉；左右髂总动脉；左右髂内、外动脉；骶骨正中动脉。

以上是笔者常用作为诊-疗一体的脉口。

[有些脉口必须常动，否则为病]
如《素问·至真要大论》以**天府、尺泽（曲泽）、神门、太冲、冲阳、太溪**六脉的搏动有无决生死。其次太渊、合谷-阳溪、天窗、冲门、足五里、箕门、气舍、人迎、极泉、颞浅动脉、耳前动脉、面动脉、鼻翼动脉等也是需要触及搏动的部位，虽然未到决生死那般重要，但是如果触及不到脉动，一定是身体处于疾病状态。

以上常态下必须出现的脉，一定要上下相应，左右若一。通过比对上下、左右的力大小，形态粗细，脉的"静""躁"，取"独动"之处刺之，令之与众同，此为刺动脉法的精髓，一言而终。

[有些脉动只有在疾病或特定的状态下才会出现]

委中穴、昆仑穴，只有在邪气较盛的患者身上才能触及。笔者临床观察高血压引起中风的患者此处多有压痛和搏动。

虚里脉动应衣，为气大伤，心肺衰，胃气败；虚里轻取动，重按不得是气虚；轻取洪大，重按虚细是血虚；虚里有形而动是积聚之候。小儿必诊虚里脉动，动甚不可攻，此是先天不足之象。

偏头痛的患者可以看到颞浅动脉的搏动，如角孙、太阳穴等处；

怀孕或者甲亢的患者天突穴搏动，心肺功能衰竭者亦可见；

中指蟹眼脉搏动则患神志病；

伤寒太阳之为病时，则枕后动脉明显搏动大于常态，刺之多能汗出而解；故曰，服桂枝汤反烦不解，刺风府、风池，却与桂枝汤则愈。

怀孕时可见左手寸上脉搏动，同时神门脉动射向少府穴；

鸠尾脉动，热毒攻心。

再如癫痫或小儿高热惊厥者，皆于耳后有紫红怒张之静脉。

凡以上不该出现的脉，一旦临床发现即可视为"动"。所"动"之处，即是治疗之处，诊 - 疗一体的思维即是如此简单直接。

其中腹主动脉的肾间动气，其位置必须在神阙至命门穴之间，若上下左右偏转，即是病态，详见本书"刺腹脉——《难经》腹诊脉诊相参"篇。

诊肾间动气的方法：三指密布，探入神阙，若神阙按之无力松散无弹性（排除女性产后的腹直肌分离），脉动按之即散，此为肾根已失；触及脉动，推之可左右移行，多为死症；若腹硬如革且消瘦，腹脉动数躁急无伦且上行过中脘，此亦为死症（笔者临床观察多例癌症晚期的病人都是此脉——腹脉躁急无伦，动于中脘之上）。

肾间动气——冲脉的偏转对脉质的影响巨大，详见本书"刺腹脉——《难经》腹诊脉诊相参"篇。

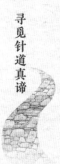

肾间动气的位置偏转，和寸口脉的寸尺、沉浮、内外移行一样，既是诊断点，也是治疗点。

一二、标本脉法及其灸刺应用

五脏者，所以藏精神魂魄者也；六腑者，所以受水谷而行化物者也。其气内干五脏，而外络肢节。其浮气之不循经者，为卫气；其精气之行于经者，为营气。阴阳相随，外内相贯，如环之无端。亭亭淳淳乎，孰能穷之。然其分别阴阳，皆有标本虚实所离之处。能别阴阳十二经者，知病之所生；候虚实之所在者，能得病之高下；知六腑之气街者，能知解结契绍于门户；能知虚石之坚软者，知补泻之所在；能知**六经**标本者，可以无惑于天下。

（《灵枢·卫气》）

此处为何说是六经标本而不是十二经标本？此处似乎暗藏标本脉法之脉动、皮部、经脉、络脉，是手足同名经为一体。古人以足为根、手为枝比喻经络。由此可知，古人对标本脉之重要性看得极为重要，还有更多关于其重要性的经文不再赘述。

[标本脉法]

《灵枢·终始》："所谓平人者不病，不病者，脉口人迎应四时也，上下相应而俱往来也，六经之脉不结动也。"此处再言六经，上下相应，即是手足同名经的标本脉动，如手阳明气口阳溪，足阳明气口冲阳；手少阴气口神门，足少阴气口太溪；手太阴气口太渊，足太阴之气口冲门；等等。所谓"不结"是指无浅表静脉的郁结横络结如黍；所谓"动"是指与众不同之独动，异于常态之搏动。

标本不是一个点，而是有一个长度的区段，在标本范围内查体包括以下主要体征：

1. 气口脉动点，脉动之刚柔、缓急、虚实变化，此谓之"动"；

2. 静脉的粗细、颜色、虚陷，或是鼓而坚；

3. 皮肤之寒热。

通过以上体征纵横比较，知病在何经，病之虚实，治之补泻，实则泻之，虚则补之。

"纵"指同一条经络标本上下比较，"横"指六经左右比较，见"独"为病，灸刺补泻或兼以汤药，令与众同。

凡将用针，必先诊脉。一诊寸口以及各经之脉口取独；二诊经络循行之上下感知经脉气口之虚实，皮肤寒热，以及结络和结筋。

> 脉之卒然动者，皆邪气居之，留于本末；不动则热，不坚则陷且空，不与众同，是以知其何脉之动也。雷公曰：何以知经脉之与络脉异也？黄帝曰：经脉者常不可见也，其虚实也以气口知之，脉之见者皆络脉也。

（《灵枢·经脉》）

由此可知，但凡邪气所留之经络，其本末区域，要么独动，要么独寒、独热、独陷而空，或鼓而坚。

络脉，肉眼可见，经曰"望而知之"，如浅表静脉颜色和血管形态，表部微络是否有明显曲张。

经脉之虚实不可以眼观之，应据相应气口之搏动知其虚实。

络脉和经脉的诊断，也是确定刺血部位之深浅的标准。

络脉病于邪气盛者，体表可见静脉形态改变，多如黍米凸起，或静脉怒张，颜色多青黑，以三棱针刺之出血。若此类病人寒亦盛，则以火针（或以小号三棱针当火针）酒精烧红之后刺之泻血。

经病者，气口必有变化，本经之标本脉动不相应。若独动且涩而坚，此为经脉病于邪气盛，当泻之，于本经深静脉刺血；若动不及，则补之，毫针刺脉补之，或以鍉针补之经输。

若独动且坚而紧，按《灵枢·禁服》所言："（脉）紧，先刺而后灸之……且饮药。"此处气口之变化，也以独取寸口的方法相互验之。

《灵枢·病本》："病发而有余，本而标之，先治其本，后治其标；病发而不足，标而本之，先治其标，后治其本。"

由此可知，标本取穴之先后、标本部位之补泻，必须遵循补虚陷、泻实

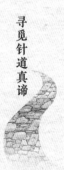

坚、灸寒刺热之原则。

若病因邪气有余之实证，当先取本部或脉动经隧泻之，或络脉或经脉刺血；若为病发于正气不足之虚证，当先取之标部，再取之本部。

[临床医案]

案1.

中风：男，76岁，素有高血压、高脂血症、动脉硬化病史。2013年中风后遗症两年余，自诉左侧身体无力，走路脚软，左下肢廓清能力下降明显，伴有失眠，头昏，腹胀满，饭后甚，下肢静脉曲张，经过中医针灸刺血治疗多次。根据患者描述，都在大椎穴、委中穴附近皮表部浅静脉刺络拔罐放血。

查体：左侧委中穴脉搏动明显，且压痛，腘窝静脉曲张非常严重，左枕后动脉搏动明显，两侧腘动脉和枕后动脉比较，皆左侧压痛，且左侧脉大于右侧，其太渊口双关鼓动沉取有力，双尺脉滑浊硬。

治疗：遵循《灵枢》先解结，而后调阴阳；实则先刺其本，后刺其标之原则。先在委中穴之腘静脉（不是腘窝处之浮络）刺血，刺后血出，待其寸口脉转缓和，止血；取卧位，再取中脘上下寻得一个异常压痛点，以5寸针尽刺之，待其双关部脉平，针后症减大半。

第二天再诊，诸症几消，左委中穴和枕后动脉皆转缓和，原来腹部气胀如鼓，自诉当天晚上饭后不胀，次日晨起可以轻松看到自己脚尖（治疗前因腹部气胀，以至于刷牙时都不能弯腰，也看不到脚尖）。因第一天刺血量大，脉平其七分，则以毫针引其阴阳。因病人年长，且路途太过遥远，随后让其回家休养，后随访约半年之后有所反复，但是因为各种原因，未能继续治疗。

思考此医案，为何初期刺腘窝处之浮络无效？后刺腘窝处之腘静脉有效？如何判断刺浮络还是刺经络？

案2.

中风：女，67岁，教师，自诉身体很好，排练广场舞时中风，由舞伴送到医院治疗，其女儿长期在我处治疗，因其母亲住院一个多月没有任何好转，心急来治，来时由其女儿女婿架进来。症状：左半身麻木无力，颈至腰部皆痛，心烦易怒，急躁，头昏，后头痛，双眉紧锁愁苦面容。寸口脉双关尺细弦滑，双寸沉细不鼓，左寸口脉外侧动。

治疗：刺督脉上段，寻结筋针刺之，针后寸脉起；再比对两侧委中穴，右侧委中穴动而坚痛（此患者左侧身体麻木无力，反见右侧经脉瘀堵，刺脉病一侧，而非患侧，故而录之），刺之血出后，可自己独立行走，但仍有吃力感。一月数诊后，已经和常人步态无异，只是仍有少许麻木感，沿膀胱经标部查体其左睛明穴压痛，毫针刺之，再寻膀胱经足跟外侧上约 4 寸一结筋刺之，症消。后听她女儿说，正常参加广场舞比赛去了，随访无复发。虚者先刺其标部，后刺其本部阳性反应点。

案 3.

腹痛：男，8 岁，因早饭后腹痛来诊。查其独右人迎浮滑动数皮肤热，右趺阳脉细皮肤凉，寸口脉细数，先用三指夹持人迎动脉向下推揉，兼以麦粒灸趺阳脉 7 壮，痛止。

案 4.

心悸：女，46 岁，主诉心慌胸闷，烦躁，失眠易惊吓，窦性心动过速，一天发作十次左右，每次持续约半小时，心率每分钟 140 次，伴有濒死感。西药治疗效果不佳，准备做射频消融。自己描述每次发作时自觉心脏要从嘴巴里跳出来。

查体：左神门脉动极弱，左太溪脉大滑动，手足少阴经一体，因为手少阴明显小于常态，足少阴大于常态（妇科盆腔炎或者月经将至时多见太溪脉动甚），腹部水分穴有搏动，且明显压痛。

治疗：取 0.14mm 毫针，顺血流方向轻轻沿血管壁针入神门，补经隧法；取 0.35mm 长 5 寸针，刺水分穴下方脉动处，针感传至胸骨后方，渐渐转心脏部，有蚁行感（若无可加心脏之募穴）；取 0.25mm 针，刺太溪穴，泻法，同时取足踝内侧瘀络放血，阴谷穴处瘀络放血，约十五分钟后太溪脉缓和，出针。

针后，神门穴脉动渐复，留针一小时；为观察效果，出针之后再逗留两小时，从针刺至离开，三个小时未再发作。嘱咐禁止吃水果和海鲜，尤其是苹果，《金匮要略》曰："林檎不可多食，令人百脉弱。"

一周后复诊，自诉症去十之七八，每天中午前后必发作一次，持续约

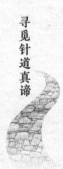

寻觅针道真谛

十分钟，能够忍受。再诊时，神门穴脉动左右相差无几，太溪穴已经平，只有水分穴脉动痛还有原来三到四成，故以长针如上法取之，兼刺膻中压痛点放血。

此后正常工作如常人。后因食物中毒腹泻后微发作一次，来治疗一次，随访至今未作。

此病例，是证实手足之标本一体互通之医案。《黄帝内经》亦有治疗咳嗽取手太阴不效，再取足太阴经之记载。以足为根，以手为枝，或者说：手足一体，足为本，手为标。

注意：标部脉和本部脉是上下相应，不一定大小相等，或者说不可能大小相等，大小相等反而是病脉，如人迎脉和趺阳脉，人迎大于趺阳为顺，人迎趺阳相等则为逆，人迎小于趺阳者为大逆。

因此如何感知脉之常态则尤为重要，如人迎大于趺阳为顺，但见人迎极大而趺阳极弱时，阳明经上逆，需引阳下行；若神门脉不足极弱，为心气不足；若神门脉搏动太过，是动则病，为心火炽盛；同理，如果太溪脉太细软无力，为肾气不足，若滑动太过，又为湿热下注。

因此对脉之**躁、静、清、浊**之感受尤为重要。脉贵有神，脉贵有胃气，胃气至则脉缓。

十二经之标本脉法，是遍诊法之一，需要和标本、根结、起止、脉口相参合用，除了经络脉口的触诊比较，还应结合表部络脉颜色形态、皮肤纹理、皮肤温度等多角度对比，取"独"以治之，令与众平，正如《灵枢·终始》云："持其脉口人迎，以知阴阳有余不足，平与不平，天道毕矣。"又，《灵枢·九针十二原》："凡将用针，必先诊脉。"此为针经之圭臬，不应被遗忘。

一三、尺寸阴阳和标本脉互参

寸为阳，尺为阴；寸应升，尺应降。

《黄帝内经》《难经》皆以寸口脉全息诊周身之疾，故可以移植此全息法

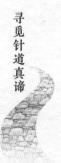

与标本脉——寸脉以及寸上脉和标部脉相应，尺脉和本部脉相应。

独取寸口脉之尺部为脉之根底、神之有无等判断的主要部位，尺部即是脉之本。

寸部脉不足，是标部脉不足，人体头面部、颈部等脉口不足。临床见寸不足时，考虑取头面颈部等气口补之，寸部脉可变充实。

[具体方法]

头面部的脉动左右互比，取不足一侧补之。其实，寸部不足的真正意义也在于此——寸不足，即人体的上部的气口不足，气机的升发不足。

通过寸口不足能够明确知道头面气血不足的现象，再进一步比对头面部的气口，取独弱处补之即可，引气上行。

笔者之体会：凡见寸不足之时，人迎穴之脉动多小于常态，且左右互比，其人迎脉动之时可见大小差异。用毫针以补经隧法刺之，寸部脉可立刻改善，相应病症也随之减轻。

同理，寸部脉浮滑有力之时，当取头面颈部脉动太过之处泻之无疑。

凡见尺部脉不足，定是本部不足，为气潜藏下降之力不足。浮而空，多是阳经本部的脉不足。

沉而无力，是阴经的本部的脉口可见不足。此时取独弱之处灸之，或者以毫针补经隧、补血脉的刺法刺之。

同理，尺部浮滑有力，多是阳经本部的脉动太过，如委中穴、冲阳穴的脉动明显大于常态，或明显大于其他部位的脉口搏动。以针刺贯透双侧动脉壁之法泻之，或深静脉刺血。

尺部脉沉实有力，多见足部阴经之脉动大于常态，或者足阴经左右搏动有显著差异，多以太溪脉动变化最为明显。此时亦当泻之。

简而言之，寸尺以应标本，沉浮以应阴阳（此《脉经·平三关阴阳二十四气脉第一》有详细论述）。

关部脉之异常郁动，应于腹主动脉异常搏动。选取腹主动脉脉动异常处（动甚，坚痛）入针，刺腹主动脉壁，关脉之异动可平。关脉主中焦，桡骨粗隆部对应膈肌，故知关部之脉动，全息于膈肌以下，肚脐以上的腹主

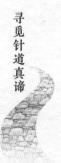
寻觅针道真谛

动脉。

笔者临床根据《灵枢》刺蛟蛔之法，得知刺腹主动脉方法——"以手聚按而坚持之，无令得移，以大针刺之，久持之，虫不动，乃出针"（《灵枢·厥病》）。凡见关脉独动，可取膈肌之下、肚脐之上的腹主动脉搏动异常处刺之，病人症状多能得到极大改善，关脉之独郁动、独弦、独鼓大等验之亦随之平和。

刺腹主动脉的体会：寻异常搏动、痛坚实处，左手为押手，用力按压至脉动处（压开腹部的内容物，防止针尖刺穿胃肠给患者带来巨大痛感），右手持针，刺之动脉壁，刺到动脉壁时可以明显感受到脉搏经过针传到手上，手下仔细体会，不可刺穿动脉壁，应沿动脉壁的外缘摩擦，且轻微滞针——即所谓"切而转之，其气乃行"（《灵枢·官能》）。

寸口太渊脉不但可以与标本相应，更全息于周身脉口。如寸口脉与头面气街、胸部气街、腹部气街、胫前气街的全息，见异动刺之。

寸部与颈部、头面部、上臂的气口相应，如：颞浅动脉、面动脉、耳前动脉、人迎动脉、天府脉动、曲泽脉动。

关部与腹主动脉、肠系膜上动脉全息。

尺部与股动脉、腘动脉、胫前动脉、趺阳脉口、太冲脉口、太溪脉口相应。

［临床医案］

案 1.

女，30 岁，头昏，眼胀，颈部不适，自诉说话无力。

其左寸脉不足，比对两侧人迎动脉，左侧小于右侧，取 0.12mm×40mm 毫针，顺血流方向刺入，沿经隧外侧刺激颈动脉壁，留针。查左寸渐出，再比对左右面动脉，亦如上，左不足，再补之，左寸复，症消，留针半小时。

次日来诊说，诸症皆好转，如前法治之，兼以圆利针松解颈部前缘的结节，症皆消。

案 2.

患者女，肺癌术后，心慌心悸，心悸时无力汗出，每次发作 10 分钟左右，每日发作十余次。

查体：双关脉皆浮郁动，左寸沉不足。

腹部循按，在下脘穴附近触及明显的搏动和痛坚点。

取毫针先刺巨阙穴和虚里脉动处，再取长针如刺蛟蛔刺法，刺激脉动处，患者告知针感先上达咽喉部，后传至心脏，此针感有节律性出现，走窜之后又渐渐消失，如此反反复复，留针一个小时之后出针。再诊时告知，针后一天发作一到两次，且症状明显减轻。如上法再巩固之，兼取前心、后心的微络放血，左寸低涩无力，有血痹之象，按五体刺法取之微络。

此病人，针两次之后，症状消失，后予药调理。

案 3.

女，56 岁，急性腰扭伤，平躺之后不能转侧，步行尚可，自诉夜里抱外孙把尿时扭伤。

查体：寸口脉尺部脉明显沉实而紧，知因阴经的寒化所致，寸口皮肤寒，于左右三阴交、太冲、太溪进行比对，发现左太冲的搏动明显，浅表静脉也可见明显曲张，曲张处放血，太冲的脉动处贯透双层动脉壁泻之，同时右侧太冲麦粒灸，再让其翻身，已无疼痛感；查脉，尺脉紧消，症状消。

治疗急性腰扭伤的方法有很多，比如手背的腰痛点、人中穴、第二掌骨的全息、孔最穴至尺泽穴痛点、委中穴，等等，当下止痛可以，但是否能够如期平脉，不得而知。

《黄帝内经》对针灸疗效的判定不是以当下症状消失为依据，而以谷气至——令脉转平和为目标。

笔者经常发现，针刺后症状消失，但是脉没有变化的，此类患者多短时间内复发。

也有见到独动之脉，用尽所学也难以改变其独脉的；但凡脉改变了，转向平和的，症状一定会减轻。

但是也有患者，针灸后脉象随即平和，下次来诊之时又转入原来病态之脉。此类病人多是病程日久或将体质衰败之人，至今没有良策，似乎属于以药调之的范畴，或许尚未探及脉"动"的源头，路漫漫其修远兮——但愿有一天能在经典中找到答案。

一四、扁鹊阴阳脉法与刺标本脉动

[扁鹊阴阳脉法——三阴三阳脉]

脉，平旦曰太阳，日中曰阳明，晡时曰少阳，黄昏曰少阴，夜半曰太阴，鸡鸣曰厥阴，是三阴三阳时也。

少阳之脉，乍小乍大，乍长乍短，动摇六分。王十一月甲子夜半，正月、二月甲子王。

太阳之脉，洪大以长，其来浮于筋上，动摇九分。三月、四月甲子王。

阳明之脉，浮大以短，动摇三分。大前小后，状如蝌蚪，其至跳。五月、六月甲子王。

少阴之脉紧细，动摇六分。王五月甲子日中，七月、八月甲子王。

太阴之脉紧细以长，乘于筋上，动摇九分。九月、十月甲子王。

厥阴之脉，沉短以紧，动摇三分。十一月、十二月甲子王。

——《脉经》卷五

笔者在临床中习惯将《扁鹊阴阳脉法》与《伤寒论》互参，此二者，皆强调：病脉、病症、病时的概念，在用药和用针时，多可相互佐证互参。

三阴三阳为"六"，《黄帝内经》中关于标本的论述以"六"为论，故笔者常常自问《伤寒论》六经，标本脉六经，六皮部，三阴三阳脉合为"六"，这些只是巧合和相互引用吗？关于《伤寒论》六经和《黄帝内经》的六经是否同一，历来医家注解不一，在此不赘述。避免争议，只取《黄帝内经》中的六经：

手足同名经在《黄帝内经》中记载互治的多，如咳嗽为手太阴，治之以足太阴，曰脾肺同太阴，后世又曰脾为生痰之源，肺为贮痰之器；心急为手少阴，治之以足少阴，后世谓之水火既济；鼻出血，刺足太阳，不已刺手太阳；等等。

《卫气》《终始》《阴阳离合》等皆言"六经"。

笔者在使用标本脉动的时候，时常被"六"困惑，也许是某种愿望吧，总希望有与"六"相关的脉与之相应，遂反复比对三阴三阳脉和标本六经的应用。

如果除去《扁鹊阴阳脉法》关于时间及动几分为病的文字，则相应的三阴三阳脉如下：

——少阳之脉，乍小乍大，乍长乍短；

——太阳之脉，洪大以长，其来浮于筋上；

——阳明之脉，浮大以短，大前小后，状如蝌蚪，其至跳（动数有力）。

——少阴之脉紧细；

——太阴之脉紧细以长；

——厥阴之脉，沉短以紧。

三阴三阳脉，笔者临床应用体会（三指同取）：

三阳经之脉，皆当**浮**取可得，其每一部脉的脉动皆应动于本部脉菽位之上。

浮而实（沉取有力），是三阳之实证，宜**泻**之；

浮而虚（沉取无力），是三阳之虚证，宜**补**之。

临床见寸口脉洪大长为太阳经病，沉取有力知为太阳经实证，即寻手足太阳经的标本脉动气口之"动"处，取"动"而有力者泻之；浮长无力为虚，当补之。

同理于阳明经病：寸口脉浮短（兼**"动"**）有力泻之，浮短无力补之。

少阳经病：寸口脉乍大小，乍长短，有力泻之，无力补之。

三阴经之脉，当沉，即寸关尺三部皆低于本部脉的菽位。

沉而**有力**，取相应阴经"动"太过之处**泻**之；

沉而**无力**，取相应阴经"动"不足之处**补**之。

临床见寸口脉沉紧长而有力者，此为太阴经病，当取手足太阴经之气口验之，取其太过之处泻之；若寸口脉沉紧长而无力是为不足，取手足太阴经的不足之处补之可也。

同理，寸口脉沉紧细无力者补手足少阴的气口；有力者泻之。

寸口脉沉紧短，有力者泻手足厥阴经的气口；无力则补手足厥阴经的气口。

"阳"主动而散，则脉**大**，"阴"主静而收敛，则脉**紧**。故三阳经病脉大，

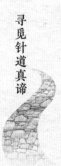

寻觅针道真谛

三阴经病脉紧，正是甄别阴阳的入手处。

简而言之：三阳为浮大，三阴为沉紧；任按有力泻之，不任按无力即补之。此是三阴三阳脉的精髓。

从恩师关于经络的考证得知：经络之初期，先以脉动之处命经之名，把相关联的脉动如线引珠般地串联，渐渐发展为后期的完善的经络体系，即是：先有脉动，再由多个脉动连线成经络。

初言足阳明，乃是特指跌阳脉动；手阳明即是合谷 - 阳溪的脉动点；足厥阴即是太冲；足少阴即是太溪。

如此推及衍化，手足阳明经，脾肺同太阴，心肾手足少阴经的循环等。

独取寸口脉，以定三阴三阳脉的病变，应该早于人迎气口脉，因此笔者一直在验证和体会，三阴三阳脉和人迎气口脉在临床取穴时是否吻合。

如：寸口脉（太渊脉动）之脉见浮长洪之时，为三阴三阳脉的太阳经病变，此时的人迎是否二倍于寸口？

如见寸口脉沉细紧之时，为少阴经病，此时的气口是否二倍于人迎？

寸口脉的有力无力，虚实补泻，与人迎气口脉的二阳一阴对应的补泻是否一致？

综合一例如下：寸口脉细紧无力，按三阴三阳脉法是少阴虚证，当补手足少阴经之神门或太溪之脉动不足之处，此时应当考虑人迎气口脉的吻合度——脉口二倍于人迎否？以及其阴阳升降取穴的问题，此二者是否能吻合？

人迎二倍于脉口，当刺神门引少阴之气上行，此时按三阴三阳脉是否恰好可以补神门穴？

脉口二倍于人迎，取太溪引阴下行，是否与三阴三阳脉吻合？

笔者至今还在临床验证中，二者相合时用针效果更精确。

[临床使用细节]

1. 寸口脉浮洪长为手足太阳经病。

查体：小肠经之腕骨、后溪、耳后、目外眦、阳谷、天窗；

查体：膀胱经之足踝外陷、委中、京骨、目内眦、枕后动脉、天柱穴。

根据寸口脉的虚实和以上诸脉的寒热、坚陷、动静，予以相应的补泻手法，刺后再诊寸口脉是否转为平和。

2. 寸口脉浮短，动甚（或如蝌蚪），为手足阳明经病。**"动"——阴阳相搏，阳胜为动；阴阳相阻，阴胜为结。**

查体：大肠经之合谷 - 阳溪、面动脉、鼻翼动脉；

查体：胃经之跌阳、人迎。

根据以上脉动的比较，是否上下相应，左右若一，取其"独动"之处，依据寸口脉的有力无力，补之泻之，补泻需要据寸口脉的虚实和"独动"之处的虚实决定。笔者以后者为准，但是临床大部分此二者的虚实吻合。亦有不吻合者，但最终以将刺"独动"处的虚实而定补泻。

3. 寸口脉乍大小，乍长短，此时少阳经病。

查体：三焦经之目外眦、耳后上动脉、阳池、和髎、中渚；

查体：胆经之耳前动脉、足临泣、外踝前凹陷、丘墟、听会等。

验其标本的坚凹、寒热、动静等，取"独"施以补泻。

4. 寸口脉沉细紧长，为太阴病。

查体：肺经之中府、天府、尺泽、太渊；

查体：脾经之冲门、太白、内踝上大隐静脉。

根据查体"独动"处的虚实，行补泻，灸刺（三阴之脉皆有紧意，勿忘灸之），刺后再次诊脉。

5. 寸口脉沉紧细乃少阴病，随其寸口脉的虚实在查体的过程中留意独弱、独大之处。

查体：心经之神门、极泉、背俞穴；

查体：肾经之太溪、舌下两静脉或刺血，或刺其静脉壁（注意舌针刺脉的应用）。

在针刺补泻之后，一定要再次诊脉，看是否脉平。

6. 寸口脉沉紧短乃厥阴经病，视其虚实。

查体：心包经之腋下三寸（极泉）、大陵穴、劳宫；

查体：肝经之太冲、足五里、足大指毛际。

视查体独动之处的寒热、虚实、动静予以补泻。刺后再诊寸口脉的变化。

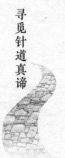

寻觅针道真谛

注意：在取脉口独"动"处刺之前，还需循经查寻结筋与结络——先解结，再刺气口，引气调之阴阳！

[临床使用原则]

用针者，必先察经络之实虚，切而循之，按而弹之，视其应动者，乃后取之而下之。六经调者，谓之不病……一经上实下虚而不通者，此必有横络盛加于大经，令之不通，视而泻之。此所谓解结也。 （《灵枢·刺节真邪》）

凡治病，必先去其血，乃去其所苦，伺其所欲，然后泻有余，补不足。

（《素问·血气形志》）

根据三阴三阳脉知病经之所在，先于标本之间取之横络刺血，此为解结。

是谓先解结，再调阴阳。解结之后，再"引"太过之脉动，至不足之处。

[临床调脉的体会及经验]

临床使用的过程中，先三指同取，以知整体的六经为病和五脏邪气。六经治病，治之以标本、起止、根结、脉口等。知整体脉质的变化，知五脏的邪气，以刺腹脉。

先调整体脉质，以五脏邪脉刺腹脉，三阴三阳脉六经之病刺标本；再调局部，如寸口脉的独大、独弱等，以阴阳经五输穴五行生克补泻平之寸口脉，或以气口九道脉调之脉道。

[临床医案]

案1.

患者男，43岁，腰痛，年底在家打扫卫生，搬床用力之后即发作，过年时没有治疗，本以为拖过正月可以自愈，不想加剧来诊。

诊其脉：滑动而数有力，查其人迎、趺阳，发现左趺阳脉滑动甚，以泻动脉之法刺之——针逆血流方向贯透双层脉管壁，再取下肢胃经循行的怒张浅静脉刺血，兼深层静脉压痛处刺血，一次痛去大半，次日巩固一次后愈。

案 2.

患者女,35 岁,自诉因部门组织业务学习,久坐突发腹痛,来时面色苍白,恶寒,小腹抽痛。患者否定怀孕可能,排除宫外孕。

诊脉:脉浮大而长,重取不任按。

查体:耳后、天窗压痛;膀胱经之京骨、睛明穴压痛。

取毫针补之,第一针刺睛明穴时,疼痛即渐消。余处也皆补之,天窗以针压筋膜手法,令之觉得温热,脉转缓和。嘱咐多穿衣服,勿食冷。告愈。

录此以谨记:针下寒热补泻的应用,笔者初期刺脉太多,对刺筋膜的"分刺"法不够重视,"寒温"补泻所用不多。**此案自省**:凡刺不是以医者的偏好善用而定,而是以疾病的需要而定。

案 3.

患者女,腰酸小腹痛,久坐或劳累后加剧。自诉原来喜欢逛街,现在不想。

其脉沉紧细无力,查其太溪穴皮肤明显冷,以麦粒灸灸之,自诉有热感传入小腹,再诊其脉平,嘱咐回家自行灸之。后因他病来诊,自诉灸后痛愈,偶尔受寒略痛,仍灸原处一两次可愈。

录此医案为笔者自省:艾灸的重要性。笔者初期只以刺脉法与三阴三阳脉相结合,却忘记了"寒"当灸之,"陷"亦当灸之。

此法笔者验证,三阴三阳脉法和标本脉手足同名经的吻合度较高,临床有大量有效医案,皆以三阴三阳脉结合灸刺标本脉口之法治愈。

一五、寸口脉全息刺法

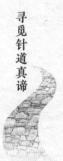
为何寸口可以全息全身?气口九道脉皆独取寸口?为什么不能独取趺阳、人迎、太溪全息于全身?

诊疗一体的古典针灸体系思维之下,针刺他处气口可以调平寸口脉。那么其他脉口不平之时,是否可以通过针刺太渊寸口的寸关尺,调浮中沉三部的平与不平,治疗周身其他脉口的不平?

[为何寸口脉动可以全息全身？]

脉有三部九候，各何主之？然：三部者，寸、关、尺也。九候者，浮、中、沉也。上部法天，主胸以上至头之有疾也；中部法人，主膈以下至脐之有疾也；下部法地，主脐以下至足之有疾也。 　　　　　　　　　　（《难经·十八难》）

诸积大法，脉来细而附骨者，乃积也。寸口，积在胸中；微出寸口，积在喉中。关上，积在脐傍；上关上，积在心下；微下关，积在少腹。尺中，积在气冲。脉出在左，积在左；脉出在右，积在右；脉两出，积在中央。各以其部处之。 　　　　　　　　　　（《金匮要略》卷中第十一）

以上皆是以太渊 - 经渠穴之脉动为全息，太渊穴与经渠穴之间，有络穴列缺，再看看《黄帝内经》对**络穴**的应用：

1. 引本经太过之气，去向与其相表里的经络，故有引阴阳之用。

2. 现代的丹道践行者祝华英道长于《黄帝内经揭秘》曰：络穴是本经五输穴阴阳升降的分界处，站立举手式，五输穴位于络穴之上者，是引本经之气上行。位于络穴下方之五输穴，引本经之气下行！如以胃为例，络穴丰隆，足三里在其上方，刺足三里是引足阳明胃经之气上行之用，冲阳、内庭于之下，故可以引胃气下行。

此说与《灵枢·小针解》"所谓五脏之气已绝于内者，脉口气内绝不至，反取其外之病处，与阳经之合，有留针以致阳气，阳气至则内重竭，重竭则死矣。其死也，无气以动，故静。所谓五脏之气已绝于外者，脉口气外绝不至，反取其四末之输，有留针以致其阴气，阴气至则阳气反入，入则逆，逆则死矣"完全吻合。五脏之阴气竭，阴不足，当引阴上行，反取阳经之合穴，引阳气至，故为误治当死也；反之，五脏之阴不足，取之四末络穴以下，阴气下行，故亦死。

寸口脉，其中夹有"络"穴，故阴阳互感，可以全息，其他脉口处都不具备此特殊性。

笔者临床遇到与此相似医案，一个患者，汉族人，在藏区高原反应，心衰病危，人迎小于气口，此为阳竭，经一医针灸之后，愈发严重，发现其取穴阴阳升降有误。故笔者取阳经络穴上方之五腧穴，阴经络穴下方之五腧穴。引阳上行，引阴下行，此人告愈。

3.《难经·一难》曰：十二经皆有动脉，独取寸口，以决五脏六腑死生吉凶之法，何谓也？然：寸口者，脉之大会，手太阴之脉动也。人一呼脉行三寸，一吸脉行三寸，呼吸定息，脉行六寸。人一日一夜，凡一万三千五百息，脉行五十度，周于身。漏水下百刻，营卫行阳二十五度，行阴亦二十五度，为一周也，故五十度复会于手太阴。寸口者，五脏六腑之所终始，故法取于寸口也。

如此说寸口脉动的特殊，因为此处具备升降之性，因为有升降之性，才有《难经·三难》所谓的"关之前者，阳之动也；关之后者，阴之动也"。

无升降之功，不足以论阴阳。阴阳本为一气周流，因出入升降才有阴阳之分。

再回归诊疗一体的古典针刺的思维，遍诊法中，以"动"为病，凡动皆有邪气所聚，故针之刺之，以令经平，脉和则愈。

再看后世一些特殊的诊断治疗方法，比如脊柱相关疾病的诊断和治疗，耳针的诊断和治疗，舌针的诊断和治疗，都是诊断点即是治疗点。作为气口的大汇，十二经之终，寸口脉是否符合诊疗一体的原则？

以寸口脉全息于全身脉口，先通过诊寸口，可以迅速得知十二经、奇经八脉的变化，再取十二经之气口，调寸口脉，调其寸关尺、浮中沉令平，以知其治疗是否有效。

十二经可以调整寸口之脉动，那么刺寸口脉亦当可以调十二经之平与不平。

刺寸口脉的体会：

1. 三指同取于9菽位，感受寸关尺的力度大小与浮沉，有太过或不及，直接取毫针依刺脉法于寸关尺局部"引"气，以令脉平。

2. 双手同取六部，寸关尺，左右逐一互比。虽然脉位、脉力、脉质各部不完全相同，但是左右出现明显差异之时，依"左右若一"之法补泻之。如右关明显无力虚空，左关明显弦急有力：则以补经隧手法刺右关脉动处；以刺脉法之泻法，刺左关部动脉（此左右寸关尺互比法，亦用于确诊十二经之太过不及，并于相应病经查体揣穴刺之）。

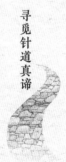

[临床医案]

案 1.

一女，30 余岁，产后咳嗽，哺乳期，只能针刺之，因为患者怕痛，只能以 0.12mm 的毫针调其气口，右寸口脉三部浮，寸脉低于尺脉。

诊脉：人迎大于脉口，按人迎脉口法，可以取太渊脉动升阴经之气，因为寸低于尺，针刺目标非常明确，取右寸口脉动刺之。

一令寸脉起，二令尺脉收藏。

取 0.12mm 毫针两支，一针顺血流方向入针，由经渠穴入针沿经隧刺向太渊；一针垂直经渠穴脉动刺入，贯透双侧脉管。

留针 30 分钟，咳嗽愈。病人初期描述说：有气感由前臂内侧走到胃脘，此时有咳嗽的冲动但是咳不出来；气感走动自然消失以后，便没有咳嗽的感觉了。

也许此案有争议，不足以证明，因为太渊本为肺经的原气所在，太渊、经渠穴本来就可以治疗咳嗽。

再看治疗一则踝关节痛案。

案 2.

一女，40 余岁，开素食馆。一天晚与朋友去她处聚餐，她与同行一个朋友很熟，谈及踝关节痛三年余，多方治疗不效，请我为之治疗。因为当时没有带针，只有唯一一支无意间遗落在口袋的毫针，也许是天意吧。如果当时针具齐全，也许就没有以后针刺太渊的经验了。

诊之寸口六部，只有寸部脉不足。

遂取寸口独处，和同侧人迎相互比较，人迎三倍于气口。

理当升阴，降阳，先补后泻，阴一阳二。但是只有一根针，无奈先补吧。只能取太渊，寸之低处，把针沿太渊外侧经隧刺入，不刺到血管内，刺入脉管下方之后，用针把寸脉撬动几次，当时也是本能地想，寸部脉道下潜，把它撬平吧（如图 10 所示）。

不想患者有明显瞑眩反应，和晕针决然不同。晕针——面色苍白，甚至休克，心里濒死感，恐惧等。瞑眩——如醉酒状，出细汗，头有点晕，无心慌胸闷现象。

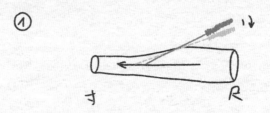

图 10　补寸部脉不足示意图

再看寸部脉明显好转，再让她活动，踝关节疼痛已经消失。

案 3.

肩痛不适来诊，患者落枕愈后，唯肩痛未见好转，且伴有头晕。诊其寸口六部，左寸口寸上脉搏动明显，即有脉动从太渊斜向掌心方明显搏动。因滑动有力，故泻之，毫针贯透双层脉管壁，针入之后活动肩膀，疼痛消，头昏愈。

案 4.

患者胃脘痛。右关独坚，取毫针垂直贯透之，胃痛愈。

临床此类医案很多，后期做了刺太渊脉调十二经脉动，和十二经调太渊脉的比较，所得出结论：寸口脉，作为气至大汇之处，可以调动十二经之脉动，但是仍然需要十二经的气口脉动协同，对气血充足者效果较好，且临床需要和人迎气口脉的阴阳升降协同使用，否则难免犯虚虚实实之过。

寸口全息应于全身刺之——其大无外，其小无内。

一六、寸口脉和三部九候全息之刺法

帝曰：何谓三部？岐伯曰：有下部，有中部，有上部，部各有三候，三候者，有天有地有人也，必指而导之，乃以为真。上部天，两额之动脉；上部地，两颊之动脉；上部人，耳前之动脉。中部天，手太阴也；中部地，手阳明也；中部人，手少阴也。下部天，足厥阴也；下部地，足少阴也；下部人，足太阴也。

故下部之天以候肝，地以候肾，人以候脾胃之气。

帝曰：中部之候奈何？岐伯曰：亦有天，亦有地，亦有人。天以候肺，地以候胸中之气，人以候心。

帝曰：上部以何候之？岐伯曰：亦有天，亦有地，亦有人，天以候头角之气，地以候口齿之气，人以候耳目之气。三部者，各有天，各有地，各有人。三而成天，三而成地，三而成人，三而三之，合则为九，九分为九野，九野为九藏。故神藏五，形藏四，合为九藏。五藏已败，其色必夭，夭必死矣。

帝曰：以候奈何？岐伯曰：必先度其形之肥瘦，以调其气之虚实，实则泻之，虚则补之。必先去其血脉而后调之，无问其病，以平为期。

————《素问·三部九候论》

治疗原则：先刺血，再调阴阳以平脉。先去其血脉而后调之，无问其病，以平为期。"无问其病"即不需要以病症作为治疗目标，亦不必以病痛的即时消失为目标，而是"以平为期"，以脉之平和为治疗目标。

恩师时常教导说：古典针灸某些诊疗体系已经非常成熟，古人已经做了反复的推敲和验证，吻合度极高，可以界定为——诊疗一体。有些还未来得及验证，或者可能因为传承不充分，导致后人无法准确地使用古人的诊疗思维，需要后人在临床过程中反复验证以还原古典针灸的诊疗体系，从分散的诊疗体系中，寻找出能够**诊 - 疗一体**——诊断指导治疗最直接的体系。

笔者于临床过程中，非常重视各种脉诊与针刺的吻合度。关于独取寸口脉的全息方法，从《黄帝内经》《难经》时期沿用至今，其正确性经过无数医家验证，即使有些医家有发挥，但"全息"的思维未曾改变——浮、中、沉对应"动"之深浅，寸、关、尺"动"与上中下三焦对应，以判断气血的升降出入。

取独"动"平之，诊脉"取独"，刺"独动"之脉，谷气至而"脉平"。简单公式为：**诊脉—刺脉—平脉**，即取独—刺独—无独。

因此笔者在临床过程中，注重以独取寸口之法与人迎气口脉、标本脉，以及全身遍诊法的气口比对，也相互综合使用。

对于寸口脉和三部九候的对应，初步设想对应如下：

——寸 - 天：上部天颞浅动脉，中部天太渊，下部天太冲；

——关 - 人：上部人耳前动脉，中部人神门，下部人跌阳；

——尺 - 地：上部地面动脉，中部地合谷，下部地太溪。

如寸部脉不足，在三部九候中的天部寻得不足之脉动，有则补之，再观察寸部的不足是否有改善，症状是否减轻。

若关部脉实，在三部九候相应的人部寻得，脉动坚之象，有则泻之，再查寸口脉的关部是否有平息，观察临床症状的改变。这是笔者在临床的常用方法。多个诊断体系的相互佐证指导治疗，寻找诊断和治疗吻合最高的诊 - 疗自洽体系。

关于寸口脉和三部九候的初步设想，通过临床验证很快发现吻合度不高，因此困惑很长一段时间。

通过反复临床，至目前成稿为止，笔者临床体会以下诊疗对应关系，吻合度相对于前者较高。

［寸口脉与三部九候脉细则］

—上部天，两额之动脉（颞浅动脉上行至头角的分支，在太阳穴上方 1~2 寸可以触及）；

—上部人，耳前之动脉（耳门前上方可触及）；

—上部地，两颊之动脉（面动脉，咬肌止点前缘，可触及）。

~~ 中部天，手太阴也（太渊）；

~~ 中部人，手少阴也（神门）；

~~ 中部地，手阳明也（合谷 - 阳溪）。

== 下部天，足厥阴也（太冲）；

== 下部人，足太阴也（跌阳）；

== 下部地，足少阴也（太溪）。

其中对候厥阴之气的部位有分歧，箕门穴、太冲穴、足五里穴都有脉动，笔者临床三处皆诊，但是以太冲为主。

独取寸口脉之寸、关、尺三部，按《黄帝内经》全息对应于三部九候，得出如下结论：寸对应上部；关对应中部；尺对应下部。

寸口脉的浮、中、沉三部，亦与天、人、地相应：

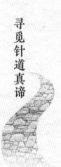

上部的天、人、地：应于寸部的浮（天）中（人）沉（地）；

中部的天、人、地：应于关部的浮（天）中（人）沉（地）；

尺部的天、人、地：应于尺部的浮（天）中（人）沉（地）。

细化如下：

寸之浮部——两额之动脉；寸之中部——耳前之动脉；寸之沉部——面动脉。

关之浮部——太渊；关之中部——神门；关之沉部——合谷 - 阳溪。

尺之浮部——太冲；尺之中部——趺阳；尺之沉部——太溪。

笔者关于三部九候，天地人脉的理解：

天部脉应"浮"，应气机之"出"；

地部脉应"沉"，应气机之"入"；

人部脉主居中应"冲和"，令阴阳相吸，"出入"相交（人部脉正如"脾"居于"心肺"和"肝肾"之间，令沉浮冲和）。

如**关**脉**浮**滑有力，多是**中**部之天脉（太渊）升散太过，当泻之。

如尺脉浮散而无底，多是下部地脉（太溪）收敛不及，或下部人脉（趺阳）失于冲和。余皆仿此分析病机。

治疗仍需根据上下相应、左右若一的原则取"独动"，随其虚实，予以补泻。

［临床"诊 - 疗"细分］

如寸部浮不足（沉取也无力），取之颞浅动脉不足处补之（笔者临床发现，刺补人迎动脉，亦可快速补寸部脉的不足）；

寸部浮有力，取颞浅动脉泻之；

寸部脉沉实有力，取之面动脉泻之；

寸部脉居中动甚，则泻之耳前动脉；不足则补之。

寸部心肺之气，以浮为主，故当以浮部 > 沉部为常态。

若关脉大于常态，沉部（地）更有力而鼓，按之"形"太过，多是三部九候之中部神门脉动（地）有"异动"；根据左右神门脉比较，确定寸口脉"动"，同侧的神门补泻，临床效果确切。

若尺高于本位（大于常态），浮部（天）更有力而鼓，按之力太过，多是太冲脉动（天）有"异动"；根据左右太冲脉比较，确定寸口脉"动"，同侧的太冲补泻，临床效果确切。余皆仿此。

［临床"诊‑疗"一体］

寸部脉与三部九候之**上部**相应，凡寸部脉"动"，即取上部：颞浅动脉、耳前动脉、面动脉，上下（相应）左右（若一）比较，取之独"动"处刺之，依据所刺处脉动虚实，应用刺脉补泻手法。

若见尺脉"动"，当于三部九候的下部，太冲（天）、跌阳（人）、太溪（地），上下（相应）左右（若一）比较，取之独"动"处刺之，依据所刺处脉动虚实，应用刺脉补泻手法。

［临床体会及医案］

1. 凡不符合本位之常脉者（关于常脉可参《难经》《脉经》。本书"平人脉"篇亦有引录，在此不赘述），不论沉浮虚实，皆称之为"动"，异于常态即为"动"。

2. 凡任按、坚、动、有力、暴出者为实；不任按、陷下、无力、欲绝者为虚。

3. 寸口脉"动"于右，则刺右侧；寸口脉"动"于左，则刺左侧。依据所刺之处的动脉左右对比，知其虚实，以定将刺脉动的补泻。

案 1.

女，37 岁，产后三月余，哺乳期，突发右侧肝区至右背部和胃脘胀满来诊。

诊其脉，六脉皆不足，尤其**左**尺沉弱无力明显。根据脉象当刺下部地脉太溪。

查其：左右太溪，左太溪＜右太溪。刺动脉法，**补左太溪**的经隧，针入瞬间，自述右侧肝区有一个气泡在右胁下滚动，留针半小时，出针症消。

案 2.

一女，小腹隐痛伴有双下肢乏力半月余，西医排除妇科炎症。

诊其右侧寸口脉沉实有力，依据脉当泻上部地脉。

查体：左面动脉＞右面动脉（此人将刺脉动之虚实，与寸口相反，曾治疗一个骨折后疼痛不愈的患者亦如此），故补泻依据左右若一而定，泻左侧面动脉，补右侧面动脉。针之后，右寸口脉沉实平复，患者告知小腹隐痛消失。

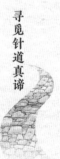

录此案以明示：在寸口脉的虚实，和将刺之脉动的左右虚实不一致时，依据左右若一的原则，两侧同取，补不足，损有余。

临床还需进一步总结寸口脉的虚实，与查体左右脉动虚实不吻合的原因，临床至今遇到多例。

笔者临床使用时，多与募刺法相结合，即刺腹脉引气。

一七、左右脉口与任督全息

韦刃先生的临床针灸经验：左寸口脉主血，为任脉；右寸口脉主气，应督脉。寸、关、尺三部，分别对应上、中、下三部。

若左关郁动，左为任脉，关为任脉的中段，故取任脉中段的穴位刺之；若右尺郁动，右为督脉，尺为督脉的下段，故取督脉的下部穴位刺之。

诸积大法，脉来细而附骨者，乃积也。寸口，积在胸中；微出寸口，积在喉中。关上，积在脐傍；上关上，积在心下；微下关，积在少腹。尺中，积在气冲。脉出在左，积在左；脉出在右，积在右；脉两出，积在中央。各以其部处之。　　　　　　　　　　　　　　　　　　（《金匮要略》卷中第十一）

笔者临床体会如下：

"脉两出，积在中央"——两侧同部脉位出现相同的沉细附骨脉时，积在中，"中"即是任冲脉，或者督脉（任督冲居中）。如：双寸细附骨，积在任脉的上段；双尺细附骨，积在任脉的下段；双关细附骨，积在任脉冲脉中部。

推而外之，内而不外，有心腹积也；推而内之，外而不内，身有热也。

（《素问·脉要精微》）

脉外移为腑病（阳），内移为脏病（阴）。

脉内移为阴，外移为阳（气口九道脉）；

腾为阴，潜为阳（详见本书"气口九道脉"篇）；

浮为阳，沉为阴（《难经》）；

督脉病，浮空紧，脉不鼓；任冲病，沉牢，脉鼓。

进一步推理，双侧寸口脉的相同部位，出现相同的沉浮、凹凸、内外移行时，在任督冲此正中三脉。同时结合鼓与不鼓，定任冲或督脉。

如双关皆沉，附骨而鼓，当是积在任冲中段；皆浮而鼓，亦病在任冲；若不鼓，则病在督脉。单侧出现附骨脉，则于同侧寻"动"或"结"刺之。如左关独郁动而鼓在腹左侧有积。

若双尺皆浮而鼓，积在任冲的下段。

同理于内外移行一致时，亦当考虑病在"中"。

其中沉浮的判断，必须与各脏腑的本位脉合参：如左关肝脉动于 10 菽之上为浮，动于 12 菽之下为沉；右关脾脉动于 7 菽之上为浮，动于 9 菽之下为沉。余皆仿此，各部的沉浮必须和本位的菽分脉进行比较。

鼓与不鼓，对任、冲、督脉的病位甄别非常重要。鼓，为邪气实，鼓脉有力任按而躁动，如《金匮要略》脉细沉而附骨不绝者，为积。

鼓脉：不论脉之强弱，从皮毛，一丝丝渐渐按至骨面，其间脉动感皆于指目正下方有明显力感（指下无落空感）。

不鼓脉：不论脉之强弱，从皮毛，一丝丝渐按至骨的过程，会在某一个层次出现，指目正下方没有力感，其应力在指目两侧，左右弹手（<u>压断之后，脉来之方向有冲击感，不在此类</u>）。

[临床医案]

案 1.

女，38 岁，自诉时有小腹痛，每天凌晨 3~4 点腰酸汗出，白天工作时腰痛。

查体：双尺沉细不鼓，当取其督脉。令患者俯卧，细查于 L5~S1 之间有明显压痛，取 0.6mm×60mm 的圆利针刺入，针感传至小腹和臀部，不留针，令其仰躺，对比两侧太溪脉，左太溪动明显，取 0.25mm×25mm 的毫针，左手压持动脉令其不能移动，右手持针，贯穿双侧脉管壁，留针 30 分钟。脉转缓和，尺脉沉好转，出针活动腰部，按压小腹其痛若失，后于例假期间轻微发作一次，即时针后即愈。

案 2.

女，53 岁，双侧膝关节痛。触诊两侧股四头肌腱有明显压痛点，自述

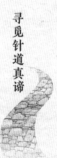

受凉之后发作，自己在家以艾条灸之略有好转。

脉诊：双侧尺脉沉而不鼓，取督脉下段寻一个结节点，针刺之，针感传至胃，而膝关节痛愈。

案3.

女，49岁，头昏，前额痛，肩颈痛。其脉：双尺脉沉细不鼓。取督脉下段刺之，取圆利针磨骨令骨温，一次愈。

案4.

女，60岁，腰痛，尾椎痛，凌晨加剧。诊其脉双尺浮动而动鼓。寻肚脐正下方深层结节，针刺入，针感传至腰，翌日症皆消。

一八、气口天人合一

天人合一，仁者见仁，智者见智。下面的感悟只是笔者源于临床用针药调整冲脉——气口的粗浅体会。

一气周流，如环无端，行于十二经之气口，奇经八脉是气之大海、湖泊，以储气之所。

脉为气血之先见，气血互根，合而为一，一脉承之。

针刺之要，"必一其神，令志在针"（《灵枢·终始》），《黄帝内经》之守神，最后也落在一个"心"字上。

所谓脉动，其终究也是因为"心力""心神""炁"，引导气血循行于每一个脏腑——心肝脾肺肾，每一个层次——皮毛血肉筋骨。循行之后，必存有所过之处的信息，像一种记忆，藏于气血当中，于全身气口一一体现，如太渊寸口之寸关尺，十二经之原穴脉动处，等等。

气口亦不单纯是气血显示的窗口，也是身体异常能量、异常信息向外辐射的气道。同时再吸收天地之气息，以养生息，调整体内紊乱的气血运行态势。故经曰"阳受气于四末"（《灵枢·终始》）。

气口于人身体而言，最重要的莫过于此。故其变化，代表着天人之间的物质、能量、信息的交换发生某种变化。因此脉口，既是诊断之处，又是最佳治疗之处。

如上焦的能量太过，则三部九候之上部脉动甚，寸口脉之寸部脉洪滑浮动，此时即可视为人体上部脉口与太渊之寸部帮助身体向外排放过多郁滞的能量和信息以自救，故此时可以用针贯刺此寸部洪长滑数之处，以加速多余能量的疏泻，刺周身动脉去邪平脉之原理盖因如此。

如不足之处，针补脉虚，引天地之气入内以补之。

故可知，脉动之处，既是疾病的体现之处，也是人体紊乱信息的排泄之处，亦是人体之脉息和频率与天地交换、共振同化之处。

脉得浮紧之象，是人体欲将寒气排出体外，如伤寒脉浮紧，此是正气抗邪驱寒外出，同时也欲得天地"弛缓"之热性能量以自救。此即是病脉能够自愈到"脉和"的主要原因，人体的自愈机制，离不开天地人三者之间的能量交换。

脉太过，欲将体内之太过的能量泻于外——出；脉不及，欲吸收天地之能量于内——入。此二者，必是时时刻刻同步进行。

此时人体阴阳未败，尚未现决绝之象。故脉症相合者易治，此时身体尚可与天地交换，自愈力还在；若脉症不合，此为不被天地所养，故难治愈。

出入废，则神机化灭；升降息，则气立孤危。　　（《素问·六微旨大论》）

若能如此看待经络等同动静脉的功能，那么对动静脉的偏见可能会小一些。

一九、人迎脉口脉法刺法

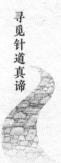

1. 人迎、气口的定位？

2. 比较力度，还是宽度？

3. 何谓脉躁？

4. 俱盛怎么解？

5.《黄帝外经》的经络顺逆运行；

6. 阴阳升降与补泻的问题；

7. 人迎脉口诊疗体系的构建背景。

凡刺之道，毕于终始，明知终始，五脏为纪，阴阳定矣。阴者主脏，阳者主腑，阳受气于四末，阴受气于五脏。故泻者迎之，补者随之，知迎知随，气可令和。和气之方，必通阴阳，五脏为阴，六腑为阳，传之后世，以血为盟，敬之者昌，慢之者亡，无道行私，必得天殃。谨奉天道，请言终始。终始者，经脉为纪，持其脉口人迎，以知阴阳有余不足，平与不平，天道毕矣。

（《灵枢·终始》）

思考：①为什么言"以经脉为纲纪"？经者，脉之不可见，诊于脉动之处，才能知经之平与不平。故言经，不言络。②脉口和寸口的区别？凡脉动处皆可称之为脉口，寸口是特指手太阴肺经太渊经渠穴之脉动。

所谓平人者不病，不病者，脉口人迎应四时也，上下相应而俱往来也，六经之脉不结动也，本末寒温之相守司也。形肉血气必相称也，是谓平人。少气者，脉口人迎俱少，而不称尺寸也。如是者，则阴阳俱不足，补阳则阴竭，泻阴则阳脱。如是者，可将以甘药，不可饮以至剂。如此者，弗灸，不已者，因而泻之，则五脏气坏矣。

（《灵枢·终始》）

注：① 六经：手足同名经为大循环，如脾肺同太阴，胃肠同阳明。

② 脉不结动：手足同名经的标本根结没有结络，没有异常搏动，没有独动。

③ 本末之寒温：标本根结部的温度没有差异，热则泻之，寒则灸之。

人迎一盛，病在足少阳，一盛而躁，病在手少阳。人迎二盛，病在足太阳，二盛而躁，病在手太阳，人迎三盛，病在足阳明，三盛而躁，病在手阳明。人迎四盛，且大且数，名曰溢阳，溢阳为外格。

脉口一盛，病在足厥阴；厥阴一盛而躁，在手心主。脉口二盛，病在足少阴；二盛而躁，在手少阴。脉口三盛，病在足太阴；三盛而躁，在手太阴。脉口四盛，且大且数者，名曰溢阴。溢阴为内关，内关不通，死不治。

人迎与太阴脉口俱盛四倍以上，名曰关格。关格者，与之短期。

人迎一盛，泻足少阳而补足厥阴，二泻一补，日一取之，必切而验之，疏取之，上气和乃止。人迎二盛，泻足太阳补足少阴，二泻一补，二日一取之，必切而验之，疏取之，上气和乃止。人迎三盛，泻足阳明而补足太阴，二泻一补，日二取之，必切而验之，疏取之，上气和乃止。

脉口一盛，泻足厥阴而补足少阳，二补一泻，日一取之，必切而验之，疏而取，上气和乃止。脉口二盛，泻足少阴而补足太阳，二补一泻，二日一取之，必切而验之，疏取之，上气和乃止。脉口三盛，泻足太阴而补足阳明，二补一泻，日二取之，必切而验之，疏而取之，上气和乃止。所以日二取之者，太阳主胃，大富于谷气，故可日二取之也。

人迎与脉口俱盛三倍以上，命曰阴阳俱溢，如是者不开，则血脉闭塞，气无所行，流淫于中，五脏内伤。如此者，因而灸之，则变易而为他病矣。凡刺之道，气调而止，补阴泻阳，音气益彰，耳目聪明。反此者，血气不行。所谓气至而有效者，泻则益虚，虚者，脉大如其故而不坚也；坚如其故者，适虽言故，病未去也。补则益实，实者，脉大如其故而益坚也；夫如其故而不坚者，适虽言快，病未去也。故补则实、泻则虚，痛虽不随针减，病必衰去。必先通十二经脉之所生病，而后可得传于终始矣。故阴阳不相移，虚实不相倾，取之其经。

凡刺之属，三刺至谷气，邪僻妄合，阴阳易居，逆顺相反，沉浮异处，四时不得，稽留淫泆须针而去。故一刺则阳邪出，再刺则阴邪出，三刺则谷气至，谷气至而止。所谓谷气至者，已补而实，已泻而虚，故以知谷气至也。邪气独去者，阴与阳未能调而病知愈也。

阴盛而阳虚，先补其阳，后泻其阴而和之。阴虚而阳盛，先补其阴，后泻其阳而和之。

三脉动于足大趾之间，必审其实虚，虚而泻之，是谓重虚。重虚病益甚。凡刺此者，以指按之，脉动而实且疾者疾泻之，虚而徐者则补之。反此者，病益甚。其动也，阳明在上，厥阴在中，少阴在下。

补须一方实，深取之，稀按其痏，以极出其邪气。一方虚，浅刺之，以养其脉，疾按其痏，无使邪气得入。邪气来也紧而疾，谷气来也徐而和。脉实者深刺之，以泄其气；脉虚者，浅刺之，使精气无得出，以养其脉，独出其邪气。

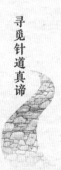

刺热厥者，留针反为寒；刺寒厥者，留针反为热。刺热厥者，二阴一阳；刺寒厥者，二阳一阴。所谓二阴者，二刺阴也；一阳者，一刺阳也。

久病者，邪气入深。刺此病者，深内而久留之，间日而复刺之，必先调其左右，去其血脉，刺道毕矣。

凡刺之法，必察其形气。形肉未脱，少气而脉又躁，躁厥者，必为缪刺之，散气可收，聚气可布。

深居静处，占神往来，闭户塞牖，魂魄不散，专意一神，精气之分，毋闻人声，以收其精，必一其神，令志在针。气至浅而留之，微而浮之，以移其神，气至乃休。

男内女外，坚拒勿出，谨守勿内，是谓得气。

凡刺之禁：新内勿刺，新刺勿内；已醉勿刺，已刺勿醉；新怒勿刺，已刺勿怒；新劳勿刺，已刺勿劳；已饱勿刺，已刺勿饱；已饥勿刺，已刺勿饥；已渴勿刺，已刺勿渴；大惊大恐，必定其气乃刺之。乘车来者，卧而休之，如食顷乃刺之。出行来者，坐而休之，如行十里顷乃刺之。凡此十二禁者，其脉乱气散，逆其营卫，经气不次，因而刺之，则阳病入于阴，阴病出为阳，则邪气复生。粗工勿察，是谓伐身，形体淫泆，乃消脑髓，津液不化，脱其五味，是谓失气也。

——《灵枢·终始》

《灵枢·终始》篇把诊断阴阳的脉法，预后的脉法验证，针刺的禁忌，补泻先后，取穴多少，针刺的深浅，谷气至和脉的变化，针刺的频率，疗程等一一详述。

《灵枢·终始》篇人迎气口脉法，是笔者临床应用时间最长的脉法。授业恩师方中先生，一生研习《黄帝内经》《难经》五输穴的生克补泻平脉法。师父曾说一本《灵枢》他最想明白的就是此篇，但已耄耋之年，脑力不够。故初入门时，先生给我的任务就是研读此篇。因此对于人迎脉口，有着绕不过去的情结和羁绊。独自研习经典，通过临床案例回归经典。镜花水月，迷茫无助之时，遇到解惑传道的恩师黄龙祥先生，在恩师的引导下，才渐有柳暗花明之感，渐入古典针灸脉刺之门，至今，仍在通过临床应用反复探索。

[比较大小的是力度还是宽度？]

"上下相应"是不是上下相等？是宽度相等，还是力度相等？如：

1.《灵枢·五色》：脉之浮沉及人迎与寸口小大等者，病难已。

2.《灵枢·禁服》：黄帝曰：寸口主中，人迎主外，两者相应，俱往俱来，若引绳大小齐等。春夏人迎微大，秋冬寸口微大，如是者曰平人。

3. 平人一呼脉行三寸，一吸脉行三寸，呼吸定息行六寸。

流体力：速度与力度成正比，故知人迎气口脉应比较力度。按物理力学原理推论：同牵拉一根绳的两端，有往来的平衡力情况下，力一定是相等的，而绳的粗细可以不等。

可以推论，所谓平人脉是"力度"相等。正如《灵枢·禁服》所说："寸口主中，人迎主外，两者相应，俱往俱来，若引绳大小齐等。"

而《灵枢·五色》所说"脉之浮沉及人迎与寸口小大等者"，此处之小大相等是指的粗细相等。人迎、太渊脉"粗细"相等病难已。

"上下相应"又有变化一致之意，如上部人迎变大，下部太渊也应当变大，如正常人在剧烈运动之后，人迎、寸口一定是同时变大的，此时应该称之为相应，不能以"病"脉论治。

如果一个变大，一个减小或不变，都称之为不能相应，此时一定是病态。亦正如标本脉法，本末脉"动"之变化、寒温之变化应当一致，变化一致，即可称之为"相应"。

上下相应，若引绳大小齐等，此处"大小"可解为：变化"大小"，同时变大，或同时变小。

脉如引绳，又暗藏"平直"之意。有古典医案载，某病灸背俞穴，**令脉平直若引绳**而愈。平直，在气口九道脉中很有临床诊断意义。

[脉"躁"解]

《伤寒论》第 4 条："伤寒一日，太阳受之，脉若静者，为不传；颇欲吐，若躁烦，脉数急者，为传也。"

脉得胃气则静，邪气来时则脉躁急。"躁"和"静"的区别在于胃气的充实与否。

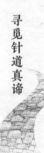

躁脉，不一定是数脉，其脉多有刺手、蜇手感。初期体会躁脉时，很难体会其躁动的感觉，常与浮数、弦滑、急紧等脉混淆。

脉"躁"之时有紧意，有弦感，但是没有紧脉力持久，来时仓促弹及指下，瞬息即逝；也如弦，但是没有弦脉端长，很短，感觉如麦芒刺手。

曾经为了找出两个方法训练和体会"躁"相似的触感：

1. 用旋转如麻花并绷紧的皮筋弹及指腹。

具体操作如下：旋转皮筋如麻花状，拉开绷紧之后，固定两端，然左手拨动皮筋，弹击右指腹，弹及指腹的接触面越小越接近（笔者个人右手无名指对躁最敏感，中指次之），也试过很多其他类似的弹性物体。

2. 用麦芒快速弹刮指目的感觉也非常相近，但总是缺少神韵。

3. 最终我得此脉感，是无意中在家中地上发现一只黑色甲虫，我怕不小心踩死它，于是想捉住它放到屋外，手指轻轻捏住它的时候，它在用力挣扎逃脱，甲虫的腿刮到手指腹的瞬间，忽然感觉到，原来"躁"之神韵，就是如此感觉：躲闪、挣扎、逃避、恐惧、敌意。故笔者体会，躁与静是对脉人格化的描述。脉有景象描述，如病蚕，如长竿，如虾游，如屋漏，如春风拂柳，等等。然而"躁""静"更多描写的是脉的性格，长期感受多能有所体悟！

["俱盛"解]

如果只是人迎和寸口比较，怎么解释俱盛的问题，当是如下情况才能成立：

1. 人迎与常态比较，寸口与其常态比较，才能出现俱四盛。

切其脉口，滑小紧以沉者，病益甚，在中；人迎气大紧以浮者，其病益甚，在外。 （《灵枢·五色》）

人迎脉，浮大滑动为盛；寸口脉，沉紧小实为盛。 （《廖平医书合集》）

故知，人迎根据浮滑动大的感受是其几盛的程度；脉口，沉小紧实程度为盛，可有各自俱盛。吾真正明白俱四盛的手感，是守在一个将去世亲人的身边40余天，直至他去世，每天感受其人迎、寸口的变化。阴阳决绝之际，人迎脉日见浮滑刚动有力，寸口脉日见细弱而微，确是人迎寸口俱四盛的关格脉。

人迎脉，以洪大为盛，以劲动为盛，以浮为盛。

寸口脉，以细小，紧实，沉为盛。

而常态就是胃气冲和，脉缓静之态。故胃气来复与否即是治疗有效与否的关键。

或者说：人迎越洪滑动浮大，则阳经之邪气越强；寸口越沉实紧细，则阴经之邪气越强。寸口脉的常态，可以根据《难经》的菽位脉推理可得。人迎之常态，长期观察验之。

人迎、寸口与各自的常态比较，而知其几盛。俱盛之时，人迎日渐洪滑动大，寸口越发细小沉伏，此时便是上下不能相应，阴阳不能共荣，冲气不能为之和，故为病。

经过笔者长期观察，人迎与常态比较，寸口与其常态比较，以此作为"俱盛"之解，符合临床。

2. 人迎是两侧人迎左右互比，若有粗细大小的不均衡称之为人迎几盛；同理，双侧寸口左右互比，如有宽度之差异，也称之为脉口几盛。

《脉经》曰："左手脉大，右手脉小，上病在左胁，下病在左足；右手脉大，左手脉小，上病在右胁，下病在右足。"故比较左右大小，则知病邪所在。

人迎以左为主导，取左右人迎的浮部相比；

脉口以右为主导，取左右脉口的沉部相比；

人迎以浮部宽大为盛，脉口以沉部小紧为盛。

至此才确立和明白"上下相应，左右若一"的遍诊法精髓。既然人迎、太渊是相应左右互比，推及全身所有脉口，都应该左右互比，十二经之原穴，三部九候的相应左右脉动处，等等，比较其沉浮、虚实、寒热、大小、粗细等。

3. 法国古典针灸的践行者——仁表先生，于《古典针灸入门》一书中写到：左右人迎和右太渊比较。推理如下：

左人迎大于右太渊，称之为人迎几盛；右太渊大于右人迎，称之为脉口几盛。

人迎寸口俱盛时即如下：左人迎大于右太渊，同时右太渊大于右人迎。如先补后泻配穴，其升降和"气口九道脉"奇经八脉的配穴恰好一致。

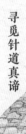

4. 人迎和冲门相比，太渊 - 经渠和合谷 - 阳溪相比，此时可以出现俱盛。

【本书合谷 - 阳溪特指，合谷至阳溪之间脉动最清晰处。同理于太渊 - 经渠。】

为什么取冲门，人迎在上为阳，胃经为阳，故人迎候一身之阳气。冲门在下为阴，脾经为阴，故冲门主一身之阴气。

人之气街有四：头面、胸、腹、胫前。人迎，乃是胸中气街，迎面而去之处；冲门，也是腹中气街去向胫前之门。

为什么取阳溪脉动处，太渊和阳溪一源两歧。肺和大肠一阴一阳互为表里。

5. 左人迎动脉名为人迎，右太渊动脉名为脉口。俱盛或倍，同侧上人迎、下太渊相比。

左人迎大于左太渊，即人迎几盛；右太渊大于右人迎，即脉口几盛。此时可以解释俱盛。

治法：左右各按上下比较，引阴阳升降的原则左右分治。如左人迎小于左太渊，右侧的人迎反大于太渊。治则：引左侧的阳经上升，左侧的阴经下降；引右侧的阴经上升，右侧的阳经下降，各行其道。左右各自根据阴阳升降治之，临床经常出现这样的脉象，左右两侧的人迎太渊比对结果相反。

6. 左关前一分为人迎，右关前一分为气口，此出于《脉经》，后世的《三因极一》中善用之，细述如下：

先比较，左右寸口的大小，左大为人迎盛，右大为气口盛。

当人迎盛时，左手寸部与左手关前分比较，寸低于关前一分为人迎一盛；寸与关前一分相平，为人迎二盛，寸大于关前一分，人迎三盛；

当脉口盛时，右寸脉与右关前一分比较，右寸低于右关前一分，为脉口一盛；右寸与右关前一分相平，为脉口二盛；右寸大于右关前一分时，为脉口三盛。

俱四盛，则俱大于常态，且寸部明显大于关前一分。

关于人迎脉口的定位，笔者至今仍在不停地探索。

有以跃阳脉为气口；有以左寸口为人迎，右尺部为气口；有以左阳溪为人迎，右太渊为气口。

[临床"盛""倍"的应用]

1. 左右人迎宽度互比（人迎，以浮宽为盛），左右太渊宽度互比（太渊寸口，以细实为盛），为确立几"盛"。（此时应读 chéng，从皿，成声。盛，黍稷在器中以祀者也。《说文》："天子亲耕以共粢盛。"《榖梁传·桓公十四年》注："黍稷曰粢，在器曰盛。"又如：粢盛器皿，如杯、碗之类。旨酒一盛兮。《左传·哀公十三年》注："一器也。"）

2. 同侧上人迎、下太渊力度互比，以此为"倍"。

3. 同侧上人迎、下冲门互比。

4. 同侧趺阳、太溪互比，以及左右互比。

3、4 的比较是在为 1、2 做临床验证。

以上方法协同使用，临床观察各自的吻合度。其中以同侧人迎、太渊的比较与人迎、冲门的比较吻合度高。

临床如何比较：

"盛"字比较：左右宽度互比较为简单，在相同位置比较即可。脉管与各自最宽处比较，临床经常发现人迎、太渊的左右粗细不一，可按脉刺之法，粗坚者泻之，细下陷者补之。根据"盛"之数，合于"躁"否，定病经以及先补后泻。

正常左右相同部位的脉管粗细应当一致。

如右粗 1，左粗 2，有明显差异，称之为左两盛；

明显不及以上差异者，可以定为一盛；

明显大于以上差异者，可以定为三盛。

笔者临床遇到过一例人迎四盛以上的病人，此人左人迎几乎摸不到动感，右人迎洪大有力，从皮肤外，即可看到人迎脉的搏动。

一例太渊四盛，肺癌、糖尿病患者，右太渊滑动，左太渊细微欲绝。这种病例临床遇到之后一生难忘。

"倍"上下同侧，人迎、寸口"力度"比较的技巧：

先寸关尺三部取力之独大处定位，与同侧人迎对应部位比较。

最大力点的手感定位方法：从浮到沉的过程中若是鼓脉（脉实有力至骨不中断，力感持续在指目下方）。但会出现脉管在指下发生形变，形变则导

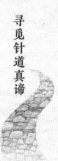

致作用于指腹的受力面即发生改变。原来脉管是凸出的曲面，形变后趋向于平面，曲面力感集中，平面力感分散，在力将分散却未分散处，力感最清晰，即为最大力点处。笔者个人中指力感，比较清晰。

如是不鼓脉（指目在从浮至沉、丝丝下压的过程有一个层次出现指目正下方无力感，指腹两侧有左右弹手的感觉）之脉，在指目正下方力将断未断时，力最大。

祝华英道长之经验：喉结为人迎之关部，其上为寸，下为尺，女性也以甲状软骨上切迹为人迎寸关的分界点。

技巧一：

一倍：能感觉到人迎与寸口力感有区别；

三倍：人迎与寸口力度相差很大，明显有力感差异，指感一个明显力感大于常态浮滑刚动，一个明显细微弱；

二倍：介于一盛与二盛之间。

技巧二：

寸口脉，寸关尺三部，取最大力感处，和人迎对应处，于浮中沉三部分别比较。如，寸口脉，关部力量最大，故寸口关部与人迎关部的浮中沉分别比较其力度：

浮部互比，人迎浮部力度明显大于寸口浮部；

中部互比，人迎中部力度明显大于寸口中部；

沉部互比，人迎沉部力度明显大于寸口沉部。

——此为人迎三倍无疑。

若其中，中取力度大概相等无明显差异，即为人迎两倍于寸口，同理，其中有两层无明显力感差异，则为人迎一倍于寸口，太渊大于人迎之倍数也相同方法比之。

关于补泻总则，先补后泻，二阳一阴：

人迎一盛（躁，倍），足（手）少阳实证，泻足（手）少阳补足（手）厥阴；

人迎二盛（躁，倍），足（手）太阳实证，泻足（手）太阳补足少阴；

人迎三盛（躁，倍），足（手）阳明实证，泻足（手）阳明补足太阴；

寸口一盛（躁，倍），足（手）厥阴实证，泻足（手）厥阴补足少阳；

寸口二盛（躁，倍），足（手）少阴实证，泻足（手）少阴补足太阳；

寸口三盛（躁，倍），足（手）太阴实证，泻足（手）太阴补足阳明。

阴阳相引的补泻原则：

1. 凡六经手足大循环标本根结，近本穴和根部都是引气下行，标部穴引气上行。

2. 五输穴，络穴以上为引气上行，络穴以下为引气下行。采取站立举手式，手足同，如足三里在络穴之上方，举手式看合谷也是在大肠经络穴之上，可知足三里、合谷皆是引阳明经气上行，用于寸口三倍于人迎，三盛而躁用合谷，不躁用足三里。同时当引手足太阴之气下行，取足太阴脾经络穴下方的穴位。

当寸关尺三部等大，而人迎寸口不等时，需取络穴；以人迎三倍于太渊为例，且人迎穴脉动喉结上下大小一致（说明胃经整体气血太过），此时需取之丰隆，把胃经太过之经气导向与表里的脾经。同理，若是太渊三倍于人迎，寸口脉寸关尺大小一致，当取公孙。（祝华英道长经验）

3. 募穴、背俞穴，不足之经取之募穴；太过之经取之背俞穴。人迎太过，寸口不及，先取对应阴经的募穴，再取对应阳经的背俞穴；反之，寸口太过，人迎不及，则先取阳经的募穴，再取阴经的背俞穴。

总则：人迎为阳，太渊为阴。

若人迎脉大，先引阴经之气上行，再引阳经之气下行；

若太渊脉大，先引阳经之气上行，再引阴经之气下行。

《黄帝外经》有关于经络正负逆行的记载。手足阳经下行为顺，上行为逆运；手足阴经下行为逆，上行为正。也有丹道修行家的实证经验，对此实证。

帝曰：不足者补之，奈何？岐伯曰：必先扪而循之，切而散之，推而按之，弹而怒之，抓而下之，通而取之，外引其门，以闭其神。

（《素问·离合真邪论》）

故知不足之处，需要先引气，闭神，乃可刺之。所以引不足之处时，先以左手循、扪、切、按，引气闭神，再刺之。

虚人将刺，腹部募刺之时需要多吸气，吞咽于腹中，乃可刺之。

进针、留针、出针的补泻，应遵《黄帝内经》之细节。补：顺气血；呼入针，

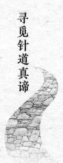

吸出针，慢刺入，疾出针；留针时需有温；出针后闭其孔。泻：逆气血；吸入针，呼出针；留针时令其凉；快入针，慢出针，出针摇大其孔。

针感补泻的技巧：

凡气血者，心神主导，欲引气至某处之时，需小针，令针下有微温痒之感为妙，痒，则心欲去挠，"心欲去"，则气血已至。

故泻，针下之酸胀感强，故经曰，切而转之，其气乃行。针感强，则心欲逃避，气血随之散。

[临床医案]

案1. 人迎三盛医案

男，75岁，顽固性头晕十余年，大便不畅，四五日一行，面部表情木讷，语言速度慢，吐字不清。西医诊断：老年性脑萎缩。无高血压、高血糖等症。

查体：双寸口脉沉弦紧涩，舌苔白腻，右人迎三倍宽于左人迎（左人迎细微无力，右人迎细滑数浮动有力），右人迎三倍于右脉口，左脉口三倍于左人迎。

病人心慌，头晕，自诉头部如铁箍紧绷，失眠严重，每天需服神经镇静类药物，即使是夜里睡着了，仍然觉得头昏难忍。

根据其脉，（1）左右人迎盛衰明显，当调之平；（2）左人迎、寸口需调平；（3）右人迎、寸口亦需调平。

取穴及刺法：左人迎取0.12mm×40mm的毫针，顺血流方向刺入，沿动脉壁外围经隧刺入，补人迎；

取0.25mm×75mm的毫针，逆血流方向刺入右人迎穴脉动处，针刺破两层动脉壁，以泻之。

同时取右侧的阴陵泉，以毫针补之，取右冲阳、内庭引阳明之气下行。

再取左脾经之络穴公孙（因为左寸口脉平而三盛于人迎），导太阴之气入足阳明胃经即可。

留针一小时后，脉稍有平和，患者症状有明显减轻，起针。嘱咐患者下午再针一次，如经所言针刺频率：

人迎或寸口一盛（少阳或厥阴）：每日一次；

人迎或寸口二盛（太阳或少阴）：二日一次；

人迎或寸口三盛（阳明或太阴）：一日二次。

下午 3 点来诊，左人迎已略有脉动，寸口脉之沉涩已有好转，再如上法调之，兼右侧足三里至足跗阳处寻瘀络尽去其血，脉又见好转嘱咐患者晚上停服神经镇静类药物，明日继续针灸。

第二日来告知，昨天恐惧停药症状加剧，故药只减半，睡眠明显改善，睡着之后头昏症状消失。

此患者，以调平人迎太渊之法，兼左右相倾之法，调约 5 次，左侧人迎脉始变清晰。药物全部停服，且睡眠质量好转。家人说，眼中有神气，言语功能改善。共断断续续调整半年余，症状除去大半，后予中药调理。至今八十有余，一切安好，其间偶有轻微发作，针一两次可症消。

临床人迎气口脉医案很多，几乎人迎气口脉的思维方式贯穿每一种治疗。查人迎气口，以定病经病位，配合五体刺法、动脉刺法等。

凡将用针，必先诊脉，视其气之剧易，乃可以治也。

（《灵枢·九针十二原》）

凡针药，第一要务先别阴阳。正常人身体，阴阳相互交合之功尚可，有急症虽勿治也无大碍，因阴阳能互根共荣；若是阴阳将决绝之际，用针之阴阳升降错误必至病情加剧，有几则高原地区心衰医案，至今记忆犹新。

案 2. 脉口三倍人迎的心衰危症

心衰医案，所遇多是在藏区。

患者女，藏族，年 40 余。因为所在地区医疗水平较差，患者家属说，前两天有同村另一个患者，同样的疾病发作，在送往自治区医院的路上病人去世了。所以他们说，来不及送去，希望我为其治疗。

患者轻度昏迷，自诉可以看到五彩斑斓的光，不能平躺，需半卧位，呼吸急促，闭目神昏，手足冷，伴有冷汗出。

查体：左右太渊都三倍于左右人迎，寸口脉躁。寸口盛，尺肤虚。

治法：需引阳气上行，泻阴之太过，同时阴经放血，灸阳经。

取目内眦毫针补之，两侧人迎穴脉动处补之，两侧后溪麦粒灸。

取中指瘀络放血，内关放血。

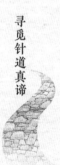

再查体，比较两侧太溪脉和冲阳脉，左太溪滑动盛。泻左侧太溪处瘀络出血，同时以 0.25mm×40mm 的毫针贯透双层动脉壁，泻之。放血之后，患者神志渐渐转清醒，继续灸之。待脉躁动消失之后，让她伸出舌头，看舌下静脉，黑而怒张，用 12 号注射器针头刺舌下怒张之瘀络。

以上整个过程，大概约两个小时，患者呼吸好转，可以端坐，人迎脉已复，汗出止，神志清。为了防止复发，留针约四个小时，其间如厕可以在两个人辅助的情况下行走。第二天我特意让人打听患者的情况，告知良好。

深知此病，肯定不可能一次治愈，但是在人迎气口脉法的指导下，可以正确进行针刺补泻，艾灸及刺血急救。如若不能把握阴阳升降，必越治越趋向阴阳离决之变。

依据诊脉针灸者极少，或有人说：甚至不把脉，不是也照样可以治好很多病嘛？笔者并不否认这样的事实，笔者曾经临床也不用人迎气口脉治病，甚至不依脉法指导，只是依据运动解剖学、神经解剖学、结构与功能相互依存的知识也可以指导针刺治病。现在想来，所幸的是，病人元气充足，阴阳互根之力尚且强大，虽有误治，病者稍有不适，终亦能自愈。

在阴阳将离决之际，阴阳不能互荣之时，对于阴阳相交，上下内外相"引"，以及顺逆的把握，诊脉就显得异常重要，生死一线。

笔者之所以执着于对人迎脉口的深究，也是因为所治疗的几位心衰病危患者，看似弥留之际的患者，以人迎脉口的比较，引阴阳升降，竟能转危为安。都是依据：诊人迎脉口，解结，引阴阳。

人迎脉口脉法，对判断整体阴阳交泰是否安定，阴阳是否共荣，几乎无可替代。笔者在临床使用时，经过反复的验证，效果确切，但是仍然无法如实还原古人使用时的场景，本章开头所提出的质疑，笔者至今仍然在不断地探索。

人迎脉口诊疗体系的构建背景：

人迎脉口针法刺法，当是十二经完善之后所得出的诊刺法。

其原因有二：其一，手少阴心经，初只有神门脉口，无手少阴心经。而人迎脉口中曰：脉口二盛而躁，手少阴心经病。这必然是完善了十二经之后的针刺方法。其二，三刺而谷气至，于此篇提出，此是"分刺"刺肉肓引谷气的标志：一刺（真皮层）阳邪出；二刺（皮下筋膜层）阴邪出；三刺（肉肓）

谷气至。分刺法取气穴，引谷气以平脉，明显不同于古典脉刺法：取"动"，刺独，候邪气至，刺脉。

故知人迎脉口脉法，适合于分刺法，刺肉肓引胃气以平脉。分刺的补泻与脉刺的补泻不同，后文"脉刺、分刺与迎随补泻"篇有详述。

二○、上下相应　左右若一

在人迎脉口，标本根结比较时，都是上下"相应"的对比，然而左右的对比，亦很重要，比如左脉大，病在左；右脉大，病在右。痛在于左而右脉病者巨刺之。

脉大，为邪气瘀滞；邪气稽留之处，故脉见"大""急"或"躁""浊"，古人以泾川河流比喻血脉，凡河道受阻或有暗礁之处，水流必然湍急，水面高涨。故以脉大定病处。

久病者，邪气入深。刺此病者，深内而久留之，间日而复刺之，**必先调其左右**，去其血脉，刺道毕矣。　　　　　　　　　　　　（《灵枢·终始》）

上下有位，左右有纪。　　　　　　　　　　　（《素问·六微旨大论》）

随气所在，期于左右……以知其气，左右应见……。

（《素问·五运行大论》）

黄帝曰：用针之理，必知形气之所在，左右上下，阴阳表里，血气多少，行之逆顺，出入之合……。　　　　　　　　　　（《灵枢·官能》）

可知左右脉的比较在临床的意义极为重要。临床操作，"左右若一"比"上下相应"更简单易行。

左右两侧相同脉动处的脉体粗细，脉力度的大小，脉质清浊躁静，等等，需一一对比，分毫不差，左右若一无病，或曰未"动"。

凡左右比较不能若一，或两处皆"动"，或只一处"动"，"动"则刺之。

笔者体悟"左右若一"源自：

① 颅骶椎疗法，对周身脉动的调整方法，其原文如下：导出静止脉动后，不做任何干预，静静等待，静候脚部颅骶椎脉动是否有改善。如果脉动活动

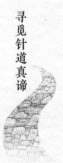

度的大小相等，左右脚的脉动呈对称，则治疗目标完成。

笔者在接触很多西方的徒手治疗手法之后，发现颅骶椎疗法对医者守神的要求是极高的。恰恰在要求守神之时，同样提及"脉"，同样要求：上下相应，左右若一。即上下的运动频率一致，左右的大小一致。

与笔者一直思考的"取独"针刺平脉的古典针灸体系有交集，甚至是吻合，且治疗目标完全一致，皆调至：上下相应，左右若一。

其治疗，是通过对颅骶椎的脉动节律的重置，来改变全身的脉动节律和脉动力度；像极了笔者在临床针刺人迎动脉、虚里动处、冲脉等气之源头，以平脉。

既然调整颅骶椎可以改变身体其他部位的脉动，那么身体其他部位的脉动，亦必然可以调整颅骶椎的脉动。有作用力，必有反作用力；有阴必有阳。

② 英国《柳叶刀》2012 年发表了一项分析，指出双臂血压的测量比单侧的更重要。随之有关医学权威机构对双臂血压进行观察发现，双臂血压相差 10 个单位以上者，接下来得致命性心血管病的概率，要比相差小的高出 38%。后来多个医学机构做同样的观察，发现左右压差较大的还会引发很多其他疾病，比如失眠、抑郁等。很显然，此是左右不能若一的原因。

通过治疗症状改善之后，再次测量两侧的血压，发现相差明显减小。

这和古典针灸针刺之后，以谷气至，脉冲和与否，以确定治疗是否有效，完全吻合。故补则实，泻则虚，痛虽不随针减，病必衰去。

左右双臂血压的不一，其本质就是，两侧的尺脉（曲泽脉动）不能若一。而针刺的目的就是使两侧曲泽脉动若一即可。笔者在临床确有很多调（尺）曲泽脉动左右若一而治愈疾病的医案。

现代医学认为，血压仅仅是血液循环中摩擦血管壁的压力。曲泽处的桡动脉也仅仅是用来测量血压而已。

然而，古典针灸的思维就是直接调平两侧脉口，使之左右若一。故曰："实则泻之，虚则补之。必先去其血脉而后调之，无问其病，以平为期"（《素问·三部九候》）。

③ 20 世纪中叶，日本医家赤羽幸兵卫提出，十二经井穴之热敏感度测试法，笔者曾读其著作深受启发，其学术灵感源自自己亲身经历的一次疾病，

赤羽氏认为：人体十二经，手足相应处，正如镜子一般，相互影响，且应当相等。若有病邪潜伏在某经络，则对温度的感知即存在差异，尤其相同经络的井穴更为突出。上下不能相应，左右不能若一，皆为"动"，"动"必有邪气居之。

其切身体会，源自自身的一次治疗和细节的观察：

赤羽氏当时被凶猛的扁桃体炎侵袭，咽痛如刀割，高热，卧床不起，恶寒，取汤婆子温手足，放于双手、右足上一碰，烫不可忍，谁知放于左足时，不觉得热（此左足即为"独动"）。此时，其心有所感，暗想：扁桃体炎症是否和左足不知热烫有某种关联。细想，胃经过扁桃体而入于面部，遂循左足的胃经，从下向上寻找，终于在大腿之中央，寻得一个过度敏感的压痛点，以极细针刺入此点，约十秒钟，左足突然感觉汤婆子很烫，同时咽痛当下云消雾散，仿佛不曾生病过一样。

此后，赤羽氏以左右相同的井穴，做热敏度测试，寻找左右不一的治疗处，调整身体的气血。如咳嗽取左右的少商测热敏感度，左少商5秒有热感，右少商30秒才有热感，故于两侧的肺经上寻找敏感点，补左泻右。若左右皆为10秒，或皆为20秒，即为左右若一，不予治疗，再寻其他经，取左右不若一者治之——刺此病者，深内而久留之，间日而复刺之，必先调**其左右**。

寻到左右不若一的经络，再在此经上寻找敏感点，即揣穴刺之。

引赤羽氏一医案：腰痛，左尺部脉沉明显，至阴穴右为120秒热，左为28秒热。热敏感时间存在明显差异，在右侧的膀胱经上揣穴得一点，刺之后，再测：右至阴穴为49秒，左为25秒，诸症皆减轻。

赤羽氏对左右热敏感度的调整，完全和古人对左右脉口的"若一"调平是完全一致的。

由颅骶椎疗法，到双臂压差的测量，到赤羽氏的热敏感度检测，完全符合标本脉法中所述：虚实、寒热、动静的比较，取不能上下相应，左右若一的脉口刺之，或揣穴刺之。

临床诊疗时，以独取寸口、或气口九道脉、或人迎脉口、三阴三阳脉、三部九候等，先初步判断病经所在，再左右比较相应的脉动处，若左右有差异，则调之，补不足，损有余，令之若一。

在揣穴的过程中，也应该同时注重左右两侧的比较，于已定病经，寻经

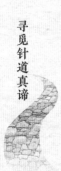

揣穴，得某一处 A 点压痛过度敏感，再看对侧相同经络的同一部位 a 点的敏感度是否相同，若 a 处的压痛不敏感，则说明 A 是治疗点无疑。

临床使用体会：

若查体，两侧太冲穴不一，右太冲脉大，左太冲脉不足。

于刺脉之前，在左右的肝经上，寻反应点刺之——先解结。

再以相"引"的方法刺脉，右太冲泻之，左太冲补之。

泻者，大针，强刺激，不留针。经曰：刺热，如手探汤。

补者，以极细之针，微推，揩摩经隧引谷气至，久留针。出针后闭气孔，勿令气泻。

或刺虚，针入脉中；泻则贯透双层脉管壁。

"气口"，脉口的位置相对固定，而"气穴"需揣穴寻结节最为精确。

所揣的痛点有二：①为现在医家所言的筋膜高张力点、过敏点、神经敏化点、骨面痛点，刺之即可；②为穴之"肉肓""空"处，两块肌肉之间隙，或肌肉与骨骼之间的凹陷，即肌肉外包膜。

刺气穴之分刺法，必须揣穴以定将刺处，穴"开"处必"空"或痛；刺脉口法须取"独动"处刺之。

三阴三阳脉、五脏邪脉或人迎脉口——整体调平，脉刺，募刺。

独取寸口、气口九道脉、三部九候等——局部调平。先初步判断病经所在，再左右比较相应的脉动处，若左右有差异，则调之，补不足，损有余，令之若一。"上下相应，左右若一"的诊疗思维，几乎贯穿古典针灸的脉刺法，不仅仅用针平脉如此，临床用药平脉亦如此。

"上下相应，左右若一"——比较脉之强弱（大小），脉之节律（快慢促结代等），脉之质地（滑涩），脉管壁（紧弦缓），脉之清浊（躁静）。

二一、脉有寒热真假辨

热极之脉：寸为阳（太渊 - 经渠脉动），尺为阴（曲泽脉动）。阳盛者，寸脉大于尺脉；如阳明脉动，脉滑动而实大；且太渊脉的寸关部滑动大于尺部，且尺部脉也实，此时是需刺血、下法、吐法攻之。

若寸口脉细弱或无，只有尺中（曲泽脉）脉动数，此时必须要看人迎和跌阳脉，尺中（曲泽脉）动数而寸细微无力，多是真阳欲脱之象，切不可以大针夺气；根据人迎寸口，以毫针艾灸引阴阳相交方可。

热极如寒之症，其脉沉细伏，按之于骨不绝，此是热伏，此时太渊脉的寸关部大于尺部，且多为鼓脉之人；真阳暴露之脉：尺中（曲泽脉）动数如豆，寸已微弱。

曾经陪护一将去世亲人，做过详细脉诊记录，如下：

1. 右跌阳脉，最早消失，左侧跌阳脉时有时无，此时寸口脉见肝之真脏脉，弦如新弓之弦，躁急无伦；

2. 两侧跌阳脉绝，太溪脉动如豆，可以看到皮肤的搏动；

3. 寸口脉，由弦急无伦渐转为细弱无力，太渊小于尺中脉，太渊之尺部脉虚动无根。人迎脉洪大欲脱（此是见过印象深刻的人迎4倍寸口而躁急），此时是去世前一天，病人要吃西瓜、冷饮，汗出如油。

4. 太溪渐弱，太渊绝，曲泽、天府脉皆散大无力；

5. 天府脉绝；

6. 人迎脉绝，寿终。

其中2~3的脉症几乎是同时发生的，5~6的脉象也几乎是同时发生。

二二、脉有真伪

临床把脉时，患者的双手位置十分重要：若患者坐位时，自然曲肘手掌平面垂直于水平面，取立掌位。如果患者手掌心向上小臂旋外，其桡动脉脉道来处必有肌肉筋膜牵张，经隧脉道阻力增加，必然影响太渊的脉动。

如果仰卧位，针刺之前把脉，应双手自然放松立掌，置于中脘上下，医者双手把脉。

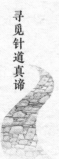

若临床时对某一些脉把握不清时，应该仰掌、立掌、覆掌（掌心朝下）三个位置取脉，比较不同掌位下的脉动是否有变化，以此来判断脉的真伪。如果仰、立、覆三个体位，各部脉的沉浮、大小相同，此时脉的准确性较高，尤其是遇到危症病人，一定要比较真伪。

　　如果三部脉象不一致，需要与趺阳脉、太溪脉、神门脉、天府脉、曲泽脉、太冲脉、太渊脉等合参。

　　《脉经》卷十：寸口脉沉着骨，反仰其手乃得之，此肾脉也。刺肾俞，阴维。（仰手，覆手，立掌充分暴露或牵张脉道，观察脉之形态是否有明显变化以知真伪。仅此一句，便受益良多！）

　　陶节庵曰：病人若平素原无正脉，须用覆手取之，脉必见也。

　　天生反关脉之人，多是经虚络满。"经"不可见，深静脉、动脉属于此，属阴，脏之气；"络"可见之浅静脉，腑之气，属阳。

　　反关脉有后天形成，多为外伤或惊吓震动心神，脉脱旧道，待年长日久，不能复移。临床见一侧反关脉者，常问是否有外伤或惊仆史。天生反关脉多是双侧。

　　对于"取独"不精准，或有疑惑时，需要用以上方法进行验证。

二三、针刺补泻与《调经论》探渊

　　黄帝问曰：愿闻九针之解，虚实之道。岐伯对曰：刺虚则实之者，针下热也，气实乃热也。满而泄之者，针下寒也，气虚乃寒也。菀陈则除之者，出恶血也。邪胜则虚之者，出针勿按；徐而疾则实者，徐出针而疾按之；疾而徐则虚者，疾出针而徐按之；言实与虚者，寒温气多少也。若无若有者，疾不可知也。

（《素问·针解》）

　　经文先论述了针下温为补，针下凉为泻；又论述了入针、出针之补泻原则。

　　刺实须其虚者，留针阴气隆至，乃去针也；刺虚须其实者，阳气隆至，针下热乃去针也。经气已至，慎守勿失者，勿变更也。深浅在志者，知病之内外也；近远如一者，深浅其候等也。如临深渊者，不敢惰也。手如握虎者，欲其壮也。神无营于众物者，静志观病人，无左右视也；义无邪下者，欲端以正也；必正其神者，欲瞻病人目制其神，令气易行也。 （《素问·针解》）

岐伯曰：经虚络满者，尺热满，脉口寒涩也，此春夏死秋冬生也。帝曰：治此者奈何？岐伯曰：络满经虚，灸阴刺阳；经满络虚，刺阴灸阳。

（《素问·通平虚实论》）

岐伯曰：神有余，则泻其小络之血，出血勿之深斥，无中其大经，神气乃平。神不足者，视其虚络，按而致之，刺而利之，无出其血，无泄其气，以通其经，神气乃平。

帝曰：刺微奈何？岐伯曰：**按摩勿释**，著针勿斥，**移气于不足**，神气乃得复。帝曰：善。有余不足奈何？岐伯曰：气有余则喘咳上气，不足则息利少气。血气未并，五脏安定，皮肤微病，命曰白气微泄。

帝曰：补泻奈何？岐伯曰：气有余，则泻其经隧，无伤其经，无出其血，无泄其气。不足，则补其经隧，无出其气。

帝曰：刺微奈何？岐伯曰：按摩勿释，出针视之，曰我将深之，适人必革，精气自伏，邪气散乱，无所休息，气泄腠理，真气乃相得。

帝曰：善。血有余不足奈何？岐伯曰：血有余则怒，不足则恐。血气未并，五脏安定，孙络外溢，则经有留血。

帝曰：补泻奈何？岐伯曰：血有余，则泻其盛经出其血。不足，则视其虚经内针其脉中，久留而视；脉大，疾出其针，无令血泄。

帝曰：血气以并，病形以成，阴阳相倾，补泻奈何？岐伯曰：泻实者气盛乃内针，针与气俱内，以开其门，如利其户；针与气俱出，精气不伤，邪气乃下，外门不闭，以出其疾；摇大其道，如利其路，是谓大泻，必切而出，大气乃屈。

（《素问·调经论》）

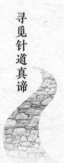

上文所得补泻结论：①针下温热感为补，针下凉感为泻；②呼气入针，吸气出针为补；吸气入针，呼气出针为泻；③慢入针，快出针，闭气孔为补；快入，慢出，摇大气孔为泻；④放血为泻，艾灸为补。

［临床使用经验］

1. **毫针刺气穴补法**：跟随呼气，慢慢入针，待针下热，吸气瞬间快出针（去如弦绝），以手闭气孔。虚人先吞气于腹中，再刺之。

针下热感，需暗劲擎针，略顺时针滞针，微微按压筋膜。注意：切不可刺破筋膜，刺破则气不至。

留针时，令患者意守在针，想着针下热，同时让患者呼气快，吸气悠长。

2. **毫针刺气穴泻法**：随吸快入针，呼气时慢出针，摇大气孔。

针刺到静脉时微微滞针，令气行，再滞住筋膜之后轻轻回拉，针不能脱离筋膜。

留针时，让患者快速吸满，呼气绵长，同时令患者志在针，引导针下凉感出现。

毫针刺气穴，补泻还应和经络循行的方向配合，顺经络循行方向为补，逆经络循行方向入针为泻。

3. **毫针刺经隧补泻**：经隧者，脉管壁以及脉管壁外包绕的结缔组织。经脉之外，以行卫气。经曰：气行脉外，血行脉内。刺经隧，以调其气；刺脉内，以调其血。**故脉管之力度太过或不及时，以揩摩补泻经隧为主；脉内充盈度太过或不及时，以刺脉内补泻为主。**

补经隧，即补气法：令针体尽量沿着脉管外壁，顺着血流方向，让针体和经隧的接触部分尽可能多一些，不可刺穿血管壁，手法要轻，接触后以针体轻轻按摩经隧（血管鞘膜），按摩勿释，移气于不足。

泻经隧，以泻气太过：逆血流方向，揩摩经隧。或针体垂直经隧，针沿经隧外壁之切线方向，垂直脉管走行方向刺入。

刺经隧，于分肉之间入针，属于刺微之例，"黄帝曰：刺微奈何？岐伯曰：取分肉间，无中其经，无伤其络"（《素问·调经论》）。因此，不可刺入血管壁之内，取其经隧，必悬其针，审察卫气。用针之意，"方刺之时，必在悬阳，及与两卫"（《灵枢·九针十二原》）。不可有麻胀感，不可触及经络之内，必游针于（空）巷而悬阳，以候气至。

4. **血太过则泻之**，经曰"病在血调之脉"，血太过，则络脉必有曲张，经脉必有坚急。

刺破怒张的瘀络放血，宛陈则除之——此是刺络放血的经典指征。

脉滑动而大，取毫针逆血流方向刺破双层脉管壁。比如脉口之独盛大滑动之时，以此法刺之。

5. **补血不足**，血不足之时，必下陷，而肤冷。

下陷之脉可灸之；若毫针补，则以针顺血流方向，针刺入凹陷血管壁第一层，让针体在血管内走行，不能刺破第二层，待血管慢慢充盈时出针，并快速压住针孔，不能使气血外泄。

6. **调神论：**

神太过，则喜笑，泻之取微络出血，临床上对微循环放血的方法主要在针挑疗法中有详细记载，如全息诊断、耳针、手诊、背部夹脊穴等微络的曲张诊断，以诊内脏疾病，同时可以于诊断处刺血治疗。

神不足，则悲，补虚络，如补经隧之法，刺之极浅，勿推内其针，按摩勿释，引气至不足之处。

7. **刺动脉手法操作细节：**

左手为押手，按住将刺之脉，固定，不要让其滑动。笔者以中指和食指并拢按压血管，两指之间恰好有一个间隙缺口，刚好把动脉卡在此空隙间，右手持针刺之。根据补泻确定入针的角度和方向。

泻法：

① 垂直或迎血流方向，刺穿两层动脉壁；

② 迎向血流方向，倾斜 15° 左右入针，左手压紧，右手缓缓推入，待针下有助力兼有搏动感的时候，把针再压平一些，让针体和动脉壁尽量接触摩擦——泻经隧。

补法：

① 补血，独弱血管充盈不足时，针顺血流方向，倾斜 15° 左右，缓缓推入，刺穿第一层动脉壁后，压平针体，在血管内再行进少许，且不可刺破第二层血管壁。

② 补经隧（脉口）力不足时，针顺血流方向，倾斜 15° 左右入针，针缓缓触及第一层血管壁时，感觉针下有阻力和微微搏动时，压平针体，缓缓推进，让针体和动脉壁更多地接触和摩擦。注意不要刺穿动脉壁。

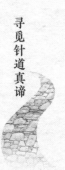

寻觅针道真谛

［临床医案］

案1.

患者男，32岁，抑郁，莫名忧伤。自述高中时失恋，从此即有此症状，渐渐加重，感觉生无可恋，同时伴有胃胀灼热，下利，自诉吃辣加重。查体：其寸口双关郁动，中取弦急，此两病脉皆在阴阳相接之处，故考虑有微络（微循环障碍）。根据寸口关部脉之全息对应，主要查其膈肌，横膈膜等体表投影处寻其毛脉的曲张，在任脉两旁之肋弓处，有多处红色血丝怒张。用9号注射器尽取之。在挑刺的过程中，尽量挑断毛细血管壁以及外侧的结缔组织，刺血之后，自诉如释重负，再以毫针引气调阴阳。一次治愈大半，因为时间紧迫无法予以第二次治疗，让他家人回去用测血糖的刺血笔，散刺拔罐放血，每周一到两次。约3个月后，接到患者电话告知，已如常人。

案2.

患者男，60岁，心烦不安，沉默寡言，每天觉得自己已患有不治之症，每个星期都想去三甲医院做一次身体检查才能安心，偶有心跳加速，伴有濒死感，此人从不相信中医，只相信仪器检查，看到体检报告可安心两日，然后继续如前。

在其儿子威逼之下来诊，来之前，其子已告知病情。来时诊脉，寸口六部脉细弦滑急；查体在阳陵泉、期门、心尖搏动处见大量青紫极细瘀络，尽取之挑断出血。一次治疗情绪好转，无濒死感，此患者共治疗三次，未再发作。

以上两则调神医案，患者都是悲伤、抑郁，当时神不足，微络刺血确有效，故录之。

案3.

临床治疗一例神实**喜笑**者，小儿多动症患者。

男，9岁，上学时，课堂上不由自主地笑。初时家人以为，因上课时想起动画片的搞笑情节导致，后询问小孩，知不是。去医院精神科做评估和脑电图，确诊大脑皮层有异常放电，家长抗拒西药治疗，愿找中医调理。

来诊时，其眼神不定，喜欢开玩笑，性格倒是开朗活泼，身体发育良好，体格健壮，多毛体征，眉毛浓，头发卷密。诊其脉：六脉浮动滑数，舌尖红有芒刺。知其心火盛，在背部肩胛骨内侧，心、肺的背俞穴上下可见大量瘀络，耳背见红色毛脉，皆取之，挑断出血。治疗后，老师反馈有好转。再诊时，诊其鼻内黏膜有充血，如法刺微络放血，其间让其多参加体育训练，以消耗体力。

经五次治疗后，一切如常。再体检，大脑皮层异常电图消失。

此小儿是多血多气体质，毛发密，性格过分活泼，其父亲是飞行员，可能遗传体质较好。

笔者临床只见过此一例神太过的患者。盖因其纯阳之体，天生气血旺盛，却没有得到充分的宣泄，以致神实。

二四、五痹脉法与五体刺法的应用

[曾经的困惑]

以皮治皮，是皮肤有疾，就以刺皮的毛刺法、半刺法刺之吗？这里的"以皮治皮"应该怎么解？同理，以骨治骨，是骨痛或骨病就刺之骨吗？如输刺、短刺之法刺之骨膜？

病在脉，调之血；病在血，调之络；病在气，调之卫；病在肉，调之分肉；病在筋，调之筋；病在骨，调之骨。燔针劫刺其下及与急者。病在骨焠针药熨。病不知所痛，两跷为上。身形有痛，九候莫病，则缪刺之。痛在于左而右脉病者巨刺之。必谨察其九候，针道备矣。 （《素问·调经论》）

笔者初学《黄帝内经》时看到这段经文，按字面意解之：皮肤病要半刺或毛刺法，刺之皮肤；骨痛以输刺或短刺，刺骨；血病则刺络放血；筋有疾，恢刺，刺之筋急。可是与临床往往相矛盾，比如皮肤病，有刺络放血愈，如放血疗法治疗银屑病，耳尖放血治疗青春痘，夹脊穴或膀胱经循行瘀络放血治疗相应部位的湿疹、皮肤过敏等。也有很多刺筋或肩背部之结筋松解治疗神经性皮炎、青春痘、银屑病之医案；也有以毫针刺之分肉间治愈者，如围刺法治疗皮肤病，以及辨证之后取腧穴治疗者。同理于骨病，放血络、刺体

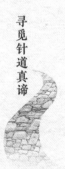

表静脉放血、经刺深静脉放血，或者刺骨而愈者。

怎么才能精确诊断，选用最佳针刺手段治疗？比如：骨痛病，可以刺血愈，或刺筋愈，反而有刺骨不愈者。同理，以皮治皮一定会愈吗？何时以皮治皮可愈，或者说，一病可以多种治法，但是对于某一个人，某一个病，当下最有效的治疗方法是什么？

同一个人，某一个症状的最佳针刺方式，在某一个当下，应该是相对单一的。

因笔者长期在藏区治病，首先语言不通，再者藏区缺医少药，病人量大，不可能花费太多时间对每一个病人去做尝试式治疗。

比如来一个胃痛患者，如何选择最快的方法？患者当下的这个胃痛，到底是用半刺法刺皮，还是刺络放血，还是刺经放血（深静脉或动脉刺血），还是刺骨，亦或刺筋，或刺之分肉之间，还是直接刺之胃部筋膜以迫脏？

在没有完善诊疗一体的体系之前，只能一个个刺法尝试治疗，"瞎猫总会碰上死耗子"，反正五体刺法合以九针就这么多刺法：

1. 先寻体表微络放血，不效再取深静脉血刺血；

2. 然后体表皮肤反应处挑痧，如果有效则止，不效，继续下一步；

3. 刺筋膜；

4. 刺神经干鞘膜；

5. 刺骨；

6. 再不行迫脏刺之，以去寒热之深积；

7. 实在不行，补一句针药不及，灸之所宜。

如若再打破砂锅问到底，究竟灸哪里？灸阴还是灸阳？升还是降？本着刺法一个个尝试治疗总有一款刺法适合你的心态，去治疗疾病。着实是无奈之举。

然而这样还有一个问题就是：你的治疗手段、治疗思路越多，你耗费的时间就越多，患者承受的痛苦也就越多。以至于最后不知道是怎么治好的，这个问题非常可怕。病治不好，不知道为什么，尚且可以理解；很多时候，病是治好了，但是不知道为什么治好，这比前者更可怕。

笔者初学经典时候的思维：首先不去考虑治不好的病案，为什么治不好的可能性太多。而是考虑临床治愈的医案，为什么这种刺法能治好某一种疾病，在经典何处可以找到其理论依据？只有通过治疗有效医案，回归经典，才能让经典变得鲜活，明其根源，继而一隅三反，最终才能游刃有余。因为导致错误的原因有很多，而正确答案本质上没有区别。

不明根源，只能不停地去学习更多的治病手段，治疗方法，"术"非常多的时候，就没有办法治病了。如果只有两把钥匙，开一把锁，最多试两次就知道答案了，打开或者打不开，而且也明白是哪一把钥匙打开的。如你有一万把钥匙呢……

怎么在一万把钥匙之中，找到可以开锁的那一把？这个问题，一度让我感到恐慌和无助，这就是我当时面临的窘境，所以才会急迫地在经典中寻找答案。

> 手屈而不伸者，其病在筋，伸而不屈者，其病在骨，在骨守骨，在筋守筋。
>
> 《灵枢·终始》

由此条分析，慢慢有了一些领悟，试分析如下：

"手屈而不能伸"——此是病症；"其病在筋"——此是病机；此时可以守筋刺筋，疗手不能伸。

同理：病症是伸而不屈，病机是骨，故刺骨可愈。

"在筋守筋"，第一个"筋"是病机，疾病由筋起，故刺"筋"得愈。至此可以同解：以皮治皮，以血治脉，以分肉治肉。

简而言之：病机在皮部，刺之皮。但是症状可以是多种多样的，可以是外感身体重痛，可以是胃脘痛，可以是肌肉、骨骼痛。

进而言之，得出如下结论：不管任何疾病，或者任何症状，只要确定了它的病机所在层次，即可选择与之相应的正确刺法。

仍以胃脘痛为例：若其病机是皮痹，则选择半刺、毛刺，或者挑痧等刺之可愈；若病机是在血，则刺血可愈；若由筋痹则刺之筋，故取恢刺法刺之；若骨痹引起，刺骨可愈。

然如何判断病机的部位和具体经络，又尤为重要。看络刺、经刺的选择可知——凡将用针，必先诊脉。

> 凡刺之数，先视其经脉，切而从之，审其虚实而调之，不调者经刺之，

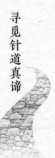

有痛而经不病者刺之，因视其皮部有血络者取之。此缪刺之数。

（《素问·缪刺论》）

身形有痛，九候莫病，则缪刺之；痛在于左而右脉病者巨刺之。

（《素问·调经论》）

由此可知，病机之判断必与脉息息相关。脉浮者浅刺，若深刺引邪入里；脉沉者深刺，浅刺则躁烦。

一曰半刺，半刺者，浅内而疾发针，无针伤肉，如拔毛状，以取皮气，此肺之应也。二曰豹文刺，豹文刺者，左右前后针之，中脉为故，以取经络之血者，此心之应也。三曰关刺，关刺者，直刺左右尽筋上，以取筋痹，慎无出血，此肝之应也……四曰合谷刺，合谷刺者，左右鸡足，针于分肉之间，以取肌痹，此脾之应也。五曰输刺，输刺者，直入直出，深内之至骨，以取骨痹，此肾之应也。

（《灵枢·官针》）

五痹应五脏，五痹即以五体刺法调其气血冲和。此是恩师黄龙祥先生以五体刺为五应刺之由来。

总结：凡刺——必由脉而知何处痹结，则针刺何部；此脉又和五脏相应。因此弄清五痹脉，是关键：

知机之道者，不可挂以发，不知机道，叩之不发。

（《灵枢·九针十二原》）

如何通过脉诊，得知五痹，即是解决问题的触机。脉就是从一万把钥匙中，选出原配钥匙的关键。

初期以《难经》菽位脉与针刺层次相结合：

脉有轻重，何谓也？然：初持脉，如三菽之重，与皮毛相得者，肺部也。如六菽之重，与血脉相得者，心部也。如九菽之重，与肌肉相得者，脾部也。如十二菽之重，与筋平者，肝部也。按之至骨，举指来疾者，肾部也。

（《难经·五难》）

脉浮沉，和刺之深浅吻合度高，经临床验证确有疗效：

比如脉动三菽位者，应肺，肺应皮毛，故刺之皮毛，取半刺、毛刺之法；如六菽之重，与血脉相得者，心部也，刺之血脉；如九菽之重，与肌肉相得者，脾部也，刺之分肉之间；如十二菽之重，与筋平者，肝部也，刺筋；按之至骨，举指来疾者，肾部也，刺骨。

然而《难经》菽分脉法，是横向总体分层定部位，临床使用时，受人体胖瘦、脉道的潜腾（详见本书"气口九道脉"篇）、脉道的内外移行影响较大。比如极瘦之人，或大病枯槁者，其脉道本身已经低于筋之下方，还能以动与筋平者在肝，刺之筋吗？脉道枯陷于筋之下，可以肉眼观测到皮毛搏动，但此搏动面却低于筋下方，甚至"至骨而动"，此时是刺皮毛还是刺筋骨？

因此继而需要一个纵向，寸关尺分部脉法与菽位脉联合运用，如此便能纵横交错，立体定位，应"动"落脏，以便更精准地确定针刺层次。

当笔者读到《中藏经·五痹论》卷中时，似乎找到了可以化合的希望：

气痹者，愁忧思喜怒过多，则气结于上，久而不消则伤肺，肺伤则生气渐衰，则邪气愈胜。留于上则胸腹痹而不能食，注于下则腰脚重而不能行；攻于左则左不遂，冲于右则右不仁；贯于舌则不能言，遗于肠中则不能溺；壅而不散则痛，流而不聚则麻。真经既损，难以医治。邪气不胜，易为痊愈。其脉，**右手寸口沉而迟涩者是也**。宜节忧思以养气，慎喜怒以全真，此最为良法也。

血痹者，饮酒过多，怀热太盛，或寒折于经络，或湿犯于荣卫，因而血抟，遂成其咎，故使人血不能荣于外，气不能养于内，内外已失，渐渐消削。左先枯则右不能举，右先枯则左不能伸；上先枯则上不能制于下，下先枯则下不能克于上；中先枯则不能通疏。百证千状，皆失血也。其脉，**左手寸口脉结而不流利，或如断绝者是也**。

肉痹者，饮食不节，膏粱肥美之所为也。脾者，肉之本，脾气已失则肉不荣，肉不荣则肌肤不滑泽，肌肉不滑泽则腠理疏，则风寒暑湿之邪易为入，故久不治则为肉痹也。肉痹之状，其先能食而不能充悦，四肢缓而不收持者是也。**其右关脉举按皆无力，而往来涩者是也**。宜节饮食以调其脏，常起居以安其脾，然后依经补泻，以求其愈尔。

筋痹者，由怒叫无时，行步奔急，淫邪伤肝，肝失其气，因而寒热所客，久而不去，流入筋会，则使人筋急而不能行步舒缓也，故曰筋痹。宜活血以补肝，温气以养肾，然后服饵汤丸。治得其宜，即疾瘳已，不然则害人矣。其脉，**左关中弦急而数，浮沉有力者是也**。

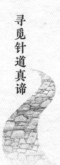

骨痹者，乃嗜欲不节伤于肾也。肾气内消，则不能关禁；不能关禁，则中上俱乱；中上俱乱，则三焦之气痞而不通；三焦痞而饮食不糟粕；饮食不糟粕，则精气日衰；精气日衰，则邪气妄入，邪气妄入，则上冲心舌；上冲心舌，则为不语；中犯脾胃，则为不充；下流腰膝，则为不遂；旁攻四肢，则为不仁。**寒在中则脉迟，热在中则脉数，风在中则脉浮，湿在中则脉濡，虚在中则脉滑。**

每一种痹证之症状，几乎可以涵盖身体大部分疾病，其中又以骨痹为最，骨痹几乎累及三焦病症。这也充分说明，通过症状叠加去推导病于何部难度相对较大，而每一种痹证的脉病部位相对单一，较为清晰。由《中藏经·五痹论》可知：

皮痹，其脉右寸口沉而迟涩者；

血痹，左手寸口脉结而不流利，或如断绝者是也；

肉痹，右关脉举按皆无力，而往来涩者是也；

筋痹，脉左关中弦急而数，浮沉有力者是也；

动脉壁属于筋的范畴，《灵枢·寒热病》曰"络脉治皮肤，分腠治肌肉，气口治筋脉，经腧治骨髓、五脏"。气口，即是动脉搏动之处，治之筋调气口，可知刺动脉壁是"治筋"，"筋"即是动脉壁，又肝主筋，可知肝主动脉壁。

骨痹，寒在中则脉迟，热在中则脉数，风在中则脉浮，湿在中则脉濡，虚在中则脉滑（笔者临床验证：**骨痹脉定位以双尺沉部定位**贴切）。

《脉经》之各部平人脉与《难经》菽位结合，方能称之为平人脉：

右寸肺脉，浮短涩，兼静缓为平人脉，其应动于 1~3 菽位，皮毛部；

左寸心脉，浮大而散，兼缓和为平人脉，其应动于 4~6 菽位；

右关脾脉，中部缓而大，且无他脉相杂，其当应动于 7~9 菽位；

左关肝脉，沉弦长而缓和，其应动于 10~12 菽位，与筋平（动脉壁属于筋，肝主筋，平于筋，12 菽重之异常搏动，可以刺神经干，可以刺动脉壁，动脉壁是神经末梢较密集处）。

双尺肾命门，沉滑和缓，举止有形，按之无形而不绝，应动于 13~15 菽位，与骨平。

应动处，即脉动最大处，脉之力感最显处。

以上为各部平人脉象，需深谙于心。熟知正常脉，才能快速体会到五痹脉。不论针药皆以此为平人脉。

若右寸肺脉，高于 1 菽位动，如洪大搏指于皮毛之外，则肺有余；若右寸脉应动低于 3 菽之下，则为肺不足，即皮痹。肺为浮中之浮，若太过和不及皆为病。

若右关脾脉，应动高于 7 菽，为有余；低于 9 菽，为不足。凡诊右关之脉，乃以不浮不沉居中为平人脉。

若右尺命门脉，出于 12 菽以上动，即为浮，为命门太过；如沉伏于骨为命门、三焦不足，或为积于右下。

如左寸心脉，上出于 3 菽，为心脏太过；低于 6 菽，是不及。太过、不及皆为病。

如左关肝脉，上出 10 菽为有余，或 6 菽 3 菽为太有余；低于筋以下为不足。

如左尺肾脉，上出于 13 之上为浮，隐入骨面为不足。

注意：太过和不及，一定要根据沉取时的有力、无力而定。任按为实，不任按为虚。

[临床应用]

临床诊脉时，可能会同时出现五痹脉中两种甚至两种以上脉象，如出现血痹脉（左手寸口脉结而不流利，或如断绝者是也），又有骨痹脉（寒在中则脉迟，热在中则脉数，风在中则脉浮，湿在中则脉濡，虚在中则脉滑）同时出现，怎么取舍？

方案一：先从尺脉调令其平和，尺脉平再调寸脉；

方案二：《难经》一脉十变之法，寻脉的根结，如左寸部沉涩而紧，此时是肾邪来犯，仍如上法调之；

方案三：各自与本部菽位比较，取变化最大者先调之。如右寸沉于 9 菽位，左寸亦沉于 9 菽位，按理气痹、血痹皆有，然肺之本部菽位脉在 3 菽，心在 6 菽，故肺部变化较大，先取刺皮之法，治气痹之后，再看脉的沉浮、静躁的变化，决定是否需要进一步刺络放血调整血痹。

经过以上比对之后逐一完成相应刺法，不可杂乱无章，一通乱刺。

笔者的启蒙恩师方中老先生家传针灸，自己研习古典针灸近 70 年，加

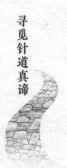

上几代人家传的经验，常常告诫笔者说：钉多木烂，针多气乱。笔者大学期间便一直随其左右，其临床善用《难经》五输穴，五行补泻，用针极少而精，临床见神乎其技的医案太多。

[五痹针法现代常用针具及针法]

1. 刺气痹，半刺法

半刺相似的刺法：江西民间传承的"挑娘"，擅长治疗各种小儿疾病，如小儿免疫系统、消化系统疾病，小儿长短腿、膝内翻、鸡胸、肋骨角外翻、外八字、内八字、足内翻等病症，效果极佳，我于数年前在江西鹰潭拜访过吴氏挑娘的传承人吴样娣，老人家年近九十岁仍然每天治疗各地的患儿数十人。每天她临床诊治，看似轻描淡写的挑治，却凝聚着几代人的经验，和自己近70年的体悟和坚持，让我心生敬意。

广西壮族的针挑疗法，临床用于各类疑难杂症的治疗，如挑膻中和肩胛骨内侧治疗循环系统疾病，对抑郁症亦有效；挑大椎、至阳穴治疗高血压；挑中脘以及胸椎治疗肝胆胃肠消化系统疾病；小腹、八髎等挑治治疗生殖系统和泌尿系统疾病，等等。

主要通过以下方法寻找针挑点：

（1）皮肤温度：通过手掌轻微抚摸，感受皮肤温度的异常点，或热或凉皆可调之。针刺目的，以半刺之法挑刺皮肤，令皮肤潮红发热。笔者见过擅长此刺法者，主要在八髎、小腹，快速半刺、毛刺治疗子宫肌瘤，月经不调，宫寒等。印象最深刻的是他治疗风寒感冒，脉浮紧无汗身体重痛者，在整个肩背部做大面积的快速半刺法，确实如拔毛状，可以做到针后汗出则愈，脉亦平和。

随着手机摄像头光学热敏元器件的改进，已经可以做到随身携带的红外线外接镜头，很直观的可以看到体表皮肤的温度，已有医生在临床上广泛使用，其医案涉及内外妇儿多种病症。治疗前，根据红外成像，找到皮肤温度的差异点，刺之后，再拍热成像照片，确有改变，且临床症状改善，甚至消失。

因此也证明，古人对寸口和尺肤的温度比较诊断，指导灸刺的治疗是确切可行的。而医生的手感需要练习，不要因为科技的替代，而忽略手指触觉灵敏度的训练。

体感，没有数据可言，却客观存在。

（2）色素沉着点，如体表皮肤的灰点、白点、褐色点，或者皮下微络细如发丝者，皆是针挑的反应点，以针挑刺，令其肤色趋向正常即可。具体可以阅读《针法穴道记》《痧胀玉衡》《绘图痧惊合璧》，恩师黄龙祥先生最为推崇《痧胀玉衡》。

（3）皮肤表面，毛发的顺逆，皮肤纹理的对称性，皮肤纹理的深浅以及瘢痕都是挑治时着重甄别的地方。

2. 刺血痹，络刺、经刺

血痹，脉已病，按理当刺经之大者。络可见，经不可见，脉病则经刺之。主要是深静脉放血，近代放血的名家王秀珍先生著有《中医刺血疗法》，有体表浅静脉的放血，也有不可见的深静脉刺血医案，值得细心研读。

刺络，取横行之结络，寻经之标本之间见横络者如黍米、如豆，可以尽取之。用三棱针，或者9号、12号的一次性注射针头。

3. 刺分肉，分刺法

毫针刺分肉治之寒痹。毫针，九针之灵也。毫针虽然是九针之一，却撑起针灸的大半边天。

4. 刺筋，恢刺法

现代的刃针、干针技术都是在此处进行治疗，主要寻找浅层和深层的筋膜结节进行松解。推荐任月林先生的《实用针刀医学治疗学》，以及神经敏化针刺的方法。

注意，刺筋勿伤肉，以现代医学的观点，看似最多最不要紧的"肉"，却是《黄帝内经》反复强调勿刺、勿伤的重点。

所以笔者个人体会，刺激筋脉和鞘膜时用钝针更好一些，可以增加筋膜刺激量，而不伤及肉。个人针刺筋、分肉时，喜用圆利针。

5. 刺骨痹，刺骨，输刺，短刺，焠刺

笔者临床所得刺骨针具，是粗1mm、长40mm的刃针，或者再粗一些。凡欲善其工，必先利其器。

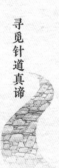

[五体刺法的临床医案]

案1. 气痹，半刺法医案

一女，年60，来时是夏天，穿棉背心，自诉背部恶风怕冷3年左右（因其丈夫在卫生系统工作，故来诊时神情语言傲慢，吃过很多中药，效果不明显，姑且针灸一试）。偶有头昏和肩膀疼痛，其脉双寸皆沉，气口九道脉诊治，寸脉如外，右关部浮，脉鼓。先解之皮痹，根据脉象，先针其腹部脾胃经以及任脉。发现胃脘部冷，且有微微汗出，以0.4mm的圆利针，快速挑刺中脘部如手掌大的区域，快速如拔毛状挑刺，待肉眼发现其皮肤发红，手扪之有热感遂停针。再转背面时，发现背部大汗出，病人自诉背部怕冷已经好转，再寻背部膀胱经触诊，发现其背心冷如掌大一片，确如仲景曰：心下有留饮，其人背寒如手大。再如前法调之，此人一次治疗后，症减六七成。二次来后，脉有转变，以麦粒灸灸中脘和膏肓而愈。再巩固灸法两次，后自己爱上针灸，去上老年大学学习针灸。

案2. 气痹，挑痧医案

男，45岁，口腔黏膜白斑确诊一年余，自诉因前一年吃烧烤之后发作，初期以为是简单的口腔溃疡，后发现慢慢扩大，伴有疼痛，严重时不能正常咀嚼，平时有胃脘部和两胁下胀满，只能吃流食。服用免疫治疗类药物半年无效来诊。脉象左关沉弦有陈瘀脉，两寸部皆低，先按陈瘀脉刺法刺其背部，脊柱相应夹脊穴寻压痛点，取圆利针刺激脊神经根鞘膜，针感传至两侧胁下，自诉有针感传入胃中，出针后左关尺皆由沉弦转向缓和，左寸沉好转，唯有右寸沉弦还在，于其肩胛骨内上角处寻得一个白点挑痧。取全新中号缝衣针，火烧消毒，皮肤局部消毒反复挑出白色细长如蚕丝的羊毛痧数十根，共粗如牙签状。二诊时口腔黏膜白斑去半，其脉好转，胃部无不适。仍如上次刺法。经过六次治疗基本痊愈。约三个月后吃烧烤后复发，是否有其他原因患者不明，诊时陈瘀脉有余，左关可见，问其生活习惯，熬夜、喝冰啤酒、吃烧烤。再如前法调之渐愈，嘱咐注意饮食。

案3. 血痹（刺血医案①）

一女，56岁，主动脉血管瘤，伴有主动脉夹层，血管破裂时导致主动脉瓣撕裂，手术治疗，置换主动脉瓣。但是自此以后，不能久行，久行后左手臂痛。其脉代，左寸沉散无力如欲绝状；查体两侧曲泽穴、神门穴，皆不能若一，右大于左。《灵枢·禁服》曰"代则取血络且饮药"。循其疼痛经脉于左手臂曲泽穴附近寻一瘀络，因其脉虚，用9号注射针头刺血，少出其血，血出如油，取0.12mm毫针刺曲泽、神门两处之经隧，顺血流方向入针，令患者缓吸气，急呼气。针刺后脉转平和，走路后手臂疼痛消失，另以汤药炙甘草汤加减与之。经过多次治疗后几乎没有症状，后来于冬天穿睡衣出去找狗受凉之后复发，见代脉，复如前法，观其脉症，随证治之，至今在维持治疗，没有不适。

案4. 血痹（刺血医案②）

男，33岁，银屑病复发。原来在肩背躯干部位，经局部刺血，兼刺夹脊穴脊神经分布节段，以圆利针恢刺治愈。此次是春节后复发，主要在两眉毛、印堂处，其脉沉取弦涩，浮部滑，寸脉沉涩。查肘窝和腘窝，以肘部尺泽穴瘀络明显，以12号无菌注射针头刺之，喷射出血量约200ml以上，一次治愈。

案5. 贯刺医案

女，产后，急性阑尾炎，因哺乳期，其夫妻二人与我素来相识，皆为三甲医院医生，不愿意吃药或手术，故前来试试针灸。当下症状：汗出，右下腹跳痛明显，腹股沟上方可触及条索样结节。以0.5mm×50mm圆利针贯透，且用手法使针体和结节充分摩擦；再循脾经阴陵泉下方寻皮下结筋点，贯刺手法同上，再压右下腹痛几乎消失；再根据寸口脉，五输穴五行生克之法，调之阴阳，痛基本消失。出两圆利针，换取0.25mm×40mm的毫针留针。嘱咐留针24小时，若明日不痛，不必来诊。翌日告知，已愈。

分刺法，以《难经》寸口脉、人迎气口脉、气口九道脉，选取病经气穴调之，贯穿整个临床。刺分肉，调胃气是毫针调脉的精髓。

案6. 筋痹医案①

男，藏族，年60余。2015年8月来诊。胃痛胃胀，烧灼痛，反酸，其脉左关浮弦鼓急（藏区此类脉象很多，盖因高脂饮食导致的肝胆郁热）。按脉当刺神经鞘膜，因脉鼓，当于任脉寻之，其位于胸骨下缘、巨阙穴处有明显压痛，取0.5mm×50mm的圆利针，垂直刺入，遇到明显搏动感时左右缓摇针体，针下无阻力乃继续刺之。忽然患者说，针下有如爆炸感，如太阳

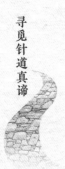

一般向此处发射，立刻出针，边出边摇大其孔。七日之后，我于那曲返回拉萨，患者来告知，胃已无不适。

此例刺激的是腹壁上神经节，又称太阳神经丛，是我临床治疗陈瘀脉在寸之下段、关之上半的主要区域。临床对心肺和肝胆胃肠病症都能起到非常好的效果，刺之时手感极为重要，遇到阻力需轻摇针体，慢慢调整方向，针尖下无阻力的时候才能继续入针，触及主动脉时可以用针稍微在动脉壁上按摩一下，因为大动脉壁属肝主，属于筋刺范畴。切记不能强行入针，不要强求针感。笔者在刺此穴时，能达到如此针感的不及一半，但是多能见效，此神经节解剖位置的个体差异很大。

案 7. 筋痹医案②

女，藏族，年 40 余。左少腹痛,在医院静脉滴注一周未果,来时不能直立,需要弯腰手抱腹状，病情极为痛苦。六脉弦数不鼓，左关脉陈瘀脉，令其腹部垫衣服俯卧，于腰部 L2 左横突处寻得压痛点，以 0.5mm×75mm 圆利针刺入，提前告诉她，若针感传达到小腹时，须示意告知。针入后麻胀至小腹，左右上下微微拨动神经干鞘膜，微滞针，留针约一小时，针松弛，出针，症消。

案 8. 骨痹案①

女，57 岁。右侧股外侧胀痛半年,尤其夜里睡觉时加剧,起床活动后减轻。诊其脉双尺脉浮滑，轻取即有，重按不绝，知其为骨痹。查体：患者髂后上棘有明显骨膜压痛，取 1.2mm×40mm 的针刀刺入骨面以下约 5mm，并左右摇动针柄，以开其孔，针感传至髋关节，再取股骨大转子刺骨一针，留针，待尺脉平和出针。出针时在没有离开骨质的时候左右撬动一下。翌日其儿子告知已愈。

案 9. 骨痹案②

男，51 岁，深圳人。右踝关节痛，春天来诊。踝关节痛时跺脚反而好转，其间去香港找膏药贴之，贴之后反而疼痛加剧。初来之时，我用关节透刺、横络刺血等法治疗效果甚微。翌日来之后，再诊查局部，再次重复治疗，仍然无效。第三次来诊，仔细查体筋膜结缔组织尚好，病人的一句话提醒我，他说夜里痛加重，痛的感觉和牙痛非常相似（静息痛），跳痛，起床活动后可以减轻。我当时诊断应该是骨内压高导致，需要刺骨，当时还没有刺骨针具，遂取 12 号注射针头，从右踝关节下方找骨膜压痛点，局部严格消毒，注射器针头刺入之后用力向深处旋转，钻破骨膜（以至于出针之后在针头的空中能发现骨性物质残渣，我特意手捻之，确认是骨组织无疑）。嘱其不要洗澡，注意伤口，防止感染。翌日来诊，说病痛去六成，不影响睡眠。继刺以前法，再寻骨皮质压痛点刺骨。两次刺骨之后只有刺骨处伤口隐痛，踝关节胀痛跳痛感消失。至此开始留意刺骨痹的重要性。

五痹的治疗仍然属于《灵枢》解结的范畴，此后还需调阴阳，脉平缓和者，其病当自愈。

有些患者阴阳相荣，在解结之后，邪气出，虽然未调阴阳，脉亦转平和。

但对于阴阳不相荣，体质较差，如久病或老人，解结之后，还须以毫针"引"阴阳。即所谓：先解结，再调阴阳。

二五、陈瘀脉刺法

问曰：脉有残贼，何谓也？师曰：脉有弦、紧、浮、滑、沉、涩，此六脉名曰残贼，能为诸脉作病也。　　　　　　　　　　（《伤寒论》卷一）

此六脉知气血状态和虚实，笔者由此入脉法之门，遣药用针，谨遵补不足、损有余之原则，奉为金科玉律。因为长期注重指下动态力感的呈现，对血管壁、血管外围的结缔组织等固定的实质性物体的体会，知之甚少，可以说曾经一度是盲区。

黄帝曰：五脏者，所以藏精神魂魄者也；六腑者，所以受水谷而行化物者也。其气内干五脏，而外络肢节。其浮气之不循经者，为卫气；其精气之行于经者，为营气。阴阳相随，外内相贯，如环之无端。（《灵枢·卫气》）

经脉者，所以行血气而营阴阳，濡筋骨，利关节者也。卫气者，所以温分肉，充皮肤，肥腠理，司关合者也。　　　　　　　　　　（《灵枢·本藏》）

病常自汗出者，此为荣气和，荣气和者，外不谐，以卫气不共荣气谐和故尔。以荣行脉中，卫行脉外。　　　　　　　　　　（《伤寒论》卷三）

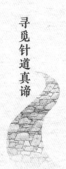
寻觅针道真谛

卫者……循皮肤之中，分肉之间，熏于肓膜，散于胸腹。

(《素问·痹论》)

由上可知，血管外之筋膜、结缔组织是卫气循行之处，故血管壁以及筋膜结缔组织的物理形态，以及是否畅通，是否有损，对卫气的传导影响很大，而卫气最终归于三焦-膜原之中，直接影响元气的盛衰。

由此可见，血管壁以及包裹其外的筋膜——经隧，也极为重要。

触摸陈瘀脉的心得，源于韦刃老先生的临床经验，韦老说陈瘀脉，多代表病人有陈年旧疾，或有隐疾，或有结节，或有肿瘤。

［陈瘀脉诊法］

于寸口（太渊脉动处）重压至骨膜，然后在骨膜平面的内外、上下捻按，感受筋膜结缔组织、双层动脉血管壁、骨膜表面这些实体组织在指下的感觉。如果可以触及如泥沙样颗粒或者纵向条索者即为陈瘀脉，稍用力病人即有酸胀或者疼痛等不适感。参见图11、图12。

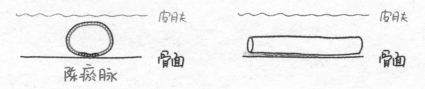

图 11　陈瘀脉横切面示意图　　　　　　图 12　陈瘀脉纵切面示意图

韦老善用一味药除陈瘀脉，其效如神。笔者依据先生所用之药的药理毒理、作用机制，以及服药后的脉象变化，经过大量临床实践，得出如下结论：

1. 刺激神经鞘膜，如夹脊穴的脊神经根鞘膜，或神经干鞘膜，或者神经节鞘膜，如星状神经节，即类似于现代神经敏化类的针法。

切记：针刺不可以刺破鞘膜，伤及神经，如果病人出现电击感，说明刺之深度或力度太过，已刺破鞘膜。刺中鞘膜，应如蚁行感，酸胀走串感，针体应尽量触及摩擦鞘膜，而不刺破鞘膜，可以用圆利针在鞘膜做弹拨状。

具体刺法心得：想象神经是一根包绕胶皮的金属电线，针尖在胶皮上滑动、刮动、弹拨，但不可以刺穿胶皮。若碰到金属线，说明刺之力太过。需要左右手协同，右手控制针的深度，不可太深，也不可以太浅，力度刚好让针紧贴鞘膜，不进不退。同时左手通过拿捏或挤按皮肤和软组织，做前后左右的摆动，针尖摆动频率和患者心跳频率越接近越好。刺主动脉壁则无需此手法。

2. 交感神经募集相对集中的主动脉壁上，如人迎动脉、主动脉弓、腹主动脉、股动脉、腘动脉，如刺激神经鞘膜一样，切不可刺太过，让针体尽量穿梭于动脉鞘膜或外壁，让大动脉自身的搏动去摩擦针体——互参于《调经论》刺经隧的手法。刺动脉，宜用毫针。

临床使用方法：主要根据寸口脉全息定位，某部有陈瘀脉，便在于寸口脉对应全息的身体部位，寻找大动脉，或脊神经根、外周神经干，以上法刺之。寸口脉之气血脉动可以全息于全身气血，故与卫气筋膜结缔组织也全息于全身。

［临床医案］

案1.

女，35岁，产后抑郁症，胸闷气短，易怒，胃胀，背痛。自诉肋骨下缘如有带状物捆紧感，不能穿内衣，吸气不深，故气急而短。

其陈瘀脉在左侧寸口，左寸为心，当以浮大散为正常脉。寸部全息于人体上部，陈瘀脉在左，故病亦在左。

故于左侧第6颈椎横突前结节，寻到压痛点，以左手食指中指于颈动脉和气管之间押开刺道，食指中指之间的间隙，刚好卡住颈椎横突前结节，且深达结节前骨面处固定不动，右手持针刺入，待针达骨面时，患者针感为胀重感，左右手上下左右随其脉动频率摆动，其针感渐渐放射至后肩胛骨，并有蚁行感爬至胃部，当即胸闷愈，如带束缚感消失，吸气可达小腹。再诊其陈瘀脉明显柔和，陈瘀脉部的压痛减约半数。患者再诊，判若两人，两次治疗后无症状。患者要求再针一次巩固疗效。

其丈夫偷偷告诉我，患者回去之后在厕所哭了一个小时，痛哭时伴有强烈呕吐。

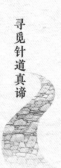

寻觅针道真谛

临床遇到三例女性抑郁症患者，针完此处后痛哭，哭完之后，心情舒畅，特此录之。针后痛哭和呕吐效果更佳，盖因情绪得以宣泄，或因痛哭和呕吐改变了膈肌、胸廓、颈背部肌肉的筋膜张力，恢复原本正常的筋膜结构状态，因而诸症皆消。故呼吸运动模式、心脏区域的能量代谢和辐射恢复正常，随之对应寸口脉的气血状态转为冲和。其机制与用吐法一致，吐法不但驱除邪气，在呕吐的过程中，亦是膈肌按摩内脏和颈胸廓整体肌群自我调节的过程。

案2.

男，40岁左右，藏族。左膝关节内侧痛，病程不详。不能蹲，看他走路步态和表情明显有疼痛感。当患者露出膝关节痛处时，我看到很多针孔，还有几个大大的灸疤。因为语言不通，大概是描述病情和曾经的治疗方案。

其脉沉弦滑，陈瘀脉见条索状于左侧尺部，用力压其陈瘀脉脉上，见其双眉紧锁。令其卧位，查体：左下腹压痛，但是压到股管时，其表情痛剧，并有屈膝屈髋动作受限。

取粗0.35mm、长7寸针，由股管下方，透过股动脉和股神经之间，贯通最痛点，指向小腹痛的方向，其间让另一人站其旁，他用手指出针感的位置，在臀部至腘窝，此时针刺点应在腰丛神经处。针向同一个方向旋转滞针，令气行，并微微做回拔状（此人为实证当泻，故做微滞回拔状；若为虚人当微滞后做推入状），针感强烈，并留针，待其针自然松动时出针（针微滞到其自然松解，是气已过关节的表现，如果针仍然处于滞的状态，此时出针则效果差）。起床后，痛若失。

凡见陈瘀脉位于寸口何部，便于其全息对应身体处寻大动脉壁或神经鞘膜之独动、独痛等处刺之，针的深度、力度、手法需要谨慎，正如古人所说：目无外视，手如握虎，心无内慕，如待贵人。

用此针法，一定要熟悉解剖。如有条件，潜心研习一下教材《麻醉解剖学》，其中对针刺入路、体表定位等细节介绍非常详尽，如有机会多多向麻醉科医生请教。

二六、刺髓

病大风，骨节重，须眉堕，名曰大风，刺肌肉为故，汗出百日，刺骨髓，汗出百日，凡二百日，须眉生而止针。 （《素问·长刺节论》）

笔者在针刺初期，只刺气穴、取络脉刺血；渐渐发现动脉可以刺血，动脉壁更可以刺。现在看来，看似绝对的禁刺——动脉，却是古人刺之最多的部位。骨可以刺，脏腑可以刺，甚至"髓"也可以刺。

读到《素问·长刺节论》大风刺骨髓之时，回想起在南京读大学期间，曾经拜访过的一位老医生，是我大学同学的爷爷张克家老先生，先生擅长针刺治疗精神分裂症，一生治疗精神分裂症患者高达 30 万人次，曾受周总理亲自接见和宴请。笔者经常去学习，老人家将治疗精神分裂症之经验悉数相传：哑门、陶道、无名（T2 棘突下凹陷中）、大椎，以此四穴为主，配合疏风化痰、宁心安神育气血的穴位。但是对大椎、无名穴的针刺深度要求极高，需刺到硬脊膜下方，病人出现四肢抽搐现象方可。

根据针刺后的病人反应，可能是刺激到脊髓硬脊膜之下，方可出现的症状。然而在笔者所接受的教育中，所得到的信息，此法是绝对禁止的。故一直非常疑惑，更不敢轻易尝试。

或有异议：此处刺骨髓，并非脊髓。恰恰在研读《黄帝内经》的过程中，再次关注到刺髓的描述。那么看看古人对"髓"的解释：

刺脊间中髓，为伛。 （《素问·刺禁》）

骨者，髓之府。 （《素问·脉要精微论》）

诸髓者皆属于脑。 （《素问·五脏生成》）

此处之"髓"当是脊髓。脊髓在古人看来，只不过与"骨髓"无异。

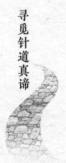

笔者虽然有幸得老人家传授，但是他当时年事已高，近九十岁，不再临床诊治病人，未得见其刺髓的手法，是一大憾事（本书成稿之时，询问同学，得知先生已仙去，但愿此刺髓篇是对老人家最好的悼念）。但我相信，能在某一个部位重复几十万次的操作，能感受到穿透硬脊膜点刺软脊膜或刺激脊髓是完全可以做到的（现在麻醉科的医生，几乎都可以做到，准确感知突破

硬脊膜的针感）。

笔者很多针刺的体表定位、患者的体位、针刺的手感等，都得益于几位麻醉科医生的倾囊相授。尤其是刺星状神经节和脊神经根，对于麻醉科医生来说，如探囊取物一般。

笔者第一次刺脊髓的体验：

一日驾车在省道上，看前车都在刹车避让某物，故留意一下，看到一只被撞伤的小狗，无助地翘着头，躺在马路中央，因车速较快，看清楚状况时已从旁边通过，但是笔者爱人放心不下，嘱咐从前方掉头，回到伤狗身边，将狗抱至路边，发现其大小便失禁，口吐白沫，呼气急促，遂马上微信视频联系笔者的弟弟（动物外科医生），他诊断为内脏出血，脊髓损伤，当时下肢完全软瘫。我把它抱到路边，只能希望它死得不会太痛苦和恐惧而已。诊其股动脉，有脉律不齐，持续把脉观察十分钟后，发现脉象反见平息，瞳孔无散大，但呼吸仍急促。恰好有三支毫针散落在车上，在其骨盆棘突的连线与脊柱的交点上方（不知何穴），寻一大凹陷，沿脊柱间隙深刺约 3cm（狗的体型非常小，大约 3kg，刺到脊髓无疑）；另一针刺入相当于人类的哑门处，刺较浅，约 1.5cm，此时狗的下肢有抽动；再取一支针，从侧面刺在脊柱前缘与内脏之间的间隙膜原中，针入后微微滞针，回拔，微微抖动，狗的下肢活动次数明显增加，下肢功能在持续恢复。

大约针刺一个小时，联系宠物店的止血药物送达，蝮蛇血凝酶，分别在针刺部位皮下注射，共注射半支，约 1ml。约一个半小时，恰遇其在山上种植果园的主人经过，遂告知原委，把针平刺于皮下，令抱回家，留针至自然掉落为止，并留下电话。翌日询问，其主人告知已经进食，且可以走动；再两日询问，告知已可以满山跑动。

非常遗憾的是当今人的脊髓损伤，在急性期的时候已经不可能再选择中医治疗。而笔者本书中写到的镇江沈宝铭先生最擅脊髓损伤急性期的非手术治疗（见本书第三七、三八篇）。

笔者云南的恩师，曾经跟随治马的兽医学一方，之后用于治疗白血病；笔者曾在广西柳州学接骨术，师父本来就是一名兽医，治起病来人畜无分；河北有父子二人擅长接骨，治疗骨关节痛病，非常出名，本来就是家传治疗骨伤的兽医；细小病毒，是狗特有的瘟疫，死亡率极高，笔者弟弟以《伤寒论》《温病条辨》辨证施治，治愈率高达90%以上，曾经一年治疗二十余例，皆活；笔者善用经方的恩师以控涎丹加味，治愈过小狗的卵巢肿瘤，以瓜蒂散治愈过狗的肺炎。

恩师黄龙祥先生让笔者读过《痊骥通玄论》，其中记载大量关于诊脉刺脉的经验。可见当时兽医典籍，对诊疗一体，诊脉和刺脉的贯彻度，远远超过很多中医典籍的记载。

二七、五输穴之五行生克平脉法

经言：虚者补之，实者泻之，不实不虚，以经取之，何谓也？然：虚者补其母，实者泻其子，当先补之，然后泻之。不实不虚，以经取之者，是正经自生病，不中他邪也，当自取其经，故言以经取之。(《难经·六十九难》)

经言：东方实，西方虚；泻南方，补北方，何谓也？然：金、木、水、火、土，当更相平。东方木也，西方金也。木欲实，金当平之；火欲实，水当平之；土欲实，木当平之；金欲实，火当平之；水欲实，土当平之。东方肝也，则知肝实；西方肺也，则知肺虚。泻南方火，补北方水。南方火，火者，木之子也；北方水，水者，木之母也。水胜火。子能令母实，母能令子虚，故泻火补水，欲令金不得平木也。经曰：不能治其虚，何问其余，此之谓也。

(《难经·七十五难》)

《十变》又言：阴井木，阳井金；阴荥火，阳荥水；阴俞土，阳俞木；阴经金，阳经火；阴合水，阳合土。阴阳皆不同，其意何也？然：是刚柔之事也。阴井乙木，阳井庚金。阳井庚，庚者，乙之刚也；阴井乙，乙者，庚之柔也。乙为木，故言阴井木也；庚为金，故言阳井金也。余皆仿此。

(《难经·六十四难》)

此是用五行相生论补泻。实为太过，太过之时，泻其子；虚为不足，不足之时，补其母。阴阳经五输的五行属性有不同，补泻时需要依据脉的沉浮

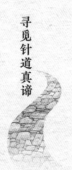

寻觅针道真谛

决定阴阳。浮为阳，沉为阴。此处所说刚柔又合五门十变配穴，可以细参《古典针灸大家周左宇医道精要》一书，其中有详解。

曰：脉有阴盛阳虚，阳盛阴虚，何谓也？然：**浮**之损小，沉之实大，故曰阴盛**阳**虚。**沉**之损小，浮之实大，故曰阳盛**阴**虚。是阴阳虚实之意也。

(《难经·六难》)

由上面《难经》经文，知调平寸口脉的关键：

1. 有力、无力辨虚实。

2. 浮为阳，沉为阴。阴阳互生、互克，以与本部的菽位比较知沉浮。

寸口脉五行和菽位：

左寸为火（心，小肠 4~6 菽与脉平），左关为木（肝，胆 10~12 菽与筋平），左尺为水（肾，膀胱 13~15 菽）；

右寸为金（肺，大肠 1~3 菽），右关为土（脾，胃 7~9 菽），右尺命门火（三焦，心包 13~15 菽）。

如左关动在筋 12 菽之下为沉，为阴；若沉而有力为阴木太过，沉而无力，为阴木不足。动在 10 菽之上为浮，浮而有力为阳木太过，浮而无力，阳木不足。余皆仿此，脉动的层次必须和本部的菽位比较才能定沉浮。

3. 以五输穴的五行生克，以"生"补不足，以"克"损有余。

4. 实则泻其子：母子同实，可泻其子。比如左尺有力水太过，左关**木**也太过，此时可以取木经的穴位泻之；若木（左关）不实，不可以取木经穴泻之，只能取肾经木穴泻之。

5. 虚则补其母：母子同虚，取母经之穴补之。如右寸金不足，左尺脉水也虚，此时可以确定肾虚，取肺经的经渠穴补不足。若左尺不足，右寸不虚，则不取肺经，只取本经金穴。

[临床应用细则]

1. 虚则补其母，**母子同虚，方定子虚**。因母子同虚，故可以补母生子。如：

右寸（金）不足，右关土也不足，可以补土生金；

右寸浮（阳金），阳金不足，当取阴土，脾经土补之；

右寸沉（阴金），阴金不足，取阳土，胃经土穴补之。

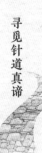

2. 实则泻其子，**母子同实，方定母实**，泻其子，以泻母实。如：

左尺水实，左关木也实，可以泻木，以达泻水太过之症；

左尺浮（阳水），取肝经（阴木）泻之水太过；

左尺沉（阴水），取胆经（阳木）泻之，泻水太过。

3. 某部独大

浮大为阳：①补克我之阴经之本经本穴；②泻我生之阴经之本经本穴；③泻本经子穴。

如独左（木）关浮（阳）而实：①取克我之阴经的本经本穴补之，即取肺经（阴金）补之，肺经本经本穴为经渠穴（金中之金）；②取我生之阴经的本经本穴泻之，即取心包经（阴火），本经本穴劳宫穴（用火用相火，君火不可妄动）；③泻本经子穴，胆经五行属性火穴。

沉大为阴：①补克我之阳经之本经本穴；②泻我生之阳经之本经本穴；③泻本经之子穴。

如独左关（木）沉（阴）实：①补克我之阳经的本经本穴，即手阳明大肠经之五行属性金穴；②泻我生之阳经的本经本穴，即手太阳小肠经之五行属性火穴；③泻本经之子穴，取肝经五行属性火者。余皆仿此。

4. 某部独弱

浮（阳）弱：①补本经母穴；②补生我之阴经的本经本穴；③泻克我之阴经的本经本穴。

如左关（木）浮（阳）弱：①补本经母穴，取胆经五行属性水穴；②补生我之阴经（肾水），取肾经五行属性水穴；③泻克我之阴经（肺金），取肺经五行属性金穴。

沉（阴）弱：①补本经母穴；②补生我之阳经的本经本穴；③泻克我之阳经的本经本穴。

如左关（木）沉（阴）无力：①补肝经（木）之水穴；②补生我之阳经的本经本穴，取膀胱经五行属性水穴；③泻克我之阳经的本经本穴，取手阳明大肠经五行属性金穴。

5. 母不生子，只取两针

①取子经，母穴；②取母经，子穴。

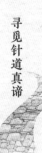
寻觅针道真谛

如左尺（水）母盛，不能生左关（木），子弱：取肝经（子经），水穴——取子经，母穴；取肾经（母经），木穴——取母经，子穴。

6. 子盗母气，子强母弱，只取一针

取克子之经的本经本穴。如左关实，左尺弱，即木旺水亏，当取金克木，平之木旺；同时金也生水，补水不足。

相克之时，必须阴阳属性相异；生，阴阳属性可以相同。

以上皆笔者根据启蒙恩师方中先生临床经验所做的整合和总结，我取大意谨录之。恩师针灸临床近 70 年，一直在参悟古典针灸，尤其是《难经》五输穴生克补泻的用法，以调寸口脉浮中沉、寸关尺的平与不平。

方师认为："克"是"生"的源头，"不克"则无以"化生"。所以在上述 1~6 条中，若调之脉无变化时，需要着眼于——阴阳"克"的取穴。用"克"之时，阴阳属性必须相反，取"生"之时可阴阳属性相同。

笔者有一亦师亦友的兄长黄晓晨先生，善以五输穴调寸口脉，尊其应允，公布其临床的感悟如下（此是兄长十年前口述，保存于笔记中，为保持原貌，谨录之）：

寸口脉左右互通，平寸口脉法。先分别取左右力感最大处（左右各取大部，其关系非生即克）：

如左右相克

① 左关浮大（阳木），右关浮大（阳土），木克土，此时只取阴火一穴即可，心包经火穴。即：阳木 - 阴火 - 阳土，此循环建立，可平左右关脉；

② 左关浮大（阳木），右关沉大（阴土），先取阴火本经本穴，再取阳土本经本穴。即：阳木生阴火，阴火生阳土，阳土助阴土，以致脉平。左右关皆沉实大，阴木，阴土，取三焦相火之火穴。即：阴木生阳火，阳火生阴土；

③ 左关沉大（阴木），右关浮动（阳土），三焦火穴，脾经土穴。即取：阴木生阳火，阳火生阴土，阴土助右关浮动之阳土。

左右最大脉感两部相生者

如左寸沉大（母），右关沉大（子为阴土），取之（阳金）大肠经之金穴；左寸沉大，右关浮大（子为阳土），取（阴金）肺之金穴。

左右相生时，只看"子"沉浮定阴阳即可。"子"阳，取其所生之阴；"子"阴，取其所生之阳。

（注：黄晓晨先生定沉浮的方法，首先感知整个脉管的高度找出脉管中心线的位置。脉动的最明显部位，在中心线的上方为浮，在中心线下方为沉。详见先生的《五行脉针》一书。）

[本间祥白之"内伤四针"法]

独弱之脉：①补母经，本经本穴；②补本经母穴；③泻克我之经，本经本穴；④泻本经克我之穴。

仍然以肝经为例：左关，木不足。补母经，本经本穴——补肾经水穴（阴谷）；补本母穴——补肝经水穴（曲泉）。

泻克我之经，本经本穴——泻肺经金穴经渠；泻本经克我之穴——肝经金穴（中封）。

独大之脉：①补克我之经，本经本穴；②补本经，克我之穴；③泻子经，本经本穴；④泻本经子穴。

如左关实大为例，木太过：补克我之经，本经本穴——肺经金穴（经渠）；补本经，克我之穴——肝经之金穴（中封）。

泻子经，本经本穴——心经（少府）；泻本经子穴——肝经火穴（行间）。

母不生子：取子经，母穴；取母经，子穴。

如左尺盛（水），左关不足（木），子弱：取肝经（子经），水穴——取子经，母穴；取肾经（母经），木穴——取母经，子穴。

本间祥白的内伤四针法，简洁明了，很多擅长毫针调脉的同仁用之，反馈临床用针效果颇佳。但其中似乎缺乏阴阳互根、互克、互生的应用。

再论阴阳："克"必须阴阳属性相异，"生"可同性相取。

《难经·六十四难》关于阴阳五输五行互克、互生之佐证：

阴经经穴中井—木、荥—火、俞—土、经—金、合—水；而阳经经穴井—金、荥—水、俞—木、经—火、合—土。

正是阴阳性质不同，才会有如此分别。阴经之井穴为乙木，即阴性之木；阳性之井穴为庚金，为阳性之金。如此则阴阳始能调和。阳金克阴木。（详

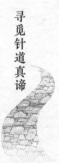

见五门十变，化合规律，此不赘述！）

此说在临床上必有某些特别意义，就像经脉有阴阳、五行之分，经穴不只分五行，也有阴阳分别。

根据笔者的临床经验，得知以下几种情形：

左尺中之肾脉沉虚，要补阴谷穴（水），若只如此肾脉无法显出时，须补足三里穴（阳土），肾脉（阴水）趋向平。

将各经治疗经穴记载如下：

肝虚（阴木不足）——大敦（本经本穴）+ 大肠经的商阳（阳金穴）。"克"必须阴阳各异。以下皆仿此。

心虚（阴火不足）——劳宫（本经本穴）+ 膀胱经的通谷（阳水穴），可再取肝经木穴生之，取"生"者可以阴阳相同。以下皆仿此。

脾虚（阴土不足）——太白（本经本穴）+ 胆的临泣（阳木穴）。

肺虚（阴金不足）——经渠（本经本穴）+ 小肠经的阳谷穴（阳火穴）。

肾虚（阴水不足）——阴谷（本经本穴）+ 胃经的三里穴（阳土穴）。

——以上脉诊各部之脉为沉虚的状态。

若是沉实，即是——细则 3 之沉实之法，取之相克者，必须阴阳属性相异。

同理于浮脉，以阳经不足，取之阴。如：右关浮虚，阳土胃不足，取之阴木肝经的木穴。余皆仿此，同于阴阳相异方可互"克"，"克"才能"生"。

善用五腧穴之另一脉，明朝传至朝鲜的——舍岩道人针灸要诀，不依切诊平脉为要，以症和望诊以定五行，应用五腧穴补泻。其应用五腧穴的技巧也可借鉴以平脉。

引本间祥白内伤四针，舍岩针法，可取长补短，以深谙五行克生补泻。

[临床医案]

案 1.

患者男，43 岁，头昏，胸闷乏力来诊。西医诊断，迷走神经性心律失常。

查体：独以左寸脉沉无力。沉为阴，取之阳。

膻中穴、紫宫穴上下寻络，刺血；取之心包经木穴中冲，胆经木穴足临泣，补。泻膀胱经，水穴，通谷穴。

针后，寸脉渐出，症状去大半，后巩固治疗 5 次。

案 2.

女，胃脘痛。自诉昨日吃醉生蟹，夜里即感觉胃脘嘈杂不适，喝生姜红糖水不减，前来就诊。

其寸口脉，左关浮弦而鼓（其动于筋 12 菽之上），左寸沉且不足，母不生子，此为胆（阳）木为病，且左三部同取大于右。

补阴金，取之肺金，补经渠穴（左）；泻心包经之火穴，劳宫（左）；泻胆经，火穴，阳辅（左）。

针后关脉浮弦转平和，寸脉沉弱好转，患者胃脘痛立减。

案 3.

女，35 岁，小腹痛，腰酸，下肢酸胀。西医确诊慢性盆腔炎。

诊其寸口，右寸沉不足（阴），左尺沉实（阴），此为子盗母气，补其母。

取胃经之足三里穴（阳土）穴，因为左尺沉至骨不绝，故刺足三里时，针刺至骨面，磨骨，病人自诉已无痛感，渐觉腹中松快（子盗母气，克其子，克子同时即生其母，如本案：金不足，肾水太过，取土克水，同时土也生金）。再泻肾经木穴涌泉。针后脉平，症消。

此案提示：五行生克时，考虑阴阳的同时，还应该考虑五行生克的整体循环。比如本案，不能把右寸不足，和左尺的沉实分离开治疗，需要在五行生克的整体中去综合思考，最终以足三里一穴，巧取枢机。

总结：临床通常不会出现单一脉位病变（独大、独弱容易调整）。往往是一处脉明显大，另一处明显弱，此时应该考虑两者之间的关系，此两处的关系必定是生或者是克，以左关木为例：左太过或不及，皆为木病。与其他五部的关系如下：右寸，金克木；右关，木克土；右尺，木生火（相火）；左寸，木生火（君火）；左尺，水生木。余皆仿此。

两部脉之间非生即克，查脉之阴阳虚实，灵活运用五行生克转化，一气周流的原理，"引"气血由太过之处流向不足之处——此是平脉的唯一宗旨。

不能孤立地去看待某一两部脉的变化，需要视"阴阳经五输五行生克"为一个"环"，而环的任一节段都是非生即克的关系。"生克"即是气血周流

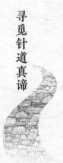

寻觅针道真谛

分布的动力源头。

取穴之左右选择方法：①根据寸口脉的三部同取、左右互比，取脉大一侧刺之。②将取的两侧穴位，双手分别触之，取之较为松软，空凹感明显的一侧刺之。中气穴者，针如游空巷，故取空而松者刺之。

二八、《难经》一脉十变与针灸应用

曰：一脉为十变者，何谓也？然：五邪刚柔相逢之意也。假令：心脉**急**甚者，肝邪干心也；心脉微急者，胆邪干小肠也；心脉大甚者，心邪自干心也；心脉微大者，小肠邪自干小肠也；心脉缓甚者，脾邪干心也；心脉微缓者，胃邪于小肠也；心脉涩甚者，肺邪干心也；心脉微涩者，大肠邪干小肠也；心脉沉甚者，肾邪干心也；心脉微沉者，膀胱邪干小肠也。五脏各有刚柔邪，故令一脉辄变为十也。

（《难经·十难》）

原文以左寸心脉为例论心脉被十邪来犯的脉变。

由本文可知：来犯之邪，同气相求。脏邪干脏，腑邪干腑。阴邪来入脏，肺邪干心，肾邪干心；阳邪入腑，大肠邪干小肠，膀胱邪干小肠。

五脏 / 腑为邪之脉（脉"甚"为脏，"不甚"为腑）：

心邪脉——大（浮洪大甚为心邪，洪大不甚为小肠邪）

肺邪脉——涩（短滞涩甚为肺邪，滞涩不甚为大肠邪）

脾邪脉——缓（缓濡甚为脾邪，缓濡不甚为胃邪）

肝邪脉——急（弦急甚为肝邪，弦急不甚为胆邪）

肾邪脉——沉（沉紧甚为肾邪，沉紧不甚为膀胱邪）

如以右关为例，弦急大为肝邪犯胃；沉紧甚为肾邪来犯胃；缓濡甚为脾邪自干；浮滑大甚为心火犯胃；滞涩甚为肺邪来犯。

[**临床体会**]

见某邪来犯某部时，需取本经穴，尤其是来犯之经的穴位治之。

如右关弦急甚，是肝邪来犯脾，需取脾经和肝经两经穴治之，尤其是肝经穴为主。若弦急不甚，为胆邪来犯胃，取之胆经穴，随其虚实补泻。

如左寸沉紧甚，是水气凌心，取肾经和心经穴，以及其相应表里的经络穴位刺之，兼取五输穴平寸口脉的刺法，结合《难经·六十七难》从阳引阴，从阴引阳。若沉紧不甚是膀胱经邪气来犯小肠，取之膀胱经穴，随其虚实补泻。余皆仿此。

> 曰：脉有阴盛阳虚，阳盛阴虚，何谓也？然：浮之损小，沉之
> 实大，故曰阴盛阳虚。沉之损小，浮之实大，故曰阳盛阴虚。是
> 阴阳虚实之意也。　　　　　　　　　　　　　　（《难经·六难》）

——此论脉，以浮为阳，以沉为阴。

> 曰：五脏募皆在阴，而俞在阳者，何谓也？然：阴病行阳，阳
> 病行阴。故令募在阴，俞在阳。　　　　　　（《难经·六十七难》）

——此论穴道。从阴治阳，从阳治阴。善刺者，从阳引阴，从阴引阳。

［关于背俞穴（阳）和募穴（阴）的使用］

脉浮（阳）缓太过为脾脏邪脉，当刺之**阴**（脾募穴章门）；浮缓不甚，刺胃募穴中脘。

脉沉（阴）缓太过，当刺之**阳**（脾俞穴）；沉缓不甚，胃俞穴。

脉浮（阳）弦急太过，为肝邪来伐，刺之**阴**（肝募穴期门）；脉浮弦不甚，为胆邪来犯，刺之胆募。脉沉（阴）弦急太过，刺之**阳**（肝背俞穴）；脉沉弦不甚，刺之胆俞穴。余皆仿此。

笔者临床依据浮沉定阴阳，临床使用疗效确切。

吾师友付嵩青先生，善之。依据《脉经》《三因极一》结合《难经》一脉十变法：

以左为人迎（阳），右为气口（阴），先比较左右关前一分的大小，取大一侧为病。若**右**关前一分大（阴），此时见缓甚，即为脾，取之阳，脾俞穴；若左关前一分大（阳），此时见弦急为肝，取之阴，肝募穴期门。

这是付先生多年前口述，笔者凭记忆，敬节录之（为还原《针经》笔记原貌，恐有误）。

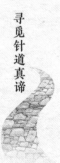

寻
觅
针
道
真
谛

现在再观摩付先生的医案，知其对《难经》的感悟，已不可同日而语，尤善用五输穴补泻结合四季王脉、五运六气用针，以毫针平寸口脉，已深得《难经》神韵。

临床使用细则：

按《黄帝内经》取独之法，确定"独动"之后，再体会独处的脉质和整体脉质合参，依据脉质判定"独动"之处是五脏何邪来犯。

依据沉浮，断阴阳，治之：从阳引阴，从阴引阳。

[临床医案]

患者男，46 岁，心慌心悸来诊。查体取独：左寸沉紧，此为水气凌心之候。取小肠经原穴补，肾经太溪泻之。针入后症减。再取俯卧位，麦粒灸心肾的背俞穴各九壮。自诉热感透达胸腔腹腔，起身后症皆消。

沉紧实，为阴邪所致沉太过，故取小肠经以助心经之阳气，再取肾经泻之阴邪。详论见本书"阴阳相引"篇关于阴阳相引的针刺设想。

小结：

（1）五脏邪脉，"甚"以应脏，"不甚"以应腑；

（2）从阴引阳，从阳引阴；

（3）浮为阳，沉为阴；

（4）募穴为阴，背俞穴为阳；

浮为阳，取之募穴；沉为阴，取之背俞穴。

二九、《难经》与《黄帝内经》刺之深浅

针阳者，卧针而刺之；刺阴者，先以左手摄按所针荣俞之处，气散乃内针。是谓刺荣无伤卫，刺卫无伤荣也。 　　　　　　（《难经·七十一难》）

各部脉的浮沉必须与本部的菽分位进行比较，才能知沉浮。沉者，取之相应部位的阳经，引之外行；浮者，取相应部位的阴经，引气入里。

脉浮，刺浅，或深得气浅留针；脉沉，刺深，或浅得气深留针。从阳引阴，从阴引阳。

［各部脉之沉浮的界定］

右寸肺脉，浮短涩，兼静缓为平人脉，其应动于 1~3 菽位，皮毛部；右寸动于 1 菽之上，为浮；动于 3 菽之下为沉。

左寸心脉，浮大而散，兼缓和为平人脉，其应动于 4~6 菽位；左寸动于 4 菽之上，为浮；动于 6 菽之下为沉。

右关脾脉，中部缓而大，且无他脉相杂，其当应动于 7~9 菽位；右关动于 7 菽之上，为浮；动于 9 菽之下为沉。

左关肝脉，沉弦长而缓和，其应动于 10~12 菽位，与筋平；左关动于 10 菽之上，为浮；动于 12 菽之下为沉。

左尺肾、右尺命门，沉滑和缓，举之有形，按之无形而不绝，应动于 13~15 菽位，与骨平。尺脉动于 13 菽之上，为浮；动于 15 菽之下为沉。

如何界定寸口脉整体脉势之沉浮：

三指同取，平人脉之动处以及平处，当于 9 菽之处。若 9 菽之上大于 9 菽之下，则为浮，反之为沉。

以上为局部和整体的平人脉象，必须深谙于心。熟知正常脉，才能快速体会脉之沉浮，以及五痹脉，不论针药皆以此为平人脉。

脉之虚实："虚"必是正气虚，"实"定是邪气实。以虚实，定补泻。

各部本位脉，需和本部的菽位吻合，不吻合称之为"动"，依据浮脉浅刺，沉脉深刺原则选择五体刺法相应者刺之，或依据寸口脉阴阳经五输五行生克补泻的原则取五输穴调平即可。

三指同取，若三部脉位同时下陷，或上凸时，则结合人迎气口脉、扁鹊阴阳脉法确定病经，刺时依据脉动的层次确定针刺的深度。若三部浮动于皮毛，刺相应病经的皮毛，或相关脏腑包膜；若三脉俱沉附骨之时，当刺相应病经的骨膜；若脉动于血脉部位时刺经；若动与筋平刺病经的动脉壁；若三指同取动于 9 菽分肉间是平脉。

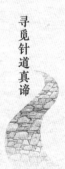

[关于《黄帝内经》针刺深浅]

凡刺之法，必察其形气。 　　　　　　　　　　（《灵枢·终始》）

刺肥人者，以秋冬之齐；刺瘦人者，以春夏之齐。

（《灵枢·终始》）

——胖瘦不一，刺之深浅不一。胖者深刺；瘦人浅刺。

瘦人者，皮薄色少，肉廉廉然，薄唇轻言，其血清气滑，易脱于气，易损于血，刺此者，浅而疾之。 　（《灵枢·逆顺肥瘦》）

刺布衣者，深以留之；刺大人者，微以徐之。

（《灵枢·根结》）

——布衣者，气血多实，深刺，燔针，焠针；大人者，多骨弱肌肤盛，故浅刺，或以药熨。

年质壮大，血气充盈，肤革坚固，因加以邪，刺此者，深而留之……婴儿者，其肉脆，血少气弱，刺此者，以毫针，浅刺而疾发针。 　　　　　　　　　　（《灵枢·逆顺肥瘦》）

——笔者临床，刺婴儿多以半刺法，针挑皮毛，快速浅刺不留针。

病痛者阴也……阴也，深刺之。病在上者阳也，病在下者阴也。痒者阳也，浅刺之。 　　　　　　　（《灵枢·终始》）

——须刺邪之所在，此处当仿上文《难经》菽分脉"动"之深浅。

甚者深刺之，间者浅刺之。 　　　（《灵枢·四时气》）

——重症邪盛，治疗以"刺结"祛邪为主，针刺宜深宜泻——募刺法，刺膏肓、膜原，刺之迫脏以除寒热之深居；轻证则宜浅刺，刺激量不必太大，如半刺法治疗脉浮紧之外感症。

夫病变化，浮沉深浅，不可胜穷，各在其处，病间者浅之，甚者深之，间者小之，甚者众之，随变而调气。

（《灵枢·卫气失常》）

——针刺的深浅，必以病邪所在的部位深浅决定。

诸急者多寒，缓者多热……是故刺急者，深内而久留之；刺缓者，浅内而疾发针，以去其热。 　（《灵枢·邪气脏腑病形》）

——急为"紧"脉，寒邪，刺且灸之；缓，为热邪，刺热者如手探汤。

寒热之病机，必须依赖脉来确定。

久病者邪气入深，刺此病者，深内而久留之。（《灵枢·终始》）

——外邪侵袭，迁延日久，入里痼着，故针刺祛病时宜深刺且留针；新病者，其病程短，邪气表浅，尚未入里，针刺时浅刺疾出即可祛邪外出。久病之人，病邪多入于深层之膜原为"积"，故募刺法，深刺膏肓，刺之迫脏，治疗日久顽疾。

病有浮沉，刺有浅深。　　　　　　　　　　　（《素问·刺要论》）

——此为针刺深浅的关键。若误刺则正如《灵枢·官针》所云："疾浅针深，内伤良肉，皮肤为痈；病深针浅，病气不泻，支为大脓。"

补须一方实，深取之，稀按其痏，以极出其邪气；一方虚，浅刺之，以养其脉。　　　　　　　　　　　（《灵枢·终始》）

——邪气盛则实，实证用深刺法，刺激脏腑筋膜内在正气，提高机体御邪能力将邪气驱出；虚证用浅刺法，激发表部之卫气，加强其固表，排邪之力。

［因四时针刺之深浅］

春气在毛，夏气在皮肤，秋气在分肉，冬气在筋骨。刺此病者，各以其时为齐。　　　　　　　　　　　　（《灵枢·终始》）

春夏者，阳气在上，人气亦在上，故当浅取之；秋冬者，阳气在下，人气亦在下，故当深取之。　　　　　　　　（《难经·七十难》）

浅深不得，反为大贼。　　　　　　　　　　　（《素问·刺要论》）

天人合一，故针刺深浅要与天地之阴阳相应，春夏季人气在表、在皮毛，邪气所中也浅，故针刺不宜深；秋冬季人气在里，于分肉、筋、骨，邪气入深，针刺亦深，方能中病邪。

然而，归根结底，邪气部位，仍然是需要脉"动"之沉浮来决定的。"诊脉"是临床成败的关键。浮"动"，则浅刺；沉"动"，深刺之。否则不中病邪，徒劳无益。

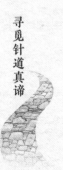

三○、《难经》《黄帝内经》寸口诊"独"法及其刺则

如独大，独小，独强，独弱，独浮，独沉，独如外，独如内，独潜，独腾，独弦，独紧，独滑，独涩，独坚，独陷，独热，独寒……

如上之所述《黄帝内经》以"动"一字概之。"动"，改动、变化之意。凡不与众同，即称之为"独"。遍诊法遵此，独取寸口脉诊亦然，虽然左右寸关尺六部脉，各为常脉时，其脉位、脉力、脉质存在差异。但若为平人脉，同侧寸关尺在9菽位上下，力度相差不大，且脉道应当平直。左右寸关尺互比也应如此，左右对应处力度大小当相仿！

是"动"则病，独处藏奸。凡此"动"处，皆是病邪所趋之使然。

1. 寸口脉位"独"：

若寸部独大，病于上焦"郁"太过，当"引气"至不足之处，或"追气"泻之；尺部独小，则肾和命门不足，当补之；

若1~6菽之界见紧者，为表寒；心肺主呼出，主表，主脉浮散之势，故1~6菽者为表；

10~15菽之地，见紧者，为里寒，沉紧者里寒。

肝肾主吸入，主里，主脉沉敛之势。

7~9菽，脾主息，为脾之谷气，胃气，缓和中正，居于呼吸之间，交泰阴阳。脾气主脉之缓而冲和，居于心肺浮力，肝肾沉力之间。

心肺主浮势，主气出，主升。肺动于1~3菽，应于皮毛；若右寸肺脉，在3菽之下动甚，即称之为肺脉沉，如鼓脉，积在阴，可于任脉上段泻之；不鼓脉，病在气不足，不足则以毫针引气至，可以灸督脉的上段；或者毫针刺右侧头面部之气口，补经隧。临床以人迎经隧、面动脉经隧、鼻翼旁小动脉能速效。

肝肾主沉力，主气入，主降。如尺脉10菽之上，力感大于10菽之下，称之为尺脉浮，若鼓，可于任脉的下端泻而治之；或沉于15菽之下，此为附骨脉，以当泻之任脉之下段。

如左关，肝属，其动当与筋平，反此则为"动"。肝脉之动在 12 菽之下，为沉，脉不鼓，则取之督脉中段；肝脉动于筋面之上，为浮，且鼓者，取之募穴，或任脉的中段，刺之可令脉平。

2. 寸口脉道"独"：

脉道内移，心腹有积，取之募。（《素问·脉要精微论》《四海同春》合参）

如右关内移，刺之脾之募穴；若鼓，刺之任脉中段。如在中脘上下寻结解之，或深刺（须两侧同，则病在中）。

如右寸内移，刺肺之募穴；若内移而脉鼓，刺任脉之上段。

脉道外移，主热，刺之背俞穴，或督脉。

如左关外移，泻胆之背俞穴；不鼓脉，可刺督脉中段。

《太素脉》一道家秘本中载有：脉道之外侧缘，候督脉；脉道之内侧候任脉，结合《黄帝内经》全息，寸、关、尺分别对应任督的上中下三段，膈肌之上为上，膈肌以下至肚脐之左右为中，肚脐以下为对应的任督脉的下段。

用上述之法，查何处独动，可立知任督脉的相应病段，根据脉的虚实补之泻之，以令脉平则愈。

气口九道脉，不但观察内外移行，还应观察脉道的上腾和下潜，所谓上腾，即是脉管整个上抬，导致脉动部高于本部脉的菽位。如左寸为心，当动于 3~6 菽为最大，若左寸的最大动处低于 6 菽之下，即曰左寸沉，用针用药升提之即可。上腾者为阴，下潜者为阳。临床也可以此对应于任督，上腾应于任脉，下潜者应于督脉。

［关于取菽位脉之力感，在同一个人身上的参照物］

肺应于皮毛，故手触及汗毛根部时的力度，是此人的 3 菽重。

心主脉，6 菽重，约以手扪及此人手背表层血络，感受到浅表静脉血管形态清晰的时候，这种力感，约是此人的 6 菽重。若左寸 6 菽之下力反大，可知为左寸沉，此时可以取督脉的上段灸刺之；若左寸至骨脉力感最大，不鼓，则刺督脉上段的骨膜、骨质，鼓脉刺胸骨；若寸沉至筋脉力感最大，则

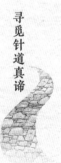

寻觅针道真谛

刺督脉的上段筋，"筋"如刺激脊神经鞘膜。但凡见陈瘀脉者，也是如此刺法。

同理，如左关为肝，其脉当弦长且与筋平，若其动处位于筋面之下，按至筋面到骨面的过程力感不减反增，此为肝脉沉，肝经邪气实，应当刺骨治之。

肝脉沉浮的把握最简单，先把中指指腹置于筋之平面，感受脉力，若下移时力增加为沉；上抬力感增加为浮。沉则刺骨，浮则刺血络出血，浮至3菽者，刺其包膜。

脉道的内外移行，上下潜腾，结合《黄帝内经》《难经》全息，取独，菽位，纵横交错定位于针刺的部位和深浅。

临床先定位布指，三指先每一指置于脉动最明显的点，然后三指腹需保证在同一个水平面上，渐渐由皮毛至骨，感受每一指下力感的变化。布指很重要，防止脉道内外移行影响力感。

三指同取在9菽位的时候，寸关尺当相等，此时接近平脉，若有明显某一指的太过或不及，此处即是独处。

心肺主浮，若心肺脉浮于本部，且鼓，是心肺之邪气太过；若不鼓，说明肝肾下潜收藏之势不足。

如心肺沉，不鼓，说明心肺浮力不足，心肺之气不足；若沉潜有力，说明肝肾邪气实，潜藏太过，如水气凌心（可参看本书"《难经》一脉十变与针灸应用"篇）。

同理于肝肾，肝肾浮而鼓，则是心肺邪气实来犯肝肾所致；肝肾浮而不鼓，说明肝肾不足，不能纳气。

肝肾沉鼓，则说明肝肾邪气实，潜藏太过；沉而不鼓，说明心肺之气不足，不能提升肝肾之气。

以上总体治则：刺邪，泻其有余；引谷气至，补其不足！

浮沉上下之间，全依赖于脾气的冲和，若脾气虚则脉躁，胃气绝则升降无以制约，所谓真脏脉。

以上寸口脉的"独"，凡周身气口的"不与众同"亦为"独"，凡独处，即可刺之。详见刺动脉法，此不赘述。

三一、脉之当下，独处藏奸——临床成败医案之感悟

《黄帝内经》《难经》皆反复强调取"独"，然而初期的理解只是简单地认为——病邪藏于独动处相应的经络脏腑等部位；未曾以动态、"当下"之病邪所在去体会。"独处藏奸"——即"当下"邪气至。直到遇到下面这个病人时，才重新结合以往的经验，真正思考这个问题。

一女，研究生在读，盆腔炎4年，小腹、腰骶部酸胀疼痛，每天24小时持续疼痛不减。

初诊：其寸口脉两尺部独大而鼓实，知其病邪在任脉的下段，故而在脐下腹部的深层寻到一个结节——坚动痛的点，针入之后针感如蚁行至病灶处，或者告知如有某物在小腹游走，走遍每一个病处；同时兼取一针太溪，左侧脉动稍大，故泻其左侧太溪。留针两个小时，其针感渐渐消失，出针之后疼痛减大半。

次日来诊，见双关独大郁动而鼓，兼有陈瘀脉感。凭脉诊断，其病邪当下正在任脉中段。因为时隔只有一天，第一次治疗时肚脐之上并未见压痛和明显的搏动点。但是当下的脉感，确是病在任脉中段的病邪郁积。遂于肚脐以上约一寸偏左侧5分的位置寻得一个异常搏**动**、压**痛**点。取长针，刺之**痛坚动**处，针入之后，针感又行至病灶处，留针一个小时左右，出针。疼痛4年的盆腔炎已无任何不适。患者无法相信，便问道：先前针灸治疗过多次，而且主要也是针刺腹部，而且每次腹部都扎很多针，您扎的这两个地方都扎过，而且不止一次地扎过，为什么原来没效，现在您每次只扎一针，而且两次症状就消失了？

我竟然无言以对。为什么同一个穴位，同一种长针，同一种刺法，为什么彼时无效，此时有效？因为这句话，让我对"取独"和"当下"及"刺邪气出"有了不同的见解，在此非常感谢这个病人。

思之良久，若有所悟：彼时针之不效，针入之时，邪气不在针下，针未中邪气之所聚，故邪气不散。因为周身气血的运动，邪气在体内的位置亦随

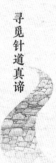

之改变。若想知道邪气当下所聚之处，必依赖于脉象当下独动之处。脉者，气血之先见也。

简而言之：诊脉取独——刺邪之当下——邪气散，谷气至而病愈。

凡刺之属，三刺至谷气，邪僻妄合，阴阳易居，逆顺相反，沉浮异处，四时不得，稽留淫泆，须针而去。故一刺则阳邪出，再刺则阴邪出，三刺则谷气至，谷气至而止。所谓谷气至者，已补而实，已泻而虚，故以知谷气至也。邪气独去者，阴与阳未能调而病知愈也。 （《灵枢·终始》）

此是对刺邪气出的最精细描述，邪气稽留体内，随阴阳气血运行而发生变化，针刺之时需刺中当下邪气之稽留之处，邪气才能出，邪气散而谷气可至。

自古有据可循之医家，善为此者，莫过于**仓公**——淳于意，其医案，皆以脉之当下取独，凡药一两味，凡针一两处，而效如桴鼓。

再后者许胤宗能心领神会，其云：医者意也，在人思虑。又脉候幽微，苦其难别，意之可解，口莫能宣。且古人名手，唯是别脉，脉既精别，然后识病，夫病之于药，有正相当者，唯须单用一味，直攻彼病，药力既纯，病即立愈。今人不能别脉，莫识病源，以情臆度，多安药味，譬之于猎，未知兔所，多发人马，空地遮围，或冀一人偶然逢也，如此疗疾，不亦疏乎！假令一药偶然当病，复共他药味相和，君臣相制，气势不行，所以难瘥，谅由于此（《旧唐书》）。可谓字字珠玑，笔者临床用针用药皆遵此训。

"取独" 而明 **"当下"** 即是——**机道**。

知机道者，不可挂以发；不知机道者，叩之不发。

（《素问·离合真邪论》）

以脉之"独动"，知当下病机，及邪气之所聚，再以针直刺其"结"，"解结"——解病气之所结。

《黄帝内经》的治疗原则必须是先解结，而后调阴阳。所谓"解结"，可以是解瘀络，可以是解结筋，可以是刺骨痹，可以是解皮痹，可以是分肉之"沫"。解结之后，毫针引阴阳以平为期。

临床确有很多疾病，在解结之后脉即平和，而此时未用毫针引阴阳。确如经言："邪气独去者，阴与阳未能调而病知愈也"（《灵枢·终始》）。

凡此类之"结"，一定是"邪气当下"的"结处"。刺之才能邪出，谷气至，脉转平和。故曰：邪独去，谷气至，脉和，未调阴阳而病已愈。

凡将用针，必先诊脉，一言而终。如果不依脉诊作为治疗之司南，用针用药，即是空地遮围，劳而无功。即使偶尔效，也是"偶然逢也"，如此疗疾，不亦疏乎？

若想做到"效如桴鼓""若风之吹云，明若见苍天"，必须诊脉取独——刺邪之当下——邪气散，谷气至而病愈。

［脉"动"之当下与刺邪］

脉者，气血之先见也，亦是"邪气"之先见。若是为"积"，为病邪入里太久，其痛多不可移，其脉沉细附骨，此类脉很难在当下产生巨大变化，久病陈瘀之脉，须多次刺之，脉才能渐渐好转。

若是"聚"，其痛可移，邪气随气血的变化在经络脏腑中移行，故刺其"独"处，脉容易产生变化。如初来之时在尺部郁动，随着气血的运行，须臾可能发生变化，此时定位膀胱经，以子午流注观念，下一时辰即是小肠经的当令，再下一时辰为肾经，所以临床之时，必须以当下脉确立用针的部位。

留针之后 28~30 分钟，若见脉之"独"处有改变，或转向他经，或由中焦向上下焦转移，本来尺部滑动，刺之后尺部平息；再诊其脉，关部又郁动，需出针，再刺关部郁动对应的经络穴位。一处脉"独"，刺之调平，须臾又见其它"独"脉，此种现象，临床经常出现，那么如何确定初次刺独是否有效？——邪气出，谷气至，脉缓和。（初刺之"独"，须臾虽有再"独"，但整体脉质趋向缓和）

不管根据脉判断邪在何处，只要准确用穴调整，其邪气一定衰，谷气必有所至，脉必由"躁"转"静"。脉见谷气至而冲和，痛虽未减，其病必衰。《黄帝内经》中反复强调"脉和"——"谷气至"，以此作为判断临床治疗是否有效的唯一标准。

若用很多极端的针刺手法，大刺激量，提高人体疼痛阈值，确实可以当下止痛，但此类患者，"脉"多会体现出更躁急现象，虽然当时痛止，但隔一两日必再发作，甚至更剧烈，或有某处疼痛消失，又出现其他症状，皆是因为治症而不调脉，不问虚实，犯虚虚实实之过。

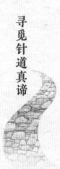

寻觅针道真谛

大部分肢体疼痛是人体的自我保护机制，比如关节错缝、筋出槽的疼痛，此类疼痛都是身体在禁止错误的关节运动模式，因此无痛未必就好。笔者在藏区见过很多藏民，用止痛剂治疗膝关节痛，痛虽止，但是一两年之后疼痛加剧，核磁共振多显示半月板严重磨损，甚至消失。每次遇到这样的患者，笔者都会详细问诊曾经做过的治疗，无一例外——止痛。

若病人气已大虚，取大针刺之，强刺激，**泻之**，此为"**虚虚**"，**医家大忌**；同理，本为实证，反以毫针或艾灸补之，病亦剧。如筋急为寒，当以艾灸药熨等与之，若以大针强通之，徒伤正气，亦必引邪入里；脉缓为热，当刺血，反灸之，亦加剧。

针刺邪气"当下"之积聚，必依"当下"之脉虚实，补之泻之，方能使邪气出，谷气至。脉"和"是判断治疗是否有效的唯一标准，而不是症状消失。

临床善调脉的医者必有如下经验：

初持脉，若关部"独"，引气之后，其关平和，病症多有减轻。再体会其脉，可能又出现尺部脉的沉紧之寒象，再以针灸调之。如此二、三回合治疗，寸口脉的整体才会出现"平人脉"，病减大半，或痊愈。亦有不减者，比如重疾，虽然当下脉转平和，不可能立刻病愈，但脉和，症虽未减，病必衰去。

临床大部分的患者都会出现某处"独动"，留针之后，脉"躁"虽减，见"静"，却见他处"独"，须出针后，再刺他穴平之。

临床调脉，犹如剥洋葱，一层一层剥出根源，一不小心剥出眼泪。所谓"眼泪"——即犯"虚虚实实"之过。下面是两例印象非常深的败案：

一例，股骨头坏死，男，71岁，脉阴阳俱不足，当予甘味之药，笔者不予针灸。但是因股骨头坏死针刺治愈的患者介绍来诊，强烈要求大针刺之。无奈刺之，当即晕针，汗出，面色苍白，晕厥，小便失禁。

另一例，男，80余岁，突发坐骨神经痛。因为有亲属关系，笔者心中焦急，未经思考，与其腰骶部寻结节，以大针解之，以大针通关节。针前不能站立，针后可以步行，病人甚喜，笔者也开心，可以交差。不想第二日，疼痛加剧，卧床不能起身，平卧改变体位都很困难，无奈叫急救车送至医院检查，L1~S1不同程度的膨出突出，因为年龄太大，不予手术，只能保守治疗。经过一周左右手法和物理治疗，几乎无效，无奈笔者再去治疗。此人的脉，笔者一向非常清楚，双弦分裂脉，是元气大虚之脉，但是因病发紧急，只求当下减轻症状，犯"虚虚"之过，明知体虚，反取大针，医家大忌。

再诊方：二十年左右野山参一支约10g、三七3g、肉桂10g、制马钱子1g，共为末，每服0.3g，不计次数，频频含服，若自感肌肉有颤动即停半日，颤动消失如前法继服。再取0.12mm的毫针，取其脉口不足处，揩摩经隧补之，且灸之。三日后来诊，脉缓和，寸口脉之虚损好转，来时自述针后第二天已去参加战友聚会。

3月后，因家中琐事，上下楼梯（老人家军人出身，行事风格风风火火，遇事亲力亲为），遂复发再次来诊。吃一堑，长一智，以小针补之脉口经隧不足之处，3~5次治愈。

教训有二：

（1）年岁已高，对误治反应强烈，而年轻人即便误治，反应不大，因为阴阳互根紧密。而老人，阴阳互根已浅，颤颤巍巍，阴阳相吸之力已衰，误引阴阳，则阴阳不能自复。

（2）医者切不可急于求效，不可求针入病消，当以脉平为期。如经言：病三日，一日愈；病九日，三日愈。

三二、如何训练取独手感

临床如何能够快速感知"独"，确定病脉，需要上下左右纵横互参。

以下我个人经验参考：

先是在七八岁左右健康且体态匀称的儿童身上去感受正常脉感，上下左右互比，体会正常状态下周身脉口的大小比例，以及静和清的感觉。

尤其是健康儿童与老人或重病患者，脉感强烈反差，最能让人体会何谓有胃气，何谓有神的手感，躁和静，清与浊，也了然于心。

再慢慢转换至健康成年人；再到病人，体会病时何脉，不病时何脉；再到确定某经络已病时气口脉感，与其他未病经络气口的脉感。

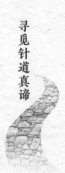

如此反复练习，感受标本脉动、十二原脉动、人迎脉口、三部九候脉动、遍布全身脉口。

只有明白正常脉态，才能感知独脉，取独才能确定治疗方向。**没有诊独，没有治疗。**

再者，如经所言，不厌其烦，反反复复强调医者守神，恬淡虚无，手是心的延续。把脉之时，即便做不到古人要求的守神状态，但医者最起码做到呼吸均匀，尽量不要有太多想法，这样心和手能慢慢相合。把脉如此，古人练拳、练剑，皆是如此。凡援术入道，最后皆归于身心合一。

有长期"内观"体会的人会发现，外在的眼、耳、鼻、舌、身之视、听、嗅、味、触觉都与内在的"心"若即若离。若处于"自觉"的状态，才能体会，"看"不是靠眼睛，"听"不是靠耳朵，"触"不是靠手（身体），而是身心内外如一。也只有处于"止息，守神，自觉"的状态才能身心合一，如此手感才能更清晰更敏锐。身心内外合一，并非阻断内外联系，相反身体的每一个感官都比平常状态更加敏感。一旦有阻断和摒除外界干扰的想法，此时便有内外分别，真正的干扰亦随之而来。当如《血脉论》所言"动而无所动"，是真守神，守静笃。

指导笔者禅修的恩师，每次闭关之前，都会苦口婆心地告诫：第一，不要想得到；第二，不要分别；第三，一切如是。

把脉也是如此，千万不要刻意寻找独脉，千万不要刻意去分别，而是心身不做任何主观判断地去感知。体感是通过无数次实践，慢慢才能完善到合一守神的要求。

古人以"候"字于脉前，值得深思，其来不可逢，其往不可追，静观花开花落，云卷云舒。

三三、循"病应"刺之

"病应"包括异常脉"动"、筋急、结筋、压痛或按之快然处等。

[**揣穴**]

1. 阿是穴、天应穴，按之多有剧痛，或者异常结节伴有酸胀感。现代西方徒手疗法，谓之筋膜触发点、扳机点。中医谓之结筋。

2. 反阿是穴，即按住此处之后，则病痛消失——按已，刺，不已，上下求之。即按某处之后，病灶疼痛消失，则刺之；若未消退，则再寻之。

[**具体使用方法**]

若某处疼痛不适，或肢体、或内脏，依脉或症，知病经之所在，寻将刺处，或是脉动点，或是结筋点，等等，可见多个，如:a 点 ~b 点 ~c 点，等等；此时一一按之，按压时询问病灶处的症状是否减轻，取按压之后，病灶处疼痛减轻最多的穴位刺之。

《黄帝内经》谓之"以痛为腧"。揣穴的过程亦是诊脉的过程，经言：凡将用针，必先诊脉。笔者认为：一为诊脉口；二为诊经脉、络脉、经隧、经筋。

揣穴的过程，即是治疗的过程，也是验证寸口脉等脉法诊断是否正确的过程，如果在揣穴的过程中，症状和脉象都没有变化，说明诊断可能有误。

如一个患者的脉弦急，当按其肚脐左下，看是否有异常脉动压痛，同时需按足五里、太冲、期门、膻中、百会，查是否有痛感以验之。若痛感明显，脉法相应，脏腑吻合。在揣穴的过程中，患者的症状得到相应改善，同时寸口脉的弦急也应该转缓和。

若穴揣之，无压痛，脉象和体征都没有改变，说明初时对寸口脉的诊断有误，此弦急可能是少阳之乍大小，乍长短，或因为心脏邪脉的洪大（但素体虚脉细）故而显示类似弦急之象，笔者在临床上会以揣穴的方式验之。

五脏邪脉与肚脐周围的异常搏动多能一一对应，再以相应经络的脉口、郄穴、络穴、募穴一一验证，若能多处相吻合，则刺之多能针入病去。笔者临床以脉诊和经络循诊相结合，屡试不爽。

揣穴不只是压痛，亦有不痛，但见皮下怒张横行之浮络，或皮肤色素沉着，皮肤的纹理异常（如瘢痕，纹理不对称或中断等），或皮下筋膜滑动不利者，以手按之或提拉其皮肤可令症状减轻，凡此类也是治疗的关键部位。

在揣穴的过程中，应该**按压**和**提捏**两个方向的力都尝试。有些是按压时症

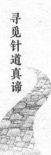

状减轻，针刺时应滞筋膜之后下压；若提捏时症状减轻，应滞针之后上提筋膜。

针药之道，易学难精。用针，尤贵少而精。针药之核心都应该是诊疗一体，若诊断不能直接指导针刺用药，即诊断毫无意义。

《针经》之诊疗一体即是，上下相应，左右若一。揣穴也是诊疗一体的重要环节。如按期门痛，考虑肝的问题；肝的问题也应该按压期门。如此相互佐证，简单明了，诊断处，即治疗处。

诊脉口，诊经络，诊寸口脉，诊腹脉，三阴三阳脉，循经查体等应该相互验证。

恩师常言：经典必须推敲、验证。疑惑生，始有悟。古人治学之思维即是如此，经典中有些诊疗体系，大部分都是某一时代的经验推导所得，有些古人已经充分验证，有些尚未验证，需要后学完善。

三四、遍诊法之病灶触诊

"凡将用针，必先诊脉"（《灵枢·九针十二原》），此诊脉，包括：①诊全身的脉口，取独动者调之；②循经遍诊：审、循、扪、切、按。

循、扪、切、按的过程，也是治疗的过程，在某条经络上的手法诊断时，如确定某个点为治疗点，先体会切按此点之后，标本脉动的变化，转缓和者，可确认为治疗点无疑。

《伤寒杂病论》曰："欲知病源，当凭脉变；欲知病变，先揣其本。"同理要想知道脉口变化的原因，须先揣穴，查看是否有"结"，若有结当先解结。循经揣穴时，脉口的搏动也会相应变化。

可做如下简述：经络有结，导致脉变异常；揣中穴之时，脉之异常也会转向缓和，或躁急的程度当有减轻。

在反应点部位上，用手指推一推有阻滞感，用手指重按时有肿硬感，且伴有刺痛感，或特异的酸胀感。刺激这些点后再去感受，独"动"处的脉之变化。

以上是遍诊法的常规思维，由脉独动巡查"异动"点。

某处疾病，导致某处脉动的异常——人体做出如此反应，一定是自救的过程，此脉口的搏动一定在向外释放或者接受某种称之为"气"的能量和信息以自愈。所以诊断的脉口也是治疗点。

逆向思维，可以做出如下诊断：刺激病灶点，观察瞬间身体的应激反应，寻查异常动点。

［病灶"切按"与"望审"结合］

因此加强病变处刺激，出现某一个应激反应动作，或独动点，或者一个筋经筋膜链张力增高，这个应激点即是治疗点。

如胃痛患者，一手由轻到重，慢慢下压胃脘痛处，患者即出现屈髋，屈膝，或握拳，或嘴角抽动等反应，而此类反应性动作一定是身体在规避损伤和自我保护的动作，往往这些表面看似无意识的动作，恰恰是效果极佳的治疗点。

如轻轻切按胃痛处，握拳首先出现，考虑合谷，或其上下手阳明经的穴位；如足踝伸屈考虑胃经跃阳脉，或其上下；若屈髋挛缩状，首先刺冲门穴，或其上下穴位；若头后仰考虑胃的背俞穴。先定大体位置，再进一步细诊。

［病灶点的"切""扪"］

比如外膝眼处疼痛，一手轻轻触及痛处，另一手于其上下左右揣于体表，感受手下有明显筋膜收缩和紧张处，即考虑此处为治疗点；也可以在运动状态下完成：刺激痛点时运动，或以抗阻运动诱发疼痛，观察整体筋膜张力的变化，取异常处刺之。

扪及手下部位与经筋的走行大多有一致性，或者用一手切按病灶，另一手先扪及病灶所在的经筋，再扪及其环抱一周的闭合筋膜包裹区段。

如胃痛，一手在切按痛点时，另一手先触及足阳明经筋循行之上下，再扪及包绕整个躯干的横切面筋膜。如出现明显的筋膜应力增加，即明显"动"，则此"动"处就是治疗点无疑。

尤其是腹部触诊，双手探测腹部内脏器官筋膜的相互牵张而引起的慢性炎症，或者消化系统、泌尿生殖系统、消化系统的功能失常，极为有效。

具体细节如下：双手整体触及腹部，一手至于病灶或压痛点，另一手整

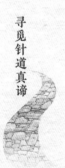

个腹部上下左右游离，需双手协同切按扪寻。尤其在任脉、冲脉、带脉，以及相应脏腑募穴处出现阳性点的可能性最大。医者查体的手，深浅起伏要和患者的呼吸相应。

正常腹部的手感：按之无碍，呼吸相随，不紧不松，绵柔不空，此是元气充足之象。即按之腹部无包块高张力点，随着患者的呼吸运动有相应起伏，腹部筋肉的纹理循行方向以及筋膜张力没有紊乱，脏腑与脏腑之间的间隙没有明显粘连感，柔软如棉，按之不竭不革，不硬不痛无异动。

注意：在查体切按、扪寻之前，要求患者放松，医生的手温度不可太低，用力不可太急促，一定要绵长柔软发力。

可先在身体健康体型匀称的儿童腹部练习，细心体会腹软如棉，元气充足的质感。

[临床医案]

案1.

女，43岁，上下楼梯时左膝关节内侧痛，局部有刺络拔罐后的痕迹，患者站立位放松，以手切诊其痛处，缓缓用力，其表现右侧耸肩，查体右肩关节前后肌群：①中后斜角肌之间发现结节，以圆利针松解；②右天柱穴附近压痛，圆利针松解；③右肩胛骨内上缘压痛，松解。治疗后，再爬楼梯，膝关节已不痛。

案2.

男，33岁，柔道教练员。左膝关节不能发力，无痛感，躺下直腿，研磨髌骨有摩擦感，伴有疼痛，左手按其髌骨，右手扪及腹股沟韧带处有明显抽动抵触感，在皮下筋膜寻痛点浮针扫散。治疗后压痛点消，膝关节不适消失。

案3.

女，28岁，产后小腹痛，痛点在肚脐正下方。左手按之，发现小腹无包块，无抵触感，轻微压痛，左手切于肚脐下方的病灶时，右手在肚脐左下方发现明显牵张感，且有硬结，深度较深，取长刺募刺，针入后，针感传至痛点留针。患者说有一股气在针下至病痛处来回旋转，大约5~10分钟循行结束。出针后，脐下痛感消失。

长针的入针一定要注意押手和刺手的配合，同时和患者的呼吸合拍，针下有阻力则停，待针下无阻力，刺道出现时慢慢推进，时刻感受针下的感觉非常重要，否则患者会有剧痛感，针刺效果也差。经曰："中气穴，则针游于巷"（《灵枢·邪气脏腑病形》）。

三五、解结调阴阳之逆向思维

用针者，必先察其经络之实虚，切而循之，按而弹之，视其应动者，乃后取之而下之。六经调者，谓之不病……一经上实下虚而不通者，此必有横络盛加于大经，令之不通，视而泻之，此所谓解结也。

（《灵枢·刺节真邪》）

凡治病，必先去其血，乃去其所苦，伺其所欲，然后泻有余，补不足。

（《素问·血气形志》）

先解结，再"引"阴阳，是古典针灸的重要的治疗原则。泻有余，补不足，即"引"太过之处，趋向不足之处。

当用针治病时，当先诊脉，定病经，寻其"横络"所结之处，刺之出血，再调病经的阴阳，此为正向，为王道。

如头痛：若诊脉知其为膀胱经痛，可于后头到足之间寻横络刺之出血。如脉诊无误，其头痛当减轻；再"引"其阴阳。此为正向思维。

[逆向思维]

仍以头痛为例，若不精于脉诊，或脉诊误判病经，寻得膀胱经横络刺血无效。此时再寻，若见阳陵泉有横络，刺之出血后，头痛减，知其病经在少阳经。故需再"引"少阳经的阴阳。

若阳陵泉刺血后，头痛仍然未减。再查，在曲泉附近又见一结络，刺之出血，患者疼痛渐减，知是病在肝经之上实下虚，当引之肝经的阴阳，以毫针引气，调之阴阳。

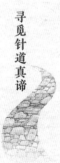

以刺结络除瘀，引出的治疗效果，判断疾病，是否在所刺之经络，再引其阴阳，此为逆向。"引"阴阳：即查体其（手足一体）标本脉口虚实、起止，或五行生克之法皆可。

笔者在未完善诊疗体系之前，常用此法做试探性治疗。但是在病脉之结不在浅静脉之"横络"，而在深部动静脉之"经"的时候，此法欠佳。因深动静脉刺血痛苦较大，不可轻易试探治疗。

此法，实为亡羊补牢之法，不得已而为之。

若想减少患者因治疗而起的痛苦，一矢中的，还需谨遵——凡将用针，必先诊脉的原则。

三六、解结与脉

《灵枢》关于解结，大意是解"浮络"之结，即体表浅静脉的曲张处。审视标本之间经络循行的路线，见"横络"加于"经遂"所循行之处（标本根结之间），此横络谓之结。又以"揣穴"之法，探知皮下筋膜的结筋、经筋、腠理，包括内脏包膜。

再解"邪气结"——**经曰**："三刺则谷气至……邪气独去者,阴与阳未能调,而病知愈也"（《灵枢·终始》）。

［临床解结之细则］

1. 刺皮痹解结：某部脉（除右寸肺脉）脉动于 1~3 菽时，此当刺皮毛部之结，或者对应脏腑包膜。可寻皮肤异常纹路刺之，瘢痕、毛发之顺逆冲突处，皮肤颜色异常色素沉着处，皮下毛脉紫红色者，皮肤之寒热滑涩，皮纹之突然中断不连续处（此法尤其适合颈部的纹理望诊刺法）。

2. 刺血痹解结：怒张的体表静脉，此是心主。某部脉动于 4~6 菽（除左寸心脉），静脉回流受阻之时刺之，按压静脉曲张处，其血管无弹性，静脉壁薄，其状如黍凸出。络刺，浅静脉刺血。

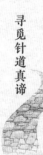

3. 刺肉痹解结：皮下分肉中之"沫"。某部脉动于 7~9 菽（除右关脾脉）。《灵枢·周痹》曰："风寒湿气，客于外分肉之间，迫切而为沫。"此是分肉间的结筋，或如条索，或如椭圆状，受寒则痛剧。

4. 刺动脉壁之结筋：某部脉动于 10~12 菽者（除左关肝脉）。动脉壁属于筋的范畴，《灵枢·寒热病》曰："络脉治皮肤，分腠治肌肉，气口治筋脉，经输治骨髓五脏。"

气口，即是动脉搏动之处，治之筋调气口，可知刺动脉壁是"治筋"，"筋"即是动脉壁。又肝主筋，又可知肝主动脉壁。肝主筋，结筋时，应当考虑深静脉刺血。

5. 刺骨解结：某部脉动于 13~15 菽者（除去双尺）。重按至骨膜，寻找骨面的压痛点，可感受到骨表面的骨皮质有凸出不平，如胸骨、枕骨粗隆、棘突、髂后上棘、尾骨、股骨大转子、腓骨小头、胫骨粗隆、跟骨等（X 光片下多于骨质中见有椭圆形黑影空腔，多是骨内压高所致）。

[五痹脉]

皮痹，其脉右手寸口沉而迟涩者；

血痹，左手寸口脉结而不流利，或如断绝者是也；

肉痹，右关脉举按皆无力，而往来涩者是也；

筋痹，脉左关中弦急而数，浮沉有力者是也；

骨痹，寒在中则脉迟，热在中则脉数，风在中则脉浮，湿在中则脉濡，虚在中则脉滑。其中骨痹定位笔者认为以双尺定位贴切。

[临床使用]

先以《难经》菽分脉与《中藏经》五痹脉合参，以确定"结"于皮、血、分肉、筋、骨的何处；

同时以《黄帝内经》寸口全息定位法，在人体相应部位节段寻结节刺之；

再据脉的浮沉、内外移行分阴阳。

注：上述用法，也可先取独动之后，以全息定位身体何处刺结，可结合内外移行，浮沉合阴阳，鼓脉寻任冲，不鼓脉应督脉，再根据其动的层次，

确定"结"于五体之何处，以确定刺之何痹。

[临床医案]

案 1.

男，56 岁，肩背痛，后头痛，头昏，背部僵硬近 3 年，经过多种治疗无效。

查体：双寸皆沉至骨，鼓而不绝。按此脉，可知为刺骨之范畴，因为寸口全息应于身体之上，又因其脉鼓而不绝，当是积于阴。遂于胸骨柄和胸骨体按循，果然觅得一剧痛点，以 1.2mm×40mm 的刃针快速刺到骨面，然后向下按压的同时在针刃的平面上做小幅度摇摆，针之刺破胸骨第一层骨皮质下方即出针（切记不可太用力，以防刺穿整个胸骨）。在针孔处拔罐放血，出黑血几十毫升。此患者一次愈。

后来遇此脉，用刺胸骨之法，治好过乳腺肉芽肿、顽固性哮喘、心绞痛等多例。前提是符合骨痹的脉，以及对应全息于寸部。

案 2.

女，46 岁，藏族，心慌易惊吓，后头痛，目胀，两侧肩胛骨内侧缘皆紧而酸痛。

查体：双关郁动而鼓，筋层脉弦而急动甚，可知当刺动脉壁解筋痹，双关全息应于中部，故取腹主动脉的痛坚动处，以长针刺之，微转滞针，针感传到肩背，同时取肝经的络穴刺之。留针 30 分钟，双关脉平和，诸症皆消。唯有目胀感少许，次日再刺腹脉，兼印堂一针摩骨，症消。

第一次主要调双关弦急动以应腹主动脉，没有调寸脉的至骨而动，次日刺骨印堂之压痛处，脉平症消，两次愈。

此类医案很多，当时笔者尚未贯通《难经》菽分脉、《黄帝内经》全息脉，以及《中藏经》五痹脉与五体刺法。故每次治疗只挑一主脉调之，以便于脉-针-症的相互对比，以判断针刺脉、调脉的方向是否正确，进而揣摩古典针灸的路在何方！

笔者很多临床调脉的体会都源于此法——每次针灸只取一两针，调一主脉，再观察邪气出否？谷气至否？部分脉平之后的症状改善情况。这也非常得益在藏区的大量实践，因语言不通，恰恰使我走向"诊脉—刺脉—平脉"

这种直接朴实的古典针灸"诊疗一体"之路。

也许这就是：种瓜得瓜，种豆得豆吧。一个干净的善念，最终解开了自己的迷茫。自此大可不必把义诊当成是救世主那般伟大，而是真正从内心感激曾治疗过的每一个病人，因为从他们那里得到了印证自我的机会。

三七、针刺寒热补泻手法

刺实须其虚者，留针阴气隆至，乃去针也；刺虚须其实者，阳气隆至，针下热乃去针也。

（《素问·针解》）

针下温热感为补，针下凉感为泻。

此补泻法，得益于擅长骨科外伤的沈宝铭老先生。沈老告知，接骨的补泻秘密在于温和凉。沈老擅长手法接骨，如高位截瘫等，效果如神。（详见"针灸治疗骨折与烫伤——同感嫁接"篇）

手法的温凉补泻和《灵枢》针感的补泻不谋而合。笔者一直琢磨温凉补泻的问题，最终还是回到了分肉、筋膜的刺激方式。

以往一些病人，在针灸的时候，往往会自发地出现温热和凉感的传导。这样的病人效果确实会很好，但是这种针刺传导、温凉感觉却可遇不可求。

烧山火、透天凉手法，又非一日之功可达成。所以笔者临床时，经过反复的参阅借鉴擅长以针刺手法补泻的前辈经验，得出如下临床操作方法，虽不能尽如人意，但尚可用之。

温——针触及筋膜，未穿透筋膜时，顺时针旋转，略感滞针时，持针微微下压，留针。此时针感多为温。

凉——针触及筋膜，逆时针滞针，轻轻回拔，不可回拔太多，否则筋膜脱离针体，则无针感，亦无效（**注意**：温补、凉泻手法的整个过程要轻柔，针尖不要穿刺破或脱离筋膜）。

临床用针时，尤其是长针，针不离手，手不离针，持以暗劲，不松不紧，不刺破筋膜，不丢掉筋膜，患者针感更明显。

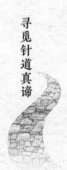

刺分肉（筋膜）温补、凉泻如图 13 示：

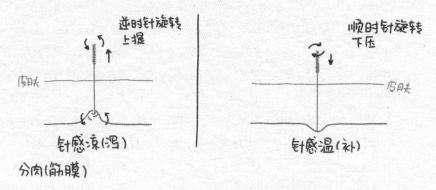

图 13　刺分肉温凉手法示意图

　　筋膜被压迫，产生热感；筋膜被上提，产生凉感。这也是沈老在骨伤手法上使用的经验，手法的"抓捏"和"挤按"，手法极轻。

　　捏如持脂膏，按如折耳。大意就是：抓捏的时候像捏起嫩豆腐的力；挤按的力量，似把耳朵压弯的力就可以。力量大了，反而无效。而且要求医者的手持续保持如此轻柔的力度作用于患处。笔者仿此，临床以针于皮肤表面乳头层，极浅刺法，以得温凉之感。具体操作如图 14 示：

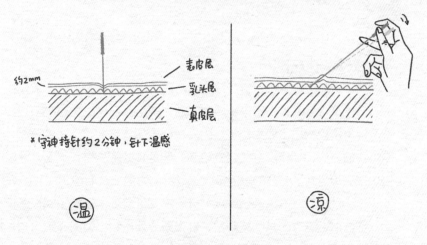

图 14　极浅刺温凉手法示意图

极浅刺，持针静候于皮肤乳头层之上。欲补之，令温，针微微下压，刺破表皮，未达真皮，一般守神持针 1~2 分钟出现热感（有些患者需要时间更长一些），脉浮虚损者效佳！经曰：补曰随之，随之意若妄之。若行若按，如蚊虻止，如留如还，去如弦绝。欲泻则令凉，以针挑之持针静候，深度亦在乳头层之上，脉浮滑数时佳（《杉山真传流》表之卷第四对补泻有更细节描述）。

临床使用：刺凉者，泻脉太过或肤热者；刺温者，补脉不足或肤寒者。

若脉口热，尺肤寒，此为经有余，络不足。治之当取阴经刺之凉感，取阳经刺之以温感。

若脉口寒，尺肤热，此为经不足，络有余。治之当取阳经刺之以凉感，阴经刺之以温感。

若标本脉诊之时，见标部与本部有明显寒热差异者：于寒处，刺令得温感；于热处，刺令得凉感。等等。

总则：寒则热之，热则寒之；虚则补之，实则泻之，亘古不变之理耳！

三八、针灸治疗骨折与烫伤——同感嫁接

[针灸治疗骨伤]

关于针灸治疗骨折，曾经拜访过两位老师，给我的印象最深。

一位是香港的骨伤科医生周老，随父辈避战乱由广州到香港，老人家说：怕是针灸接骨的技术要失传了，因为现代人都是手术，且效果稳定，所以针刺接骨的方法，临床没有机会应用了。但是其针刺治疗骨不连、骨痂形成较慢的方法却得到了充分的发展机会，其针刺方法非常简单，细节如下：

严格消毒后，取大圆利针或刃针，在骨折缝处，沿断端刺骨摩骨，出针后拔罐放血。笔者随其临床观察，针在断骨处做极小幅度高频点刺，其刺法应该是属于《灵枢》之短刺法；在用针刺骨摩骨的过程中，会询问患者是否

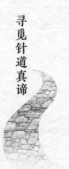

有热流传到骨髓的感觉，或者沿骨面传导，患者说有即出针，无则继续。出针之后拔罐放血。

另一位是江苏镇江的沈宝铭老先生，老先生祖辈都是外伤名家，20世纪30年代其家族在南京行医颇有声望，尤其擅长治疗外伤导致的脊髓损伤。后因拒绝为侵略者治病举家逃到镇江。

沈老的经验：手法接骨的过程中，热为补，凉为泻。要求手法极轻柔。

捏如持脂膏，按如折耳。大概就是：抓捏的时候像捏起嫩豆腐一般小心谨慎，力度适中，不可大，不可丢。挤按的力量，似把耳朵压弯的力就可以。力量大了，反而无效。强调守神，沈老每天坚持子时打坐，以守静笃。沈老治疗骨折及骨伤的经验简述如下：

1. 新骨折，必先祛瘀血（局部刺络放血），用药之思路：先活血化瘀，再生筋续骨，最后调气血补肾。新骨折，刺络放血，需泻之，令其凉，针刺和手法皆然；陈旧性骨折，需补，以令其温，令其产生温热感即可，针刺和手法皆然。

2. 沈老注重毛窍，其谓毛窍可通骨髓，认为这是外伤真正的秘密。后笔者思考，为何很多骨折方中有麻黄、桂枝？《伤寒论》确实把骨节痛作为表症，如："太阳病，头痛发热，身疼腰痛，骨节疼痛，恶风，无汗而喘，麻黄汤主之"（《伤寒论》卷三）。以及很多骨痹、骨病方都可见到麻黄、桂枝的身影。皮毛为玄府通骨髓，似乎可以此作为一证。

3. 调气时有三感，补需温，泻需凉，疏通时需有麻窜蚁行感。笔者临床治疗骨折，以针刺的温、凉、蚁行感，代替沈老的手法，亦多有效。

4. 沈老治疗脊髓外伤的经验：首要止痛，可以刺络放血，可以毫针刺；再以手法复位。沈老告知：复位手法没有固定的方法和体位，但是有一个原则——必须令患者的算盘珠子（脊椎棘突如珠子高凸）在一条直线上。手法要极其轻柔，配合患者的呼吸和自主运动完成。切不可暴力手法。复位之后夹板固定，患者即可起身活动，但是不可以弯腰。沈老治疗脊髓损伤的经验是，患者越尽早行走，恢复越快，这似乎有违现代医学的认知。

治疗越及时越好，祛瘀血，通经络，兼以内服、外用药。其顺序如前。

外伤治疗之要：①瘀血不去，新血不来；②瘀血淤积，筋骨不生；③久病必虚，当先补，陈旧性骨折先温补之；④新骨折为实，先刺络放血，令其凉感，泻之。

沈老的用药也遵此法，新骨折先予以桃红四物汤加大黄、栀子等；再与之生筋续骨的煅自然铜、乳香、没药、土鳖、蟹骨、三七、马钱子、枳壳等；后期养血补肾，当归、骨碎补、金毛狗脊、鹿茸等。其治疗先后补泻有条不紊，临床效果卓绝。

笔者拜访时沈老已经退休多年，偶见有手足骨折亲朋好友找他治疗，没有亲见其治疗脊髓损伤的医案，深感遗憾。但沈老尽授其临床经验，笔者只是凭借个人理解敬录之，望有心者用之验之，不枉费沈老将家传之秘外传，以治病救人之愿，吾不敢藏私，知无不言。

笔者治疗脊髓损伤的临床医案一例：

十年前在云南昆明学医，在师父诊所工作的一位师兄，给予我很多照顾，私交甚好，赵师兄老家在腾冲乡下，他父亲因家中修建房屋，从屋顶不慎跌落，颈部恰好摔在一木棍上，遂高位截瘫，手足不能动弹，当地西医诊断C5-6脊髓损伤。在当地找草医外用药物止痛，但是手足不能动。辗转到昆明时已是十余天之后，师兄让我为其父亲治疗。

查体：颈部肌肉僵直，疼痛不能触碰，四肢软瘫，手足有麻刺感。

治疗：①针刺：取颈部四周的高张力点松解，患者疼痛减轻；再取颈部的痛点深刺放血，出黑血百毫升左右。②手法治疗：配合患者呼吸，牵引颈部，把棘突偏转、凸出的部分轻轻回纳，最后做颅底骨深层肌肉的静力松解。一次治疗之后，患者有小便感，自己可以控制。

二诊时继续上法，以及深层的筋膜松解，继续手法复位。如此治疗五次之后，患者可以自己扶墙上厕所。

松解筋膜时，滞针、牵拉筋膜向外提，持续以小幅度震颤，初时患者有食管、气管被牵拉的感觉，伴有凉感。大概十次治疗之后，患者可以从家中走到诊所，大约一千米。前后治疗一个月不到，患者如常人，回老家。

至此把沈老手法温凉补泻的方法转化为针刺，并使用于临床。

[针灸治疗烫伤的经验到治疗带状疱疹的同感嫁接]

在南京读大学期间，跟随一个好友的爷爷学习针灸，当时老人家年近九十，解放初毕业于上海军医大的中西医结合专业，擅长针灸治疗精神疾病与脾胃病，老人家年轻时曾去西北支边，遇一当地老医擅长治疗烫伤，后授其中医治疗烫伤的方法。中药方：一方陈石灰、生大黄、生栀子等份，混合打粉，外用；另一方取生石灰，浸入清水中，反应后取上面漂浮物，兑麻油，调匀后外用，可以止痛生肌。针刺法：烫伤是热毒使然，烫伤处即为阿是穴，以多针密集围刺边缘，沿皮下向中心透刺，刺之后逆时针旋转，微滞针回拨筋膜，烫伤部位灼热痛感即有减轻，且可以快速消肿；结合局部刺血，取其上下的瘀络刺血；配合血海、合谷、曲池、大椎、肺俞、三阴交、筑宾、太溪、复溜、少海、肾俞等穴位配伍，以养阴疏风泻热去火毒。

笔者遇到最多类似的症状，是带状疱疹发作期，病人来时主诉大多数描述如开水烫伤一样的痛，且带状疱疹的局部也和烫伤相似，遂用围刺法，兼放血，把烫伤的治疗方法嫁接过来，效果极佳。

带状疱疹的后遗神经痛，在对应的脊神经节段毫火针或者圆利针刺激脊神经鞘膜有效。

[临床医案]

某女，39岁，带状疱疹，其发作期间我当时恰好在藏区，此患者居然没有治疗，等了二十天左右，我从藏区回来，见到病人真是哭笑不得：一是感谢患者对"中医"的信任，算是"骨灰级粉丝"；二是病情加剧，右胸至脊柱疱疹的水疱很小，但几乎已经快过中线，神经痛剧烈如火烧灼，夜不能卧。脉弱，正气虚，邪已入里。此患者向来体质弱，故先补之：毫火针于脊神经之出口闪刺，局部麦粒灸，再刺络放血，毫针围刺，滞针回拨泻之。如此治疗3次，症状减大半，5次治疗后恢复正常。带状疱疹临床医案很多，此例医案印象最深。

一般初发的带状疱疹，可以局部挑破水疱，皮毛瘀络放血，兼以毫针围刺即可，另外可以外用抗病毒软膏。中医有很多以雄黄为主的外用药治之也效。

彼时临床尚未熟悉古典针灸的辨证精髓——**诊-疗一体**，只能在学习前辈治疗手段和经验之后进行分解和嫁接，治疗其他症状体感相似的疾病，关于温凉补泻的问题也是在学习经历和临床嫁接之后，再回归《黄帝内经》时找到了答案。

同感嫁接，是笔者初期学习针灸用药的体会——不论是药、针、手法，只要在人的身上产生相同的体感，其治疗效果应该相似。于笔者当时而言，没有比这个更好连接用药和用针的思路了。那时的认知是——"大方脉"和"针灸脉"彼此割裂。

比如：牙齿痛和骨内压高的跳痛、静息痛一致，根管治疗牙痛，骨减压治疗骨痛原理如一；很多外用的止痛药，在人体所产生的热感凉感，如干姜、辣椒碱产生的热感，冰片、薄荷脑产生的凉感，都有很好的止痛作用，针灸所产生的针感温凉、艾灸和刺络放血，最简单直接的就是热敷和冷敷。

再比如马钱子治疗神经性疼痛，根据马钱子中毒的四肢抽搐的神经中毒症状，应该可以和长针深刺大椎穴所产生的四肢麻抽搐现象进行嫁接，其作用部位，和对人体的治疗作用是应该相似的（马钱子祛风通络，而《黄帝内经》也言刺髓治大风）。

针药如此，疾病也是如此。烫伤和带状疱疹疼痛感觉非常类似，故知其治疗方法可以同感嫁接。

凡是患者体感相似即称某一类疾病，比如《伤寒论》的六经辨证体系，每一章的第一条皆是描述同一类疾病的体感症状，正因为如此后期才有古方派的其中一支——方证对应。

针灸和手法的诊疗靶点，以及患者产生的体感更加接近，因此能够更好地使用同感嫁接的方法。如以指代针——指针，又有一说——针是手的延长，尤其用长针深刺之时，要求针不离手，手不离针。

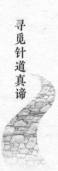

寻觅针道真谛

三九、阴阳相引

　　　　曰：脉有阴盛阳虚，阳盛阴虚，何谓也？然：浮之损小，沉之

实大，故曰阴盛阳虚。沉之损小，浮之实大，故曰阳盛阴虚。是
阴阳虚实之意也。　　　　　　　　　　　　　（《难经·六难》）

——此论脉，以浮为阳，沉为阴。

曰：五脏募皆在阴，而俞皆在阳者，何谓也？然：阴病行阳，
阳病行阴。故令募在阴，俞在阳。　　　　（《难经·六十七难》）

——此论穴道，阴阳互引。

经言：能知迎随之气，可令调之；调气之方，必在阴阳。何谓
也……调气之方，必在阴阳者，知其内外表**里**，随其阴阳而调之，
故曰调气之方，必在阴阳。　　　　　　　（《难经·七十二难》）

——此论针法：内外表里，阴阳相引——引太过之气，达不足之处，是
针刺调气的精髓。凡予针药，脉平为期。

故善用针者，从阴引阳，从阳引阴……善诊者，察色按脉，
先别阴阳，审清浊，而知部分……按尺寸，观浮沉滑涩，而知病所生。

（《素问·阴阳应象大论》）

——随其虚实而行补泻，阴阳导引，针药之理一也。

笔者临床用药时以脉之虚实、沉浮、尺寸之比较，用药"气"之升降沉
浮以平脉。浮应气之出，沉应气之入；寸应气之升，尺应气之降。故见：脉
沉有力，寒者以辛温之药驱寒，"辛温"以令脉气浮**出**；若脉**浮无力**，是"**入**"
不足，当与引气归元之药；寸＞尺，降之；寸＜尺，升之。依据脉之寒热虚实，
以定用药的温凉补泻——如是脉，如是药。

药物，有对应的四气五味，升降沉浮之性。穴位如何，是否同之？

设想穴位有阴阳五行的生克化合，是否可以有升降沉浮相应？细则如下：

五输穴以"络穴"为界，其上主升，下主降；

标本者——标，引气上达于"枝"；本，引气归"根"；

《难经》心肺主"脉浮"，主"呼"，主"出"于"表"；肝肾主"脉沉"，
主"吸"，主"入"于"里"；脾为中州，为升降出入之轴，也是阴阳互荣之本，
故无胃气则死；

互为表里的经络，阳经行于表，主表部之气血，主气之"出"，脉之浮
部应之；阴经行于里，主气血之"入"，脉之沉部应之。

[临床体悟]

同一部脉，浮部是阳经所主，沉部阴经所主。

治疗之时，沉脉，取阳经穴令之浮；浮脉，取阴经穴令之沉——从阴引阳，从阳引阴。

如：左关动于 10 菽之上，为浮兼弦实，浮为阳，此时当是胆经太过（或兼肝经不足），故治之时，遵先补后泻原则，先补肝经，再泻胆经；取"肝肾"经补之，取胆经之本（足）部穴泻之。引阳入阴，引浮部、表部气血入沉部、里部。

若动于 10 菽之上无力者，此为人不足，需补肝经，引阳入阴。

若左关沉而有力，取胆经引气上行之穴（络穴之上）、标部（头面）穴补之；取肝经本（足）穴泻之。引阴入阳：引沉（里）部之气达浮（表）部。

若左关沉细无，补胆经。

同理：若左尺沉紧实是阴实，"人"太过，取之膀胱经补之，引阳气上行；取肾经泻之。若沉而无力，当取膀胱经补之即可。

以上补泻只限于在某一部的沉（出）浮（入）失司，临床需配合整体的脉质合用。

关于留针的阴阳相引：

曰：春夏刺浅，秋冬刺深者，何谓也？然：春夏者，阳气在上，人气亦在上，故当浅取之；秋冬者，阳气在下，人气亦在下，故当深取之。春夏各致一阴，秋冬各致一阳者，何谓也？然：春夏温，必致一阴者，初下针，沉之至肾肝之部，得气，引持之阴也。秋冬寒，必致一阳者，初内针，浅而浮之至心肺之部，得气，推内之阳也。是谓春夏必致一阴，秋冬必致一阳。

（《难经·七十难》）

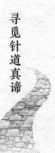

原文以春夏、秋冬为例论述留针的阴阳相引。

春夏脉浮于表，针先入深部得气，留于表部，此为引阴入阳；秋冬脉沉于里，针在表部得气，再入里留针，引阳入阴。

同理可引用于脉之沉浮，留针以阴阳相引：刺脉沉者，表部得气，留针于里；刺脉浮者，深度得气，留于表。

女，37岁，恶寒，全身困重无力，自诉说话舌头伸不直，无力，十余日。

查体：六部脉缓濡不甚，左尺脉沉无力。

此为胃邪来犯膀胱，同时左尺不足亦当补膀胱经，寻枕后动脉处，以针刺之，同时轻轻滞针，持暗劲微压针，患者自诉身热汗出，身轻；再取圆利针刺之足三里（脉缓濡不甚为胃）之解结，针入结散即出针。针后即愈。

四〇、出入升降，针药互通

出入废则神机化灭，升降息则气立孤危。故非出入则无以生长壮老已，非升降则无以生长化收藏。是以升降出入，无器不有。故器者生化之宇，器散则分之，生化息矣。　　　　　　　　　　（《素问·六微旨大论》）

阳盛阴虚，汗之则死，下之则愈；阳虚阴盛，汗之则愈，下之则死。

（《伤寒论》卷二第三）

人迎脉大，趺阳脉小，其常也；假令人迎趺阳平等者为逆，人迎负趺阳者为大逆。所以然者，胃气上升动在人迎，胃气下降动在趺阳，上升力强曰大，下降力弱故曰小，反此为逆，大逆则死。　　（《桂林古本伤寒论》）

《伤寒论》所谓六经传变：所出为阳，所入为阴。所出之处太阳为阳开，主升；少阳为枢；阳明为阖，主降。所入之处，太阴为开，主升；少阴为枢；厥阴为阖，主降。互为表里之经络一升一降，十二经大循环也是一升一降。

每一条经络又有升降，双向运动。如胃经，人迎为候其气之所升，趺阳候其气之所降。审查十二经之标本，皆可知每一经之升降，太过与不及。

同理于六经手足大循环之标本，手为标，主升；足为根，主降。

《伤寒论》平脉法中，以寸为阳，主升；以尺为阴，主降。

若寸＜尺，且脉沉紧时，即阳气被寒邪遏制不得升发，可与之麻黄附子细辛剂；尺＜寸，无力而散之脉，为气不降，不足以封藏，则为天雄散或肾

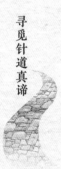

气丸主之。

指导用针用药的原则全赖脉的寸尺、沉浮、虚实之比较：

脉之浮势，气机由里达表，名之为出；

脉之沉势，气机由表入里，名之为入；

脉寸为阳，气机之升；尺为阴，气之降；

脉之浮者，心肺主之；脉之沉者，肝肾主之；

就经络而言，有标本主其升降，近标部之穴位引气上升；近本部之穴位引气下降；标本诊用于方药：标实本虚，则用引气血下行之药；本实标虚，则用引气血上行之药；寒者热之，热则寒之，实则泻之，虚则补之！五输穴中，络穴上部穴，引气上升；络穴下部穴位，引气下降。

凡用针药，比较脉的寸尺、浮沉，即明气机的升降沉浮太过或不及，配合标本根结即可调之。

如寸不足，取络穴之上或近标部穴位引气上行；尺不足，则取络穴之下或近本部的穴位引气下行。同理太过则与全息对应处泻之，或刺横络解结，或刺当下"邪之所结"。

如寸部虚不足，查左右人迎脉，取不足补之，寸部脉可以立起；寸部太过，也可泻人迎平之，兼可取跗阳引气下行平脉。

《难经》又以心肺主浮，故脉沉太过，取心肺之气，引气外出。则浮沉相当，以令脉平。肝肾主沉，故脉浮散太过，沉潜不足，取之肝肾，如太冲、太溪等不足之处补之。故，浮部不足，考虑补心肺之经；沉部不足，考虑补肝肾之经。脉"静"缓和之势不足，则引谷气至，可刺毛脉放血解结挑痧。

手足同名经之井穴、合穴的升降应用：

人站立位，双手上举，发现如下：手足同名之阳经，从手走到足，由上而下，其势为降；手足同名阴经，从足到手，由下而上，其势为升。

井穴为出，合穴为入，出入和浮沉相应。

手阳经的合穴，顺手足大循环下行，引气入里；同时，足阳经之井穴为顺应下行之势出。故知：手阳经合穴，引气入里；足阳经井穴，引气外出；足阴经的合穴入里，顺应手足大循环上行；手阴经的井穴，引阴经之气外出。

寻觅针道真谛

个人体会：

手阴经之井穴，令阴气出最佳；足阴经之合穴，令阴气入最佳；手阳经之合穴，令阳气入最佳；足阳经之井穴，令阳气出最佳。

出入升降，各有落处。出入升降的应用全在标本脉口、人迎脉口、沉浮、尺寸等等的对比中下功夫。

四一、俞、输——诊疗一体

所谓得四时之胜者，春胜长夏，长夏胜冬，冬胜夏，夏胜秋，秋胜春，所谓四时之胜也。东风生于春，病在肝，俞在颈项；南风生于夏，病在心，俞在胸肋；西风生于秋，病在肺，俞在肩背；北风生于冬，病在肾，俞在腰股；中央为土，病在脾，俞在脊。故春气者，病在头；夏气者，病在脏；秋气者，病在肩背；冬气者，病在四肢。 （《素问·金匮真言论》）

此处"俞"，不同于腧穴，不同于背俞穴，当作如是解——五脏受邪，其"输出"邪气的出口。

五脏病邪输出的部位不一，此"输出"部位，姑且可以视为正气排邪的一个窗口，如：

1. 东风生于春，病在肝，其俞在颈项——肝之邪气输出部位在颈部，当病邪被驱除至颈项部的时候，患者可能出现颈椎不适，也可能无不适感，但是于此处多能找到可"解结"之处，可以助正气排邪。临床见弦急脉，病邪在肝之时，大部分患者可在颈项部寻到反应点，或刺血、刺筋、刺骨，随菀分位结合五痹脉定。

临床医案：患者女，39岁，生二胎（剖宫产）后近两个月，哺乳期急性乳腺炎，伴有胃胀反酸。查体：其脉浮弦而数，知其为肝邪。患者不愿吃药，故按：东风生于春，病在肝，肝横克脾，俞在颈项，在颈部果然见大量瘀络，刺之拔罐放血，同时取右期门刺血兼刺肝包膜，针后诸症皆消，后巩固两次而愈。

2. 南风生于夏，病在心，俞在胸肋——心之邪气输出部位在胸肋。大部分心脏病，或者心胸郁闷者，在胸肋部可以寻及反应点，查体见洪大脉、浮大脉时，在此处刺血或者挑痧，效果极佳，临床有太多案例。

临床医案：患者男，大学在读，抑郁症。左寸上脉浮滑，其胸肋部，膻中附近见白点，虚里穴下方见微脉怒张，挑痧兼刺血，3 次而愈。

3. 西风生于秋，病在肺，俞在肩背——肺之邪气输出部位在肩背。临床见咳嗽，哮喘患者，在肩背部刺筋、或刺血、或刺骨，效果显著，其脉象亦多为弦涩脉，针刺的深度随脉的浮中沉的层次而定。

临床医案：藏民，男，年 40 余，哮喘甚，来时唇紫色，喘不能卧，吸气急促。其脉沉涩甚不鼓，以右寸为甚，患者坐位，一人于前方辅助令身体前倾，在 T2 棘突上触及一剧烈压痛点，以大刃针，刺其棘突，针下如有细沙感，稍用力即刺入，出针后拔罐出血，瞬间症减（患者病在骨，此类哮喘非开骨入髓的峻猛之药不可愈，后以鹿茸雄黄类丸剂愈）。

4. 北风生于冬，病在肾，俞在腰股——腰为肾之府，肾有邪乘于腰股，脉见沉紧者灸命门肾俞穴，多效；刺骨，刺髂后上棘的压痛点可愈。

临床医案：一男，30 岁，患者后头痛，兼膝关节痛一月余，因常喝冰啤酒所致。寸口脉沉紧，左尺部甚。查体在左侧髂后上棘寻一骨皮质压痛点，以大刃针刺入骨皮质之下，针感下传至膝关节，同时枕部觉松，头疼随之愈；针后于针孔处麦粒灸九壮。

5. 中央为土，病在脾，俞在脊——脾胃有疾，治在脊。临床胃痛患者多在 T7 上下可触及痛点，刺之可愈。临床医案多有记载，如胃痛按压至阳穴愈。等等，此处医案略。

颈项不适考虑肝有疾，肝有疾可治在颈项。余皆仿此。如现代的脊柱相关疾病的诊治，手诊手针、耳诊耳针、舌诊舌针、眼诊眼针、面诊面针，皆如此，都是诊疗一体的思维下诞生的新疗法，临床确有独到之处。

用针如此，用药也应如此，读仓公医案——凡"某脉"，当以"某药"与之，药到脉平症消。

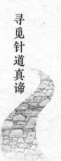

四二、寸口尺肤虚实与灸刺

帝曰：何谓重实？岐伯曰：所谓重实者，言大热病，气热脉满，是谓重实。帝曰：经络俱实何如？何以治之？岐伯曰：经络皆实，是寸脉急而尺缓也。皆当治之。故曰滑则从，涩则逆也。夫虚实者，皆从其物类始，故五脏骨肉滑利，可以长久也。

（《素问·通平虚实论》）

——"寸脉急而尺缓"，缓，因热所致，与"紧""急"相对。

帝曰：络气不足，经气有余，如何？岐伯曰：络气不足，经气有余者，脉口热而尺寒也。秋冬为逆，春夏为从，治主病者。帝曰：经虚络满何如？岐伯曰：经虚络满者，尺热满，脉口寒涩也。此春夏死，秋冬生也。帝曰：治此者奈何？岐伯曰：络满经虚，灸阴刺阳，经满络虚，刺阴灸阳。　　（《素问·通评虚实论》）

由此文可知：

1. 指导刺血和艾灸的手段，以虚实而定，实则泻之——刺血；虚则补之——艾灸。

2. 脉口和尺肤应该相称，即寸口滑则尺肤滑；寸口脉涩，尺肤也涩。若寸口和尺肤不能相应，即寸尺不相称，此时则病。寸口，主阴经；尺肤，主阳络。

九候莫病，则缪刺之；痛在于左右脉病者，巨刺之。

（《素问·调经论》）

缪刺者，邪气在表部之阳络，没有入经，故脉无病，此时九候无独动的病脉。若病邪入经，则脉必有动。反之，逆推寸口候深部经脉之疾。阳络的病邪，主要在尺肤进行诊断。

3. 临床应用时怎么看待此处阴阳？

阴：一为深静脉，不可见之大经；二为阴部经络，如足三阴的大经。

阳：一为体表可见的浮络；二为阳部经络，如足三阳经络。

经气有余，寸口热；经气不足，寸口寒。络不足，尺肤寒，络有余，尺肤热。补不足，损有余。

至此，如何运用刺血、艾灸，大白于天下。根据寸口和尺肤寒热比较即可知：

脉口热，尺肤寒，此为经有余，络不足。治之当取阴经放血，灸阳经，或深静脉刺血，灸浅表浮络之凹陷。

脉口寒，尺肤热，此为经不足，络有余。治之当取阳经浮络放血，灸阴经。

[临床医案]

案1.

患者女，胃出血5年，每年出血一到两次，每次出血需要住院治疗半月余。近期因饮食不节突发胃出血，大便如柏油状两日，恶寒，心慌无力。

查体：左人迎三倍于左寸口，治之当引阳入阴，引胃经之阳气下行，升太阴脾经之气；同时，脉口热，尺肤寒，当取脾经之大经刺之出血，灸胃部经络体表之浮络。

取胃经络穴之下穴位，寻经找解溪穴、冲阳穴附近浮络，以毫针刺之引气下行，同时以麦粒灸灸之；次取脾经阴陵泉附近横络出血。

持续麦粒灸，待灸处热感上传渐至小腹，再诊其脉已转缓和，诸症好转，腹中有饥饿感，令服米汤一碗。次日出血止。

后食海鲜发作胃脘不适，即时以针药调之，至今三年胃出血未作。

案2.

偏头痛复发。此人偏头痛原来经笔者治愈，此次复发来诊，未诊脉，直接取以前治疗方案，第一天治疗无效。第二天觉得心中懊恼，头疼失眠，经治疗之后未见好转。

二次来诊，查体：左人迎一倍寸口，当升足厥阴之气，降足少阳；经查：脉口寒，尺肤热，当灸足厥阴，刺足少阳之浮络。取百会穴灸之，让其子拿艾条悬灸百会；取足临泣、地五会之处浮络刺血。针后即愈。

录此医案的目的：为了时刻谨记——凡将用针，必先诊脉。很多时候，因为经验和患者的曾经状态去理所当然地凭着经验和感觉去治病，但往往会被回以一记响亮的耳光。"病走熟路"会出现病症与往常一样，但是病机却不尽相同，当各随其脉治之。

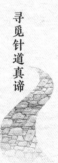

笔者临床，有多例医案皆是因为经验治疗而导致失败案，无效再以诊脉指导治疗而效。

所以脉诊指导临床的针刺深度、手法、刺血、艾灸、阴阳升降，可以更加有效，患者所受的痛苦更少。

四三、艾灸一得

针所不为，灸之所宜。 （《灵枢·官能》）

针而不灸，灸而不针，皆非良医也。 （《备急千金要方》）

《黄帝内经》以寸口脉的皮肤温度，与尺肤的温度比较，以此定艾灸和刺血的部位。

寸口脉为阴经，寸肤热则阴经刺血，寸肤寒则阴经艾灸；尺肤为阳络，尺肤热阳络放血，尺肤寒则阳络灸之。

十余年前，笔者跟随授业恩师方中先生学习针灸的时候，恩师每逢端午节午时外出采集艾草晾干陈之3~5年备用。师言：端午艾叶，阳气为最；冬至日艾草的根阳气最足，冬至日挖其根炖汤服，以补阳气。

艾灸用火也极为考究，松、柏、桑、枣、榆、柳、竹等引火用灸，必害肌血，甚不可用。

凡取火者，宜敲石取火，或以水晶镜子于日得者，太阳火为妙，天阴则以槐木取火。

取火一法，以太阳为佳。笔者以为，是否可以用放大镜，聚焦阳光于身体某处穴位上治疗，是否效果更佳。曾经读过一则医案，寒哮咳嗽，于盛夏三伏天，于日光下暴晒发泡而愈。

紧则灸刺，且饮药。 （《灵枢·禁服》）

笔者初期临床，见紧脉者，确实针灸效果不佳，后读《黄帝内经》才知道，紧脉，针灸药，三者须合用。

马王堆帛书《足臂十一脉灸经》以艾灸脉口，标本脉法，见寒则灸，见陷则灸。

> 微数之脉，慎不可灸……焦骨伤筋，血难复也。 （《伤寒论》卷三）

同时，《针灸甲乙经》《千金方》《外台秘要》《针灸资生经》《针灸聚英》《针灸大成》《类经图翼》《医宗金鉴·刺灸心法要诀》《神灸经纶》等多部古代医籍中，都有禁灸穴的记载。任何一种治疗方法，有其适应证亦必有禁忌证。可是现在人，似乎谈"刺脉"色变，把灸当成随随便便就可以用的方法，不依脉，不依时，更没有禁用之处。

古人应用灸法，有其相应的诊断标准和使用方法，甚至点火的材质都有严格要求，不可孟浪。

节录《修昆仑证验》之"晒说"——即取"太阳火"，故引之，值得思考：

丁亥年回苏省亲，时年五十二岁，因指麻唇吊，颈项坚硬，筋多瘰疬，肩背有癣，腰作虫行，虽饮食起居尚是照常，惟于阳事不健而已。亲命就名医诊视，云气血两亏，难期脱体，非重用附桂大补气血不可，立方而散。予以向服热药牙必出血，置之。因思气血无不由颈上下，不论所以然，且揉颈项以图目前，不知所谓经络也。幸无甚病，而颈中间亦松软，惟无法净去耳。又每逢行走急促，胸膈作木石碰声，左胁牵痛而喘，逢冬咳嗽吐痰、耳足冻痒，腰腿间作酸痛，此皆积久蔓延而然；彼时实不知也。一切尚能支持者，未必非乱揉之力也。后以腰腿酸痛，有人传以晒法者，伏天赤身于烈日中晒之，汗如水流，风来凉爽，不觉其热也。惟初晒必脱皮，厚薄则随其病，甚至起水泡，其愈极快，无过二日者，真化工也。自是每伏必晒，诸积病悉不为患，而潮湿拘牵则截然而止，不乞灵于草木者，几二十年矣，今则无分冬夏，晴日必晒，间有微汗，无病故也。晒之功力，可云大矣，壮先天之元阳，滋后天之真阴，神光洞彻，表里不遗，阴翳潜消，营卫无间，即使周身大积，能令伏不为患，非气血充足能若是乎？当积伏也，血足以养之；及积出也，气足以运之，去邪扶正，更云神乎？今见孙真人格言，悟而为之，若有鬼神通之者。遂将六十余年之积期月尽消，内外诸病一扫而清，此正藉气血之充足也，非数年晒功，能若斯之速乎？所谓自天絜之，吉无不利也。

倘得再假岁月，揉以通气血，而癥去痕消；晒以分阴阳，而清升浊降，皮骨筋肉更换一番，庶不负此生矣。兹以揉说既集，更以晒法经验附焉。同

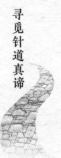

是君子，求己之易事，实为治病第一之良法。

凡男妇头风、脑漏、牙疼、耳肿、脚气、臁疮、手足腰背筋骨疼痛、风寒湿热虚弱酸软等症，于三伏日巳午未时，赤身于烈日中晒之，不论新旧大小病症。概能痊愈除根，即妇女月事，亦可晒，通天地化育神工，难以殚述。第不可遮盖着衣，及致受热也。

月之未申，岁之伏也；时之未申，日之伏也。急病则随日可晒，亦见奇效。统而论之，增长人之精神气血者，晒也。积虽并育而不害，感伤能散，积解未形，于以见生成之大。除刈积之根本枝蔓者，揉也。人得复元而无赘，中外更新。人须益健。亦以知补助之能并行不息，互相资益，伫见事半功倍之效。

尝以细虱晒于烈日，行走迅速，生气愈旺，可以证阳生阴长、循环无端之理矣。此以至小者言大，则万物无日不生，言岂有尽耶？或曰：农人终日曝晒何亦有病？曰：是先有内伤，再受外感所致，与晒何尤？设使晒后壮实，风寒且不侵，何有于病耶？自修者曷一试焉？无负此野人负暄献曝之忧也。

关于"太阳火"，笔者有一医案。患者男，46岁，常年头昏闷，身困无力。因此人是好友公司合伙人，聊工作生活情况较为详细。其述：每天早九晚五，不论冬天夏天，几乎都在空调室里。更离谱的是，早上去车库开车到公司，午休在公司，晚上仍然在公司地库取车回家。整天见不到太阳。如此年复一年，曾请很多名医治疗，所服方剂，多予以附子、天雄、鹿茸、干姜、巴戟天、锁阳、鹿胎膏、野山参等温阳固肾之品。服后改善，停药即发。

笔者听后嘱其，必须每天中午晒太阳一个小时，尤其是三伏天中午裸露晒背部，晒太阳不可隔着玻璃。此人晒太阳后不药而愈。

录此案之与"晒说"的目的，就是因为看到太多病人，都是过着这种终日不见阳光的生活。

太阳火，实为造化之功，恐灸药所不能及。试想，现代人很多所谓文明病，是否与取"太阳火"不足有关？值得深省。

关于艾灸，笔者遵《内经》寸尺寒温比较，知灸刺之阴阳，亦遵《伤寒论》有不可灸之训。我的启蒙恩师方中先生喜用麦粒灸，因此捏艾炷是我每次跟诊的必修课。后来接触过几位擅长悬灸的前辈，以艾灸治疗疑难杂症，对于某些疾病堪称神效。他们无一例外的是，在施艾灸过程中注重导引，询问和倾听患者描述的灸感，如热传感点的位置，传感的途径，以及传感时间的长短，等等。

近代沈佐廷先生所著的《沈氏针灸实验录》及周楣声先生的《灸绳》，对于艾灸的使用经验亦有详细记载，读之受益良多。

四四、络刺经刺

笔者推测：络刺，浅静脉放血；经刺，深静脉或动脉放血或刺动脉壁。

身形有痛，九候莫病，则缪刺之；痛在于左而右脉病者，巨刺之。必谨察其九候，针道备矣。　　　　　　　　　　　　（《素问·调经论》）

凡刺之数，先视其经脉，切而从之，审其虚实而调之，不调者经刺之，有痛而经不病者缪刺之，因视其皮部有血络者尽取之。此缪刺之数也。　　　　　　　　　　　　　　（《素问·缪刺论》）

——不调者，即是脉不调，脉病。

邪客于大络者，左注右，右注左，上下左右与经相干，而布于四末，其气无常处，不入于经俞，命曰缪刺。（《素问·缪刺论》）

脉为经，病邪未入经，故脉不病。脉不病，则络刺。因病在体表之络，尚未入经，如入经则脉病。因三部九候未病，故知病在表，奇邪刺法，左病刺右，其名为缪刺。

若脉病，则经刺，刺脉病侧"经"。

病症在左身体痛，病脉在右，刺右之大经，即为巨刺；于同侧脉病而言，则为本侧经刺。

缪刺和经刺之区别：

缪刺，刺对侧相应处体表浮络，即刺对侧体表浅静脉，左右交刺，以移其神。

经刺，刺脉病一侧的大经，经之深而不可见者，即刺脉病一侧的深静脉或动脉。

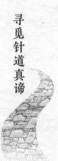

临床经常出现，用刺血疗法时，络刺——刺浅表静脉出血无效；后取经刺——深静脉或动脉刺血有效的医案。

因为缪刺，只能除去病未深入经的病气；若病邪入里在经脉，此时需深静脉或动脉刺血。

经刺、巨刺的区别：

本质上巨刺就是经刺，只是病痛和病脉不在同一侧的时候，称之巨刺。

凡刺，必刺脉病一侧。

临床时，缪刺（络刺）和经刺需要依据脉和气口的变化，细细甄别：

邪气入于经，脉口必"动"。若病已入于经则脉病，刺络放血则效果不佳，脉病需要经刺，取脉病一侧深静脉或动脉放血。

［临床医案］

案1.

患者女，腰痛。家中开超市，经常搬卸货物，以往腰痛，休息两三天可以自愈，此次腰痛休息之后不见好转，反日渐加剧，以致不能直立。来诊时躺在车后座上，从躺位到座位需要十分钟。痛时面色苍白，浑身发抖伴汗出。自诉上下半身像脱节一般，腰部无法用力。根据患者描述，基本确定脊柱棘间韧带撕裂伤，或者伴有多裂肌、回旋肌等深层肌群的损伤。脉沉弦涩而急。先于局部刺血无效，再取委中穴浮络刺血，横络尽刺之，疼痛未见好转，故考虑深静脉刺血。其左尺脉沉涩弦相对较重，故令患者俯卧，严格消毒左侧委中穴局部，按压两侧委中穴，确实左侧搏动明显，取12号注射器针头，于腘窝横纹中点刺入，针入，血射如注，血色暗黑，刺血5分钟左右，喷射状渐弱，一边出血，一边诊脉，见脉转平和缓，弦象消，出针，按压止血。让患者转身面朝上，准备检查其腹部深层筋膜之时，在转身时患者告知痛减大半，稍做腹部深层筋膜的刺法，留针半小时，起床即可直立自行走。此案初期以浮络刺血无效，盖因脉已病，瘀血在深层静脉处，故取之浮络治疗无效，取深静脉刺血立效。

此案再次提醒：诊脉在临床治疗中的重要意义。初时以刺浮络出血无效，再依据脉"动"刺"经"，取深静脉放血则立效。

案 2.

女，68 岁，哮喘，喘满胸闷 30 余年，近半年加剧，生活严重受影响，桶状胸，满月脸，水牛背。

查体：左寸口大于右寸口，知邪在左（邪气稽留，故见脉大）；左人迎滑动 3 倍于左寸口，补太阴，泻足阳明胃经，寸口脉沉涩浊。知其当于左胃经深层静脉刺血，先补太渊，引太阴之气上行，取肚脐右下方之痛坚点以大针刺之。

右手再沿丰隆穴下方寻按压痛点，左手放在趺阳脉处感受，右手按压痛点，左手下方的趺阳穴脉动减弱，以此定位刺血点。

取 9 号针头，局部消毒后刺之，出血如柏油 100 多毫升，血出之后，喘满胸闷大减。此病人每一周两次，经过两个月左右的治疗之后，停用所有西药，可以接送其外孙上学，可以做家务。但非常可惜的是，因为特殊原因，无法再继续治疗，后来其家人告知，之后一年左右因大便干结复发。

注：深静脉或动脉刺血时，在刺脉出血之后，一定要随时查看独"动"之脉口，或医者一手始终不离寸口脉，感受脉由"躁动"至"缓和"的变化，待脉转缓和，继而细数或散大之时立刻压迫止血，以防晕厥。慎之！慎之！

笔者临床观察，脉由缓和，刚转为细数或散大之时止血，临床效果最佳。

刺血后，脉之变化：躁而鼓动→缓和→细数或散大。待脉转细数散大之时，大多患者同时伴有头部微微细汗出，心中微烦，回答反应迟钝或问而不答等现象，出现其中任一现象，立刻止血。切记！切记！

刺血后，如需进一步治疗，先平卧休息，待脉相对平稳后，再凭脉施治。若刺血后结束治疗，亦当稍作休息，待脉息平稳，才可离开。

清淡饮食，注意清洁，防止伤口污染。

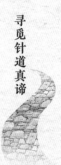

四五、脉刺、分刺与迎随补泻

［脉刺］

其作用部位在动静脉，脉刺之补泻，应当凭动静脉的血流方向之顺逆刺之。参见图15。

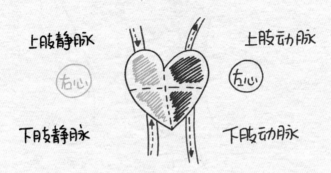

图 15　手足动静脉血流方向示意图

以太冲为例：脉刺，刺动静脉之气血；分刺，刺筋膜，三刺之调胃气。

太冲动脉，自心脏下行而来，若太冲脉动不足，刺脉时当顺应动脉血流方向，从近心端向远心端刺；反此为泻法。

若太冲处之静脉陷下，太冲浮络不足，宜直接灸之；若刺，则顺应静脉回流的方向，从远心端向近心端刺入脉中以补之，待其充盈，出针；反此为泻。

[分刺]

取气穴刺在"筋膜"，分刺应当以"气"之流注方向顺逆而补泻。十二经之手足大循环，举手式，其"气"的运动如下：手足阳经，从手到足；手足阴经，从足到手。参见图16。

太冲气穴的补泻，足阴经上行为顺，补之当从远心端刺向近心端；反之为泻。

迎随补泻，依据针刺部位的不同，其针刺方向应当不一致。

笔者曾经的疑问：

卫气运行于筋膜，当是刺分肉——气穴之法；脉刺——当是调"经脉"与"络脉"之血气。

卫气与营气的运行是如何协同运动？读恩师的《中国古典针灸学大纲》方知：卫气的运行与筋膜、膜原之横行线路较为贴近；营气与"经络"纵向

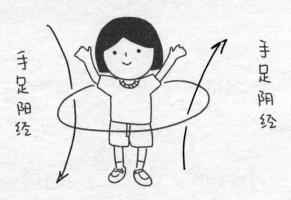

图 16　举手式三阴三阳走行简图

走行关联更大。

看似阴阳有二，却又一气周流，此二者皆起源于冲脉。

营卫之间，阴阳相吸，相互转换。

若无"经络"营气，则"筋膜"中卫气无以相吸，阴不敛阳，则阳无根，阳（卫气）必涣散。此为荣弱卫强之极也。

若无"筋膜"之卫气，则"经络"之营气必不能达四肢（动静脉皆循行于筋膜之中，如果没有筋膜张力相助，营气一定无法抵达四肢末梢）。

[笔者推测]

如果只有心脏和动静脉壁的收缩和扩展，不借助筋膜的应力，则微循环必然无法进行。正如经曰："阴阳气不相顺接，便为厥。厥者，手足逆冷是也"（《伤寒论》卷六第十二）。手足逆冷，当是阴阳太过或不及，失于冲和，导致微循环障碍（即阴阳不能顺接）。

卫气运行路线：冲脉→三焦膜原（募穴，脏腑之包膜大会之处）→四肢体表筋膜（主要集中在原穴脉口处）；

营气运行路线：冲脉→脏腑→经脉（脉口）、络脉、孙络（微循环）。

此二者似乎皆起源于同一脉动（冲脉），体现在同一脉口（原穴）；即冲脉和脉口（原穴）之间存在两条路线，一条是"经络"路线，另一条是"筋膜"路线。在循行的过程中，两者相互吸引，相互克制，阴阳交感，冲气以为和。

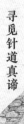

寻觅针道真谛

分刺、脉刺补泻之时，当各随其顺逆而为之；分刺、脉刺、募刺又相呼应，并非孤立存在。

四六、焠刺

慢性无菌性炎症可导致疼痛，那么疼痛是否可以通过人为诱发的可控性炎症去治疗？

带这个疑问，回溯经典记载的焠刺、燔针劫刺——火针的前世今生。

凡刺有九……九曰焠刺，焠刺者，刺燔针则取痹也。　（《灵枢·官针》）

刺布衣者，以火焠之，刺大人者，以药熨之。　（《灵枢·寿夭刚柔》）

由此可知燔针、焠刺主要用于布衣，即卫气充实之人。

临床主要用于痹证、寒证、经筋证、骨病。筋急为寒，其脉多弦紧，可灸、燔针、焠刺、药熨；筋纵者为热，其脉多缓（脉管壁松缓）或细数（脉率快，脉形不足），不可与之。

似乎在后世的很多注解中，火针劫刺等同为焠刺。

"焠"字解：焠火，将金属加热后浸于水或油中，急速冷却以加强其硬度。

《说文》：焠，坚刀刃也。

《汉书·王褒传》：清水焠其锋。

《文选·司马相如〈子虚赋〉》：胗割轮焠。焠轮，猎获野物之血染红车轮。

至此，我印象中的"焠"似乎与火、与"水"相关。

《史记·刺客传》：太子豫求天下之利匕首，得赵人徐夫人匕首，取之百金，使工以药焠之，以试人，血濡缕，人无不立死者。

焠针（火针）以药焠之。由此可以揭开焠针之面纱，焠针以药。

笔者推测：烧针，焠药"水"，再刺之，这一过程既是焠刺。

即把针烧红于药汁中焠，焠后，针必带有药性，故而根据患者病情需要，配不同药汁，焠针之后刺之。

十多年前，笔者在云南跟随恩师陈运彪先生学习方药，其间听闻各种奇闻异事，其中不乏真事，确有猎户焠毒狩猎一事。

有一个病人讲述病情，描述自己原来肩周痛严重，每逢阴雨天加剧，十余年未愈，被一个草医治愈了。根据其回忆，这个草医（大概是当地民间医生的称谓）把针烧红，蘸了一白色粉末，快速刺入肩关节痛点处，从此以后肩关节再也没有痛过。因为当时恰好在思考焠刺的问题，所以反复问了几次，怕细节有所遗漏。听完这个病人的描述后，欣喜不已，更加确信焠针本应该如此：烧针，焠药，刺之。

[临床医案]

第一次于患者身上使用焠针的经验，虽然时过近十年，但至今记忆犹新。来者是一慈祥的老艺术家，年轻时拍马背上的戏份不慎跌落，从此每年髋关节痛一两次，每次发作最少住院一个月左右，多则三个月。

初次见面，双拐加轮椅，坐卧难安，痛到夜不能寐。诊断明确，髋关节陈旧性损伤，因为症状太过严重，当时我没有进行治疗，我对患者讲：容我思考一日。

恰逢当时，笔者训练不慎，股四头肌髌骨上缘因撞击挫伤，用桃红四物汤加味跌打损伤的药物泡药酒，搽药几次效果不佳，当晚便用 0.35mm 的毫针烧红，焠药酒，刺在自己伤处试试，不想疗效出乎意料，且未见任何不适。第二天，如上法再次焠刺。

有了切身体验后，遂第一次在患者身上使用，寻结节—烧针—焠药—刺之。每天一次。第六次治疗之后患者可不借助外力步行百米，且能爬楼梯，行走坐卧无不适。众人还是心有余悸，让其小心，注意休息。因老人家工作繁忙，又奔他处，后偶有联系，悉知身体尚好。

自第一医案效果确切之后，对焠针之应用更加广泛，根据不同患者情况，配不同药物，如活血化瘀、接骨生肌、散寒止痛等，根据病机，选用不同的药物焠针刺之，尤其是很多类风湿关节痛患者予以焠针疗效确切。

回到本章开始之疑问：疼痛是否可以通过人为制造的可控性炎症去治疗？答案也源于一个病人。

此人由好友推荐来，病症非常简单，单纯膝关节内侧痛，走路时腿不

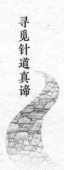

能屈曲。因是公众人物，步态实在影响形象，心中甚急，多处治疗无效。查体：脉濡而软，病在脾之分肉。经过五次毫针调气，凭脉调气口的方法，治疗后疼痛减轻，但是局部症状仍有近一半未效，步态好转，但是仍无法正常步行。

仔细询问其病发作之前的经过，他说发作之前的半个月时间，在西藏自驾游，连续开车约有十多天，回来之后，初只是觉得腿部乏力，后渐渐加重，直到不能正常步行。于他处做过局部处理，效果不佳。仔细检查膝关节，于缝匠肌的附着点胫骨粗隆内侧深筋膜层触及极小条索样痛，定位很精确，用针贯透，揩攃之后，条索消失，当时疼痛消失，以为至此告愈。不想三天之后再发如故。再来，再刺，再症消，再复发如期而至。焦头烂额之际，想到焠针，姑且一试。取可以诱发炎症的药物制成酒精饱和溶液，取五支粗0.35mm、长25mm针，烧针、焠药，散刺于筋膜结节点上留针15分钟出针，告诉患者回去有红肿化脓属于正常现象，需要一周左右来刺血一次。三天后，患者告知，皮肤有红肿胀痛，原来深层的痛感消失，走路步态几乎正常。后如期放血两次，疼痛至此之后没有复发。

本医案的思考在于，慢性无菌性炎症导致局部疼痛缠绵不休，再通过人为诱发的炎症刺激，治疗局部疼痛。

焠针治疗医案很多，以此两案意义最大，故记之。

因患者体质差异，故本章药物部分略，只描述个人对焠针的体会和临床使用经验。

四七、滞针与行气

1.《灵枢·官能》曰："泻必用员，切而转之，其气乃行。"《灵枢·九针论》曰："员针……主治分间气。"员利针善泻分肉筋膜间的太过之气。

"切而转之"具体操作：

右手持针，向同一个方向旋转滞针，协同左手按切皮肤，微微做回拨状，针被滞于筋膜分肉之中，导太过之气出，针感强烈，针感强烈为泻。

留针，待其针自然松动时出针，滞针到自然松开，是气行或气至的现象。

初学针灸经常用到滞针法，却不知其出处，盖《灵枢·官能》泻必用员，切而转之，其气乃行——为滞针正名正身，师出有名。切而转之，完全是正确应用滞针法之机要。

2.《灵枢·九针论》："野者，人之节解皮肤之间也。淫邪流溢于身，如风水之状，而留不能过于机关大节者也。故为之治针，令尖如挺，其锋微员，以取大气之不能过于关节者也。"

为何大气不能过关节？《灵枢·经脉》曰："诸络脉皆不能经大节之间，必行绝道而出入。"

3.《灵枢·九针论》："九曰大针，取法于锋针，其锋微员，长四寸，主取大气不出关节者也。"

大气不能出关节，以关节中有积故也。因此临床治疗关节病不但需要引气至，亦要导气出——追气。

4.《灵枢·九针论》"八者，风也。风者人之股肱八节也。八正之虚风，八风伤人，内舍于骨解腰脊节腠理之间，为深痹也。故为之治针，必长其身，锋其末，可以取深邪远痹。"

由此可知，风邪入于关节，不能出，故成为深疾，此处描述的是为何刺关节腔的原因。

上述之第一条，描述针刺关节的手法细节，以及原因。第二至四条描述了关节病的原因，以及如何刺关节病。

笔者临床治疗气不过关节的体会如下：

取以圆利针，针刺入关节微滞，留针至其自然松解时，是气已过关节的表现，此时才可以起针。如果针仍然出于滞之状态，说明气还未至，此时出针其效果差。出针时机尤为重要。

注意：有时关节本身积滞已经比较严重，针入之即有滞针艰涩感，阻力很大，且针感很强，此时不必再做"切而转之"的滞针手法。

若针刺入关节，空空如也，无阻力，此时当做微微滞针的手法。

但此两者都必须等到针下自然松动感出现的时候才可以起针。

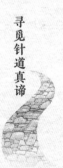

滞针疏通法：

1. 笔者于刺积，募刺法，刺腹部冲脉引气之时，多用此法。"积"为太过当泻之，取滞针法行气导气，"引"太过之"积"，至不足之处。

2. 本章详细描述大气不过关节之滞针导气的临床应用体会。

临床医案：

踝关节痛滞针治疗法，此法适应单侧踝关节，疼痛部位固定者。临床医案太多，取一案简述之。

男，36岁，左侧踝关节痛，最痛点在足跟跟腱和跟骨的附着点上，其职业是大货车司机，自诉：左脚需要不停地踩离合器引发的劳损疼痛，以致无法正常工作，久行亦痛甚不堪，尤其是受凉加重。其病发于夏天，考虑和车内空调温度太低有关，此人有另一症状，每逢冬季即无痰干咳，其寸关脉浮濡尺脉沉弦，按理病在肾经，比对两侧肾脉左右强度大小，脉幅、脉质一致，左右若一，病不在脉口，再查其经隧，发现左侧复溜穴皮下凸起，和右侧之手感明显不一，取0.35mm×75mm的毫针，针入其中，滞针，针感强烈传至足跟。另取0.5mm×75mm的圆利针从照海下方刺入关节腔，阻力很大故不做滞针手法，留针时，让患者微微活动踝关节，约一小时，再微微拨动圆利针时已经松弛，出针后，疼痛去大半，隔三天再刺之，同上法，两次告愈。

滞针拔出筋膜纤维的方法：

以一例腰痛医案说明之。

女，藏族，一寺庙常住，右腰腿痛十余年。因为当时病人很多，且环境条件也不允许采用久坐、久卧等待气至关节的自然松动，遂让其俯卧位，取0.4mm×120mm的长针，约在右侧腰4横突、骶椎与髂后上棘所构成的三角区域，寻找深层的高张力点，针入90mm左右，大约触及腹壁后膜的时候，自诉有酸胀感传至下肢疼痛的部位，切肤而滞针，其针感更强烈下传。

待针滞到无法转动的时候，抖动针体，用力外拔多能感受到针下纤维被拉断的感觉，有些纤维出针之后可以清楚地看到——白如蚕丝，缠绕在针体上，纤维断，针即松，可出针。

以此刺法，一次治愈，第二天腰腿无痛，特意再来反复询问，为什么十几年的痛可以一次治愈？

如若觉得纤维断裂不充分，不用出针，再次重复滞针，拔断纤维，以确保纤维断裂充分，拔断时除了针下的手感，甚至于还可以听到"嗑嗒"声。

注意事项：

一定要质量好的针具 0.4mm 左右的针最佳，禁止一针多穴使用，防止断针。

后期笔者又以火针刺入皮下筋膜结节，刺入后留 30 秒左右待火针痛感消退，皮肤放松，再滞针取皮下筋膜结节拉断，甚至可以拉出体外 3 厘米左右，粗如牙签，色白，拉断后效果极佳，尤其很多体胖的中年女性在髂后上棘处的皮下筋膜结节很多很大，甚至如鹌鹑蛋大小，此类病人，腰腹时常痛，腰背酸痛，此处结节不去，很难痊愈。

临床医案：

女，61 岁，常年腰部酸胀，只能行走 300 米，需要蹲下休息，医院诊断椎管狭窄，建议手术治疗。

查体：其髂后上棘处结节左右皆有，小如花生米，大如红枣，每一边有两三个，每次以火针刺之，滞针拨出白色纤维，每次取一两个，反复轮流取之，未用其他方法，每次治疗其步行距离都能极大改善，六次治疗之后已和常人无异。此类医案很多，不再详述。

补注：

1. 滞针时，滞住筋膜纤维时没有痛感，只是针感加剧；若有如切肤之痛时，多是因为右手"旋转"滞针，与左手之"切按"皮肤，没有协同好。正如经之所言，切而转之，须一边提捏、按压皮肤，一边旋转滞针。

2. 拨出筋膜之后，很多患者有如轻微感冒或低烧症状，盖因筋膜为卫气之所行，筋膜结节疏通之后卫气抵抗留邪的原因。临床观察多例且都是自愈，自愈后身体明显轻松。

3. 嘱咐患者注意伤口的清洁护理，勿食辛辣。

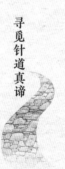

寻觅针道真谛

四八、迫脏与恢刺法

> 治寒热深专者，刺大藏，迫藏刺背，背俞也。刺之迫藏，藏会，腹中寒
> 热去而止。　　　　　　　　　　　　　　　　　　　（《素问·长刺节论》）

寒热深传，留于腹则为积。可视为刺积之法可也。

《三国志·华佗传》中记载：下针言当引某许，若至语人，病者言已到；
应便拔针，病亦行瘥。

以上短短数十字，经过反复临床的体会之后，才渐渐明白其中深意。

在恩师黄龙祥先生以**"募刺"**命名之前，我一直没有一个合适的名字去
描述这一刺法，姑且取原文"迫脏"，遂一度以迫脏刺法名之。

此文暗藏两处玄机：

1. **募刺**——刺"大脏"，笔者认为此处是脏腑的募穴，取以大针、长针
深刺，以迫其脏。迫脏，不但描述了针刺的部位，也描述了临床大部分人的
针感，以此刺法，很多病人都感觉到生病的脏腑有强烈针感，有逼迫、急迫
感——故以"迫脏"名之。

刺脏腑之募穴，刺激内脏的包膜，如肝包膜，心包膜，胃肠、子宫、膀
胱等脏器的包膜；募穴，募集气血以补脏腑气血之不足，或去邪气之"结"，
亦名为"追气"。

通过对内脏表面筋膜的刺激，调整内脏的气血，兼以追气散积。针入
之后，因针尖迫激内脏筋膜，令筋膜的张力改变，调整"气"的变化，迫
使内脏的运动节律、内脏的功能发生相应的变化，以达到解结去腹中寒热
之效。

或者直接腹部触诊，寻找内脏筋膜之间的结节，高张力点，尤其是大
网膜、小网膜、腹壁后膜，以及内脏的韧带，如子宫悬韧带、肠系膜韧带、
耻骨膀胱韧带、肝脏的镰状韧带、正中脐韧带等，这些主要的框架和内脏
之间存在着复杂的张力平衡，如果有张力的变化，则说明有气血失衡，即
为**"动"**。

内脏筋膜相互包裹交错融合，相互牵连，无法细分。而中医的思维即：

在整体观的背景下——"取独"。

"取独"不但是全身气口脉动的"是动则病",也是取"张力"软坚的"独";寒热取独；皮肤滑涩手感的独；不痛与痛的独——动、坚、痛，等等皆是刺"独"之处。

腹部触诊：双手探测腹部，因内脏器官筋膜的异常牵张而引起的高张力点，募刺之。对呼吸系统、泌尿生殖系统、消化系统的功能失常或慢性炎症，极为有效（参见本书"遍诊法之病灶触诊"篇）。

2. **恢刺**——刺背俞穴、华佗夹脊穴，刺此产生迫脏的感觉，刺激的部位是在脊神经根前支的鞘膜上，或者说刺激了脊神经根附近的结缔组织，触发了脊神经根前支的鞘膜，进而产生针感，迫激到内脏的感觉。临床确有大量案例证实，皆能"下针言当引某许，若至语人，病者言已到……病亦行瘥"。

脊神经根前支主要是出入内脏的自主神经，控制内脏的运动节律、腺体的分泌以及内脏的感觉，刺激到其鞘膜时，有强烈的内脏收缩感，有些病人有热感、搅动感等。

若某部脉沉弦、或陈瘀脉、或脉之独动与筋平时，如右关独动于12菽与筋平时，可于胃之背俞穴上下在脊柱两侧揣穴，针入之后，需守神，根据患者的呼吸，以及针下的感觉，适时调整针刺的方向。

将刺时，提前告知患者：针入以后，待你胃部有感觉的时候，请告知；待针感如期迫急胃脘时即止。如是热症，针出之后出血少许，或者拔罐出血效果更佳；如是寒症，针入之后留针，并灸之更妙。

病部之脉多是陈瘀脉，或者脉独动与筋相平者，此为肝所主病。

刺大脏，即刺脏腑的募穴，募穴即是脏腑筋膜大汇之处，刺之后针感入脏，迫急脏腑感觉亦非常明显。

多年前拜访一位针刀界的元老，其临床善用华佗夹脊穴。手法轻盈而灵动，针入皮之后，针在筋骨肉之间，畅快游走，如入无人之境，真如庖丁解牛般通行无阻，针-手-体感优美到令人心生赞叹。针入之后，马上针感传到内脏，有迫脏感之后，前后左右轻轻摆动针体，加强针感，即出针，一气呵成。其行针手法，更是生动演绎了恢刺法："恢刺者，直刺傍之，举之前后，恢筋急，以治筋痹"（《灵枢·官针》）。参见图17。

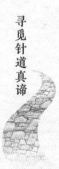

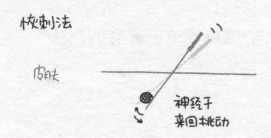

图 17　恢刺刺激神经干示意图

　　那一刻才真正明白：什么是华佗夹脊穴，为什么华佗善用夹脊穴，以及《三国志》对此番治疗场景的描述。

　　两个时隔千余年的针刺场景，竟如此吻合，如此神似，恍兮惚兮间，似乎以针跨越时空，与古人神交，心中莫名为之感动。

[临床医案]

案 1.

　　女，33 岁，胃脘闷胀，嗳气，食欲不振，胃部有紧缩感。查体：右关弦急郁动与筋平，知其肝气犯胃，以致筋痹。嘱患者俯卧，在背肝俞穴向下夹脊穴揣穴，得一压痛点，取 0.5mm×50mm 圆利针，由脊柱中轴线，旁开 2cm 左右入针，针斜向痛点，透之向脊神经根，刺入 4cm 左右，患者觉得一股抽搐急迫感传向胃脘部，如恢刺手法，前后举之，出针。针出症消。翌日来诊，告知愈 8 成，再刺之，后未再复发。

案 2.

　　女，39 岁，小叶增生来诊，来时疼痛难忍。查体：其双寸口脉沉弦不鼓，按理当取督脉上段，在 T3 棘突左 1cm 左右见一压痛点，圆利针刺之，自诉有抽搐感传到乳腺部，留针 30 分钟，出针痛消，乳腺胀痛硬结已消（此当是气痹，如真是痰痹肉痹，则难治）。

四九、华佗与其弟子樊阿的刺法

《三国志》中记载华佗针刺：下针言当引某许，若至语人，病者言，已到；应便拔针，病亦行瘥。

《三国志》记载樊阿：阿善针术。凡医咸言背及胸藏之间不可妄针，针之不过四分，而阿针背入一二寸；巨阙胸藏，针下五六寸，而病辄皆瘳。

樊阿精通针法。所有的医生都说背部和胸部内脏之间不可以乱针，即使下针也不能超过四分深，而樊阿针刺背部穴位深到一二寸，在胸部的巨阙穴扎进去五六寸，而病常常都被治好。

由此可知，华佗以及其弟子的刺法，应是募刺迫脏，以及刺华佗夹脊穴的脊神经根的迫激术。

1. **募刺**——刺"大脏"，刺脏腑之募穴（详见本书"迫脏与恢刺法"篇）。

卫气为水谷之悍气，行于脉外之筋膜，而胃肠之外，即是募原，筋膜大汇之处，也是气之大汇处，即为气海，膏肓。笔者在临床使用很久，一度以迫脏、肓刺名之。后在读恩师的《中国古典针灸学大纲》初稿时，发现恩师以"募刺"名之。

2. **恢刺**——刺背俞穴、华佗夹脊穴，刺此产生迫脏的感觉（详见本书"迫脏与恢刺法"篇）。

3. **刺太阳神经丛**：樊阿善针，巨阙胸藏针下五六寸。此处笔者常用，刺5寸，其深度可以刺激到主动脉、或者食管、或迷走神经、或下腔静脉、或膈神经、或者太阳神经丛（位置在肚脐上方与胸骨剑突后方的横膈膜穹隆下缘）。

笔者临床上，见双寸部与关部之间郁动而鼓之脉时，多刺太阳神经丛。

入针技巧：一定要在肝的上缘，在剑突骨性的末端入针，如果太下，容易伤及肝脏，因为刺此者多为粗针长针，并非刺包膜时所用的极细毫针；入针不要提插，而是左右小幅度的轻柔摆动，更容易刺激到神经丛，同时也防止暴力直刺刺伤内脏。针刺遇到阻力时不可以强行突破，需微回针，针尖略向上调整，微微做左右摆动，待无阻力、无痛感时慢慢入针。（**采取平躺半卧位，为针刺体位最佳**）

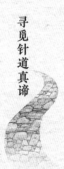
寻觅针道真谛

腹部深刺法，即刺脏腑内筋膜结节点，直接刺激内脏病灶，和早期的脉刺、分刺从远端治疗内脏治病有所区别。在古代医案记载中，善深刺的即是樊阿。其理论依据，笔者能找到与之相应的就是《黄帝内经》的刺募穴迫脏法。

但凡久病之人，其病邪多由孙络→络→经→脏腑→积于胃肠之外、膜原之间；或者病由体表筋膜直入内脏筋膜，因为内脏筋膜与四肢的四关部原穴、合穴、下合穴等直接相连。故募刺之时，多和四关附近的合穴或原穴配合使用，以揣穴为准。

此募刺法与恢刺法，临床效果极佳，但是对医者守神的要求也极高，针手合一的体感非常重要。

行募刺时要极为细心，止息守静笃，押手和刺手配合，用力需绵长而"持"，手如握虎。仔细感知针下的分毫变化，同时要了解患者的针感，需要患者和医生随时保持交流，患者应随时将针感告知医生，此非常重要。千万不可以大幅度提插以求得气，或一定要求气至病所，否则后果不堪设想。

针工若想明白，手如握虎的体验，一定需要在自己身上试针，不是简单地刺一下自己的合谷、足三里、曲池，而是选择自己最害怕刺的穴位。如此，眼、耳、鼻、舌、身、意等身体感官才会发挥到极致，才能真正体会针刺当下的感觉，才能对守神有所感悟。否则根本无法体会手如握虎、如临深渊是怎样的心境。

同样以华佗的一则医案为戒：

一患者徐某，因病卧床，华佗前往探视，徐说："自昨天请医针刺胃管后，便咳嗽不止，心烦而不得安卧。"华佗诊察后，说："误矣，针刺未及胃管，误中肝脏，若日后饮食渐少，五日后恐不测。"后果如所言而亡。

需以此为鉴。

五〇、刺腹脉——《难经》腹诊脉诊相参

笔者初期刺腹脉，完全按《黄帝内经》刺腹部蛟蛔的方法，寻腹部的"动、

痛、坚"点刺之。

腹脉主要是以肚脐为中心的腹部搏动点为主，以及腹部筋膜韧带的结筋点，如腹主动脉、左右髂总动脉、左右髂内外动脉、肠系膜上下动脉、肾动脉、骶骨正中动脉等（骶骨正中动脉"动痛"患者很多，尤其是女性妇科病患者）。不排除刺及淋巴管、淋巴结、乳糜池、大网膜、腹壁后筋膜、腰部神经丛，以及内脏的韧带及其于脊柱前缘的附着点，内脏与内脏之间的筋膜联结点，等等。

临床观察发现，痛动点往往不止一处，有时刺某一处，其他处反应点随之消失；有时刺一点，还需刺两点、三点、四点……其中原理不明，有过困惑，在研读《难经》之后，渐渐柳暗花明，拨云见日。

一脉为十变者，何谓也？然：五邪刚柔相逢之意也。假令：心脉急甚者，肝邪干心也；心脉微急者，胆邪干小肠也；心脉大甚者，心邪自干心也；心脉微大者，小肠邪自干小肠也；心脉缓甚者，脾邪干心也；心脉微缓者，胃邪干小肠也；心脉涩甚者，肺邪干心也；心脉微涩者，大肠邪干小肠也；心脉沉甚者，肾邪干心也；心脉微沉者，膀胱邪干小肠也。五脏各有刚柔邪，故令一脉辄变为十也。

（《难经·十难》）

如以右关为例，弦急大为肝邪犯胃；沉紧甚为肾邪来犯胃；缓濡甚为脾邪自干；浮滑大甚为心火犯胃；滞涩甚为肺邪来犯。

临床体会：见某邪来犯某部时，需取本经穴，兼来犯之经的穴位治之；如右关弦急甚，是肝邪来犯，需取脾经和肝经两经穴治之，尤其是肝经穴为主。

脉有三部九候，有阴阳，有轻重，有六十首，一脉变为四时，离圣久远，各自是其法，何以别之？

然：是其病，有内外证。其病为之奈何？

然：假令得肝脉，其外证善洁，面青，善怒；其内证脐左有动气，按之牢若痛；其病四肢满，闭淋（癃），溲便难，转筋。有是者肝也，无是者非也。

假令得心脉，其外证面赤，口干，喜笑；其内证脐上有动气，按之牢若痛。其病烦心、心痛，掌中热而哕。有是者心也，无是者非也。

假令得脾脉，其外证面黄，善噫，善思，善味；其内证当脐有动气，按之牢若痛；其病腹胀满，食不消，体重节痛，怠惰嗜卧，四肢不收。有是者脾也，

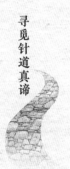
寻觅针道真谛

无是者非也。

假令得肺脉，其外证面白，善嚏，悲愁不乐，欲哭；其内证脐右有动气，按之牢若痛；其病喘咳，洒淅寒热。有是者肺也，无是者非也。

假令得肾脉，其外证面黑，善恐欠；其内证脐下有动气，按之牢若痛。其病逆气，小腹急痛，泄如下重，足胫寒而逆。有是者肾也，无是者非也。

（《难经·十六难》）

肝脉，弦急甚为肝邪脉；心脉，浮洪大甚为心邪脉；脾脉，缓濡甚为脾邪脉；肺脉，短滞涩甚为肺邪脉；肾脉，沉紧甚为肾邪脉。相应动、坚、痛处如图18示：

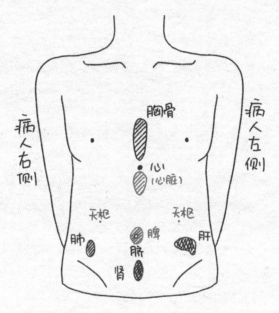

图18 《难经》五脏邪之所处简图

依据此两难的论述和《黄帝内经》刺蛟蛕的刺法相参，临床时多能快速寻及邪气之所结处，取长针，刺腹部之"动痛坚"处；若需引气以补泻，需取邪脉之经某穴以毫针刺之。

正常腹脉，当动于肚脐矢状线后方3寸处，神阙与命门连线上，肾间动气本当于此，凡此搏动有偏转即为病。

因此临床治疗目标亦非常明确，刺腹脉之异动处，将此"动气"导向此处即可——肚脐后方3寸。

通过腹诊可以在肚脐周围寻到多处异动点和压痛点，那么这些异常点哪一个才是根结？就像治疗软疣、带状疱疹一样，皮部表面成片的病灶点，如何辨认哪一个是母体，准确辨认母体才能精准治疗。

刺腹脉的关键：①寻"动坚痛"之"母体"；②选择正确对应的经络导气。

最终的疑问还是回归到《灵枢》的精髓——凡将用针，必先诊脉。

依据《难经》第十、十六两篇相互印证，在临床刺腹脉的时候往往能将根结明了于心，一矢中的。

五脏之邪脉，往往是左右六部脉，医者双手三指同取之时指下的整体脉感，如此可以免去调寸、关、尺三部的细节，先从整体脉质入手，刺腹脉往往能够快速令邪气去而谷气至，脉平和（和扁鹊阴阳脉法指导标本脉动的应用临床诊脉手法类似，笔者临床时常穿插使用，刺腹脉解结，再取之标本引气）。

刺腹脉之后，若寸、关、尺仍有不平之处，再以阴阳五输穴五行生克补泻的方法，调理气血阴阳。

笔者在临床已经习惯先调腹脉气口，再调四肢气口。

曾拜访过擅长腹部诊断，再取四肢末端相应经络穴位治疗的医家，通过刺相应肢体穴位（揣穴）之后，腹部异常压痛和阳性点随之转阴的方法。

腹部为邪气久结之处，以长针直刺其结，切而旋之，其气（邪气）乃行，此谓之"追气"。

依据寸口脉整体脉质，以确定腹部病气大会之所，长针刺之解结，一刺阳邪出，二次阴邪出，三刺谷气至。

[临床体会]

临床见整体脉象为沉紧之时，知此为肾邪之脉，此时多于肚脐下方寻得的"动、痛、坚"阳性点，为"母体"之所在，刺之后，肚脐周围的其他点多能消失，此时还应取肾经的穴位协同治疗；

若整体脉象弦急脉，当知肝为邪，取之肚脐左侧"动、坚、痛"阳性点

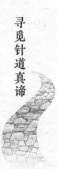

刺之，配合肝经的标本或者气口刺之；

整体脉滞涩者，得知肺为邪，取动于肚脐右侧"痛、坚、动"之阳性点长针刺之，配合肺经的穴位刺之；

整体脉洪大或结代之时，心邪来犯，取肚脐上方的"动、坚、痛"阳性点刺之，兼取心经或者心包经的穴位刺之；

整体脉缓濡之时，脾邪来犯，此时异动常位于中脘附近，寻及"动、坚、痛"阳性点刺之，兼取脾经之穴位刺之。

五脏（腑）邪脉的临床体会以及使用技巧：

心之常脉浮散大，当位于左寸。若多处或整体脉都呈现浮洪散大的脉象，即为心邪主病。稍取之脉道粗大，脉道濡散，此谓之浮散大；另笔者观察，结代脉按心邪调之多效；

肝之常脉弦长且居于脉道的中下方（与筋平），偏于沉部，位于左关为正位。若多处脉位出现弦长急的脉位肝邪主病。脉与筋平，脉道如筝弦挺然冲和且长于本位，为弦长解；

肾脉沉濡滑曰平，若肾脉太过沉紧如石之象，且多脉位或整体脉皆如此，即为肾邪主病；

肺脉浮短涩于右寸，按之三菽可得为浮，稍用力则脉道不利曰涩，再稍用力则脉道入于关中，上半指不动，下半指动为短，此是正常的右寸脉。若三指同取整体脉感为浮、短（三部都不及或尺寸不及）、涩，即为肺邪为病；

脾脉缓大于右关，脉如微风拂柳，如鸡践地曰缓（如雀啄则胃气败，死脉），稍用力感受其脉道大而敦实曰平，故谓之缓大。若缓大太过，且多处脉位皆然，是脾邪主病。

临床肺之涩甚和脾之缓甚，经常难以鉴别；肝之弦急与肾之沉石亦难分。笔者反复体会如下：肺脾之区别，肺浮（3菽位）脾居中（9菽位），肺邪脉短涩小，脾邪脉缓大；肝肾邪脉比较，肝邪弦多细长，肾邪石而坚，简言之，弦比紧长，紧比弦粗力大。

临床刺腹脉的手法细节：①左手为押手，绵柔用力按压至结节点的最深处，轻轻旋转左手的指尖，以押开刺道，让腹内的脏器从押手下方移开，待触及将刺的阳性点之时，右手持针快速入皮之后稍等三五秒钟，再轻轻刺入，若遇到较大阻力即稍改方向，第一次阻力来源于腹直肌肌腱，尽量避开肌肉，选择肌肉的间隙入针；②突破此阻力之后，如果押手刺道显示充分，即无再次阻力。如果遇到第二层阻力多是因为刺到内脏，患者多有剧痛，此时当稍微回针少许，不可快速强行突破，轻轻震颤，待内脏自行躲避，刺道再现，无阻力方可刺之（针中气穴，如游空巷。脏腑间隙之刺道出现时，针下几乎无阻力感，且有轻微被吸入感。刺手持针正指刺道，用极小力微推即可，宛如针是被刺道"吸"入，而非针工刺入）。若此时针感恰好为患者病痛时症状，即于此处先留针，待针感消失后，再刺结节点；③待刺中结节时，或有如一物动于针下，质地黏腻滞涩，此时押手渐渐松开，右手微微震颤感受针下之搏动或抱针紧致的针感，作微滞针的状态，以令气行——"追气"。此时针感走窜更为明显。

刺腹脉的体感甚为奇特，很多患者告知病灶处有阵阵气来冲击之感，没有冲开之前，每一次如物撞击时病灶处都有疼痛或酸楚不适感，待到冲开之后，只有气行感，没有针刺感和痛感。大部分患者都有此体感，故笔者刺腹脉之时，提前告知患者，待针感气行至无酸胀痛的时候可以起针。

笔者初次在自己身上刺腹脉，当时肚脐左侧有异常痛点搏动，第一次刺蛟蛔之法时，非常的担心，因为没有人告知刺腹脉的感受经验以及注意事项，自己的押手又不足以押开内脏，因刺道不畅，所以上述每一种可能的痛感都亲身体验过。但是当时身体并无不适，或者是因为自己没有此种病结的原因，并未出现有特殊的气感。后由多位患者渐渐补充，才逐渐有所体会。

通过反复临床观察，留针至针感自然消失，效果最佳。此留针方式亦是患者告知的。用心倾听患者的针刺感受，定会受益良多。

医者守神——针手合一，医患两感互通，对于用针而言极为重要。医者心、手、针当下体感，结合患者的当下针感，如此反复训练印证，医者才能在止息和守神的状态下得到真正的成长。

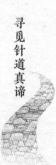

[**临床医案**]

案1.

女，50，左半身麻木无力，短气头昏，3月余，每天下午加重。自己描述：

吃饭和喘气的力气都不够。面色黄，动则汗出，浮肿面貌，体胖，腹软无力。西医检查排除脑血管病变。

查体：寸口脉六部缓而无力。病邪在脾（当刺神阙），查其中脘确有阳性点，取 0.35mm×120mm 长针，刺之中脘，同时在左侧脾经的阴陵泉、冲门处有压痛，刺之后，患者描述针感沿着麻木的左侧肢体一遍遍循行，针后诸症若失。后因早晨锻炼后受风再次发作，用同法治愈。此患者早年因眩晕症来笔者处治疗，眩晕严重，多方治疗未果，以五输穴的调脉法治疗五次左右愈之。后常来毫针调理，其脉一直以缓而无力为主，后因移居国外一年患半身麻木症状，来诊时笔者恰好在琢磨整合刺腹脉。此患者也是我第一例以寸口脉法指导刺腹脉的患者，在此次刺腹脉之前也以五输穴调之三、四日效果不显著，总有隔靴搔痒的感觉，虽然不排除初期毫针的疗效，但是对于整体脉质的调整，笔者体会确实以刺腹脉为首选。

案 2.

患者女，76 岁，左腰骶骨、踝关节痛半月余，保守治疗十日不效，来诊。查体：其寸口脉六脉弦急，素有高血压、冠心病，肝主筋、主风，脉症合。此患者肚脐上的搏动压痛点明显，肚脐左侧的压痛点较深，动痛不明显，依据寸口脉刺肚脐左侧的阳性点，同时刺箕门穴的压痛点，针入后针感至病所，出针后病去大半，次日如前法再刺一次，告愈。

案 3.

患者女，56 岁，右侧乳腺癌局部全切，右腋下淋巴全扫术后并发症，右上肢肿大如小腿（目测比小腿粗），皮肤坚硬如革，冲击波治疗一年余，不效反剧。来时小臂比大臂粗，右侧伤口处又见淋巴结肿大结节。

查体：寸口脉滞涩甚，取之肚脐右下腹一腹脉痛点，再刺之云门穴。刺肚脐右侧点的时候患者便非常惊讶地对他先生说，这次肯定可以治好，因为她感觉到右臂有明显气动（原来麻木，感觉失常）。再取右云门，留针两小时，待针感消退出针。发现右手臂原本僵硬如革的皮肤可以晃动，切口处的淋巴结松软。

经过约 4 次治疗，寸口脉整体转为缓濡无力之象，滞涩的脉感完全消失，患者的手臂症状恢复一半以上，淋巴结恢复正常。再取之中脘、太白如法刺之，配合局部火针，出大量黄色液体，每次出一两日不停，需要大量纱布包裹。后教患者家属简单火针刺法，一直至今在家用火针刺法，手臂恢复 7 成左右，虽未完全康复如常，也无大碍。

注 1：脉缓甚脾邪为病，当刺肚脐之正中，但有神阙禁针之畏，故临床多取胃之中脘代之。但笔者临床时，亦常常以 0.25mm×120mm 的针刺神阙，未见患者有不适，再看腹针、脐针都有刺神阙的经验。用或不用，仁者见仁智者见智吧。

注 2：虚人需刺腹脉，刺腹中积聚之时，当先吞气七八口于腹中，再刺之。恩师于《中国古典针灸学大纲》一书中有记载。

五一、"鼓脉"与"不鼓脉"

鼓一阳曰钩，鼓一阴曰毛，鼓阳胜急曰弦，鼓阳至而绝曰石，阴阳相过曰溜。　　　　　　　　　　　　　　　　　　　　　　　（《素问·阴阳别论》）

三阳俱搏且鼓，三日死。　　　　　　　　　　　　　（《素问·阴阳别论》）

太阴藏搏，言伏鼓。　　　　　　　　　　　　　　　（《素问·经脉别论》）

烦则心下鼓。　　　　　　　　　　　　　　　　　　　　（《素问·痹论》）

心脉满大……肾脉小急，肝脉小急，心脉小急，不鼓皆为瘕。

（《素问·大奇论》）

脾脉外鼓，沉为肠澼。　　　　　　　　　　　　　　　（《素问·大奇论》）

胃脉沉鼓涩，胃外鼓大，心脉小坚急，皆鬲偏枯。　　（《素问·大奇论》）

脉至如涌泉，浮鼓肌中，太阳气予不足也。　　　　　（《素问·大奇论》）

帝曰：脉从而病反者，其诊何如？岐伯曰：脉至而从，按之不鼓，诸阳皆然。
帝曰：诸阴之反，其脉何如？岐伯曰：脉至而从，按之鼓甚而盛也。

（《素问·至真要大论》）

三阴者，六经之所主也，交于太阴，伏鼓不浮。　　（《素问·阴阳类论》）

一阴独至，经绝，气浮不鼓，钩而滑。　　　　　　（《素问·阴阳类论》）

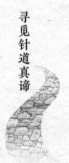

鼓,为邪气实,脉有力任按而躁。如《金匮要略》曰积脉,皆沉而附骨不绝。"鼓"邪气实于里;"不鼓"之脉,为正气虚。

临床鼓脉与不鼓脉使用之意义重大,何谓鼓脉?何谓不鼓脉?

鼓脉:不论脉之强弱,从皮毛,一丝丝渐渐按至骨面,其间脉动感皆于指目正下方力感明显,无中断;

不鼓脉:不论脉之强弱,从皮毛,一丝丝渐渐按至骨的过程,会在某一个层次出现,指目正下方没有力感,其应力在指目两侧,左右弹手(压断之后,脉来之方向有冲击感,不在此类)。

临床用寸口脉和任督脉全息时最为重要,鼓脉在任脉,不鼓脉对应督脉。

三部俱浮,直上直下者,督脉也。动苦腰背强痛,不得俯仰,大人癫,小儿痫(笔者临床以三部浮紧空之不鼓脉为督脉动之病脉。)

三部俱牢,直上直下者,冲脉也。苦,胸中有寒疝。《脉经》曰:脉来中央坚实径至关者,冲脉也。动苦少腹痛,上抢心,有瘕疝,绝孕,遗矢溺,胁支满烦也(任脉、冲脉同行,故任脉病应以鼓脉为主)。

针刺之后,脉的沉浮凸凹,内外移行,多能调平,但鼓脉和不鼓脉的脉质几乎不能改变。也就是说,有些患者病之根本一定归于任脉,有些患者生病一定源于督脉。

临床见不鼓脉,见双侧同步动时刺督脉;见鼓脉,双侧相同部位动,刺任脉。

[临床医案]
案1.

男,肩颈痛,不能屈伸,肩部坚硬。诊其脉:双关郁动而鼓。按寸口任督对应的刺法,于其中脘上部寻得一明显压痛点,左手深按,右手持长针刺之,待刺入约5寸,患者自觉针感由胸椎上传到肩胛骨,且有温热感。留针约一个小时,关脉的郁动平缓,出针,大部分症状消除,只有一些局部结节有不适,以小刃针解之症消。

案2.

女,44岁,头昏,前额至后头皆痛。查体:双尺部脉浮动而不鼓,按五体刺法，当刺其骨膜，脉不鼓而尺双郁动，当取督脉下段刺之。嘱患者俯卧，于督脉下段寻一骨面压痛点，取 0.5mm×75mm 圆利针刺入，摩擦骨面，身有微汗出，汗出时有微微头晕，留针半小时出针，头晕无，起身头疼消。

五二、仲景刺期门与刺内脏包膜

伤寒，腹满谵语，寸口脉浮而紧，此肝乘脾也，名曰纵，刺期门。

（《伤寒论》卷三）

——今肝气纵行，乘克脾土，故取肝之募穴期门。《脉经》有云：浮而紧者名曰弦，弦为肝脉。

伤寒发热，啬啬恶寒，大渴欲饮水，其腹必满，自汗出，小便利，其病欲解，此肝乘肺也，名曰横，刺期门。　（《伤寒论》卷三）

——刺肝之募穴期门，以泻太过之肝气。

太阳与少阳并病，头项强痛，或眩冒，时如结胸，心下痞硬者，当刺大椎第一间、肺俞、肝俞，慎不可发汗；发汗则谵语，脉弦。五日谵语不止，当刺期门。　　（《伤寒论》卷四）

妇人中风，发热恶寒，经水适来，得之七八日，热除而脉迟身凉，胸胁下满如结胸状，谵语者，此为热入血室也。当刺期门，随其实而取之。　　（《伤寒论》卷四）

阳明病，下血谵语者，此为热入血室，但头汗出者，刺期门，随其实而泻之，濈然汗出则愈。　　（《伤寒论》卷五）

——期门为肝之募穴，肝藏血，又与少阳为表里，此阳病阴治也。从肝之募穴针引阳气出，以泻少阳之邪热。今邪入血室，故刺期门，随其血分实热而泻之也（似乎期门刺血泻热最快）。

阴维起于诸阴之交……循胁肋会足厥阴于期门。

（《奇经八脉考》）

——期门穴位于乳头直下，第 6 肋间隙，为肝之募穴，又是足太阴、厥阴、阴维脉之交会穴。

肝脏之体表投影：肝上界在右锁骨中线第5肋骨，右腋中线平第6肋骨处；肝下界与肝前缘一致，起自肋弓最低点，沿右肋弓下缘左上行，至第8、9肋软骨结合处离开肋弓，斜向左上方，至前正中线，到左侧至肋弓与第7、8软骨之结合处。

《伤寒论》中，用针刺穴频次最高者，就是"刺期门"。

大部分针灸典籍中，也都记载期门的针刺深度为5分，刺法多以斜刺、平刺为主，尤其是左期门，怕伤及肺、肝等脏器实质。

后来走访民间一些医家，治疗肝胆疾病时，发现刺右期门时，其深度都达1.5~2寸，必然刺到肝包膜。也见到过右期门有深刺2寸的记载。

我一般见左关脉独浮弦而急动时，取0.12~40mm的毫针刺入右期门1.5寸左右，刺到肝脏包膜之后，患者多能感觉整个肝区有迫急感。

临床刺肝包膜时，定位在第六、七、八肋间隙，在右锁骨中线附近寻找压痛点刺之，刺后左关的弦浮动感多能随之缓和。

临床有一医案，患者的自身针感生动说明了刺期门治疗热入血室的治法。

患者女，26岁，子宫盆腔疼痛一年，不分昼夜不间断疼痛，经西医、中医各种方法治疗，甚至包括经阴道、直肠的直接手法，但终不效。

查体：左右尺脉浮动而鼓，知任冲两脉的下部有邪气结，当有动痛坚处。在小腹中轴线极深处贴近脊骨处触及一条索，按之痛有放射感，左手固定，右手引针刺之，针感传至腰骶部、肛门以及整个盆腔，初次针后症减6成。再来时，尺脉浮滑鼓平息，见左关浮动于1~3菽之处，按气口九道脉之上腾治之，心包经取穴治之无效。

三诊时，仍见左关浮弦，沉取时见紧象。先取肚脐左侧搏动处，再取之右期门，肝区体表区域内寻压痛点，用0.12mm×40mm的毫针刺之，刺激到肝脏包膜，病人自诉刺入时，针感直接传入小腹，子宫盆腔的痛感当下消失。此刻才恍然忆起，《伤寒论》关于热入血室刺期门的论述。

本案之思路：左关独浮动，肝之动，当于筋平，此处动于1~3菽，是皮毛腠理，故刺之肝脏包膜而愈。

据此可推理：胃、肾、膀胱、肠等相应部位，凡是其脉浮动鼓于1~3菽，当刺其相应部位的皮毛阳性反应点，或者内脏包膜的张力紊乱处。纹理不畅，气血不通，故为病。凡病，脉必见"独"，此即《难经》《黄帝内经》取独之意。

医者诊脉，由脉不平，知病气之所结，一刺邪结，再调其阴阳，是治本也。看似只为调脉平脉，实为调气血之不和。

关于腹部内脏与内脏之间的关联，可以用中医"五行生克"解之；可以用藏医的三脉七轮的能量生化解之；也可以用西方手法学的内脏运动节律、轴向模式的变化解之。

以本案为例：

中医认为：其脉左关浮弦动，为肝胆郁实，肝主血亦主宗筋，郁结则热，女子以肝为先天，故肝郁血热，入于血室。

藏医可解为：肝区太阳轮之能量淤积，不能越膈肌上入心轮，导致太阳轮肝区能量过高，以致海底轮、脐轮的能量不能相互撞击，故无生克化气之功，太阳轮淤积导致海底轮病（密宗脉轮之大海螺脉与小海螺脉，更能精准描述此病机）。

西方内脏筋膜手法解：肝和升结肠之肝区部运动障碍，诱发肠道腹部网膜、腹壁后膜等运动或张力紊乱，进而导致腹部的肠韧带、子宫韧带等错构，累积淋巴动静脉血管回流不畅，自主神经的功能紊乱，运动模式的改变还会导致内脏之间过度摩擦形成伤害，慢性无菌性炎症形成粘连，继而疼痛绵绵无绝期。

脏腑之间的运动和骨骼关节一样，故谓之内脏关节；如果内脏之间的关节紊乱，那么运动模式和节律都会随之改变，两者相互影响。内脏关节和运用节律或轴向偏转，会引起内脏的实质受损，或内脏筋膜的结节，筋膜相互粘连，牵一发而动全身。

西方内脏筋膜手法中有医案记载：肾脏韧带松弛，肾脏下垂可以引发高血压，把肾脏推动到正常位置，高血压不治而愈（以超声按摩肾上腺，治疗高血压确切有效）。西方的内脏筋膜手法和中医的募刺腹诊方法确有异曲同工之处。其不同之处：西方筋膜手法以外力调整内脏筋膜引导错位的内脏关节复位；中医的募刺法，以针迫脏，让内脏自身的运动改变，调整紊乱的筋膜张力。

不论中医、藏医、西方筋膜手法，其根本都在于精准的诊断和治疗。

古典针灸以脉决定用针的大小、针刺的深浅、针刺的部位、针刺的补泻、

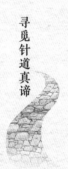

寻觅针道真谛

留针的时间、治疗的频率，甚至是治疗的预后都是以脉作为标准。

五三、内脏包膜刺法与脉诊、腹诊

笔者大学读西医，在大学时期，有个胸外科老师在讲课的时候，讲了他在知青学农时期的经历：某日中午收割小麦，突然一个男青年心脏骤停，于是他用镰刀开胸，手指按摩心脏，救活此人。听后觉得非常震撼，印象深刻。之后特别留心关于开胸心脏按摩急救的案例。如《战地急救手册》关于开胸按摩心脏的细节，以及脑部贯透伤并发心脏骤停的开胸按摩急救的医案。

后来在广西学医时，一朋友领笔者去见一老妪，擅长金针刺心包膜，专治心脏病，看到其治疗过程首先想到就是大学时期老师的那个故事，几乎同出一辙。具体操作如下：在第3~4肋间隙紧贴胸骨的外侧缘寻按，以一锋利的剑针破皮，先在皮肤表面开一个小切口（由此推断：所用金针应是钝针，其原因是防止刺穿心脏包膜，伤及脏器），其金针的形状有些怪异，手柄很像北方人纳鞋底的锥子，结构和大小差不多，只是针换成了金质，针体粗约1mm、长约50mm（金较柔软，金针临床效果也确实优于银针和钢针，《神农本草经》谓之能镇心安神），针沿第3~4肋间隙、胸骨左侧边缘入针，垂直刺入后略倾斜向中轴线方向刺入。笔者发现在患者的左胸骨约3~4肋间隙边缘都有治疗痕迹，据患者说每次一针，一周左右一次，原来心绞痛明显，走路加剧，3次治疗后可以爬山，可以干轻体力活。

以上两则医案皆是刺激心脏包膜的方法。"心"君主之官，主神明，心尖搏动处之虚里，又是宗气之源。如此重要的部位可以针刺，那么其他的脏器包膜呢？

笔者某次和一肾内科的朋友聊天，谈及中医针刺内脏包膜治疗疾病的时候，他很兴奋地描述在临床肾穿刺组织活检之后，患者的各项即时指标明显好转（临床几乎半数以上的患者都有肾穿之后，半个月内肾功能好转，体力恢复，人倍感轻松，更有患者主动要求再次肾穿），以下两则医案由余姚市

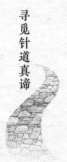

人民医院肾内科姚盛华医师提供：

案1.

患者，皮某，男，50岁，因"发现尿检异常7天"。入院查体：意识清，精神可，两肺呼吸音粗，双下肺未闻及明显干湿啰音，心律齐，未闻及明显病理性杂音。腹平软，全腹无压痛，肝脾肋下未及，移动性浊音阴性，掌指关节无明显肿胀、压痛，双下肢无明显凹陷性水肿，无压痛，四肢肌力、肌张力正常，病理征未引出。入院后辅助检查：

2018年4月17日，尿常规（URT）：尿蛋白（干化学）++；尿微量白蛋白4 390.00mg/L，尿免疫球蛋白IgG 209.00mg/L，尿 α_1- 微量蛋白75.30mg/L；24小时尿蛋白定量4 248mg/24h；生化筛查常规：白蛋白33.1g/L，总蛋白56.9g/L，肌酐74μmol/L；前列腺：前列腺增大伴结石。

入院后排除禁忌证，于4月20日超声引导下行右肾穿刺活检术（肾组织自动枪穿刺活检术），术中以16G活检右肾下极，共穿2针，得淡红色组织2条，长度10mm。术程顺利，术后病理提示膜性肾病（Ⅱ期）。

2018年5月3日，生化筛查常规：白蛋白33.3g/L，总蛋白55.5g/L，肌酐69μmol/L。尿常规（URT）：尿蛋白（干化学）++；尿微量白蛋白1 810.00mg/L，尿免疫球蛋白IgG 123.00mg/L，尿 α_1- 微量蛋白52.1mg/L；24小时尿蛋白定量1 783mg/24h。2018年7月5日生化筛查常规：白蛋白38.7g/L，总蛋白64.1g/L，肌酐74μmol/L。尿常规（URT）：尿蛋白（干化学）++；尿微量白蛋白1 690.00mg/L，尿免疫球蛋白IgG 125.00mg/L，尿 α_1- 微量蛋白56.9mg/L；24小时尿蛋白定量1 550mg/24h。其间未经药物治疗。患者自诉泡沫尿较前减少，尿量可，无其他不适。结合患者血尿化验结果，考虑存在自发缓解可能，与患方沟通后暂不加用激素/免疫抑制剂治疗，嘱肾内科门诊随诊。

案2.

患者，黄某，男，61岁，因"双下肢水肿半年，加剧伴颜面水肿10天"入院。查体：体温：36.6℃；脉搏：78次/min；呼吸：18次/min；血压：141/89mmHg；意识清，精神可，皮肤巩膜无黄染，颜面部轻度水肿，两肺呼吸音清，双下肺未闻及明显啰音，心律齐，未闻及明显病理性杂音。腹平软，全腹无压痛，肝脾肋下未及，移动性浊音阴性，双下肢中度凹陷性水肿，无压痛，四肢肌力、肌张力正常，病理征未引出。

入院后辅助检查：2018年12月21日生化筛查常规：白蛋白17.7g/L，总蛋白38g/L，肌酐86μmol/L。尿常规（URT）：尿蛋白（干化学）+++；24小时尿蛋白定量6 245mg/24h。尿微量白蛋白6 280.00mg/L，尿免疫球蛋白IgG 343.00mg/L，尿α₁-微量蛋白112mg/L。

入院后排除禁忌证，于2018年12月24日超声引导下行右肾穿刺活检术（肾组织自动枪穿刺活检术），术中以16G活检右肾下极，共穿2针，得淡红色组织2条，长度10mm。术程顺利，术后病理提示"肾小球微小病变"。

术后1周，生化筛查常规：白蛋白22.1g/L，总蛋白46.6g/L，肌酐84μmol/l。尿常规（URT）：尿蛋白（干化学）+++；24小时尿蛋白定量1 783mg/24h。

术后2周，生化筛查常规：白蛋白21.3g/L，总蛋白47.6g/L，肌酐75μmol/L。尿常规（URT）：尿蛋白（干化学）+++；尿微量白蛋白2 600.00mg/L，尿免疫球蛋白IgG 117.00mg/L，尿α₁-微量蛋白58.3mg/L；24小时尿蛋白定量3 991mg/24h。患者诉浮肿较前缓解，血化验检查仍提示肾病综合征水平。在患方知情同意下加用口服甲泼尼龙片48mg、日1次治疗，后多次复查提示临床完全缓解。

第一案，未经药物治疗，活检之后指标持续好转，诸项指标仍然在持续观察中。

第二案，活检之后的治疗方案未经改变而指标有即时好转现象。当然对于久病重度患者一次活检不可能持续好转。

设想：如果在B超下以钝针松解肾周围的筋膜和韧带脂肪等结缔组织，兼用钝针刺激按摩肾脏包膜（不要刺破内脏包膜），一周一次或两次，会有什么样的结果呢？

笔者临床刺激肾包膜的体会：一则，仿西医穿刺入路，患者俯卧，从十二肋与脊柱所形成的区域，脊柱旁开2~3寸，视患者体格，一般垂直刺入3~4cm即可；二则，从肾之募穴入针，患者侧蜷卧，沿十一与十二肋间隙入针，与肋骨平行向脊柱方向刺入。手法一定要轻柔，止息守神，感受针下的每一个层次，以及患者反馈的针感。用针要细软而钝，刺中肾包膜时，针下手感如扎到板栗一般，圆滑而有韧性，患者多无痛感，只有微胀沿腰脊扩散，针感可传至同侧髂后上棘、腹股沟，以及小腹，久留针有些患者可传至下肢与后背，切记不可大幅度提插，可以极小幅度震颤刺激肾脏包膜。

附（一）：刺肾包膜与刺脉视频（2段）

患者女，主诉肩颈胸腰皆痛多年，夜尿约 10 次，西医检查，无脊柱、脊髓等病变。

[**初诊**]双关上脉郁动，刺膈膜（太阳神经丛）。左尺脉不足甚，刺肾包膜，针后诸症消，当夜尿正常，睡前两次，凌晨五点多一次。

刺肾包膜，取 0.25mm × 125mm 针灸针，于十一肋游离端下方痛处入针，沿十一、十二肋间隙，紧贴肋骨前缘深入，针下几乎无阻力感，针入约 6cm，针下如触及板栗感，似乎咕噜咕噜蠕动滑动感，此为肾脏下缘，针微微震颤，患者说，针感传至平时腰脊胀痛处，持针微旋，待针下落空感出现，针可继续针入 3cm 左右，并小幅度摩擦肾包膜，留针至针感结束，出针。见**视频 1**。

视频 1
刺肾包膜

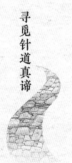

[**注**]因就诊条件所限，视频中患者取坐位，实际当以侧卧蜷身为最佳。

[**再诊**]次日来诊，下腰及两髋关节仍有少许胀痛。双关上脉郁动好转，双关脉浮鼓。于脐上至胸骨下段寻腹脉结痛处入针，针入后针感上传至肩背，下至小腹及腰骶部。按五行通关法，当取内关，查左右内关穴，见右侧内关陷而松软，以毫针刺之。左右关脉相比，右关脉大于左关脉，故施刺脉泻法于右关部。见**视频 2**。

视频 2

刺腹脉解结引气

　　进一步推测：肺、胰腺、肝、心包、肾这些实质的脏器包膜，被钝性器刺激按摩之后是否对本部脏腑的疾病和功能恢复有积极的影响[①]？

　　胃、大小肠、子宫、膀胱等脏器，根据针灸腹部穴位的针刺深度以及很多前辈的临床使用经验和笔者的自身体会，这些脏器的包膜是不可避免地被长针募刺所覆盖和触及。

　　"腠"者，是三焦通会元真之处，为血气所注；"理"者，是皮肤脏腑之纹理也。　　　　　　　　　　　　　　　　　　（《金匮要略》卷上第一）

　　腠即是类似现代医学之筋膜（结缔组织），如一张致密的立体网状系统，是人体所有器官的框架，骨骼、血管、神经、肌肉、内脏，都有筋膜框架包裹固定支撑，其中充斥气血而成；理，不但是皮肤的纹路，也是脏腑的纹理，即内脏包膜系统，属于理的范畴。可知内脏的包膜与皮肤同，属"表"。

　　临床长针刺腹部穴位时不可避免地刺到腹部器官的包膜，比如胃肠、子宫、膀胱的外壁，因为内脏本身具有躲避的自我保护机制，针尖速度较慢刺激到其外壁时，便在腹中蠕动以逃避针刺。内脏被刺激之后的逃避反应，恰恰是内脏筋膜张力发生改变的契机，迫使**张力**由**紊乱**状态趋向正常，即：邪气散，气血以和。正如《灵枢·终始》言："一刺则阳邪出，再刺则阴邪出，三刺则谷气至。"

　　中医的手法按摩、牵拉膈肌，称之为"翻瓦片"，治疗肝胆疾病和消化道、呼吸系统、循环系统的疾病，主要原因是改善了内脏之间筋膜的张力，调整了胸腔（上焦）、腹腔（中下焦）压力或气血能量的分布。筋膜是卫气之所行，

[①]　至本书即将成稿之时，笔者在肾内科观察多例肾穿刺患者：一则，观察肾穿前后的脉象变化；二则，观察穿刺后的生化指标的变化。多数患者在穿刺之后，脉象明显转为平和，生化指标亦有明显改善。肾病伴有高血压的患者，血压情况也会得到改善。尤其肾病初期，体质较好患者，穿刺之后改善更为明显。

内脏之筋膜更是气之大汇，三焦通会元真之处。此治疗方法也有力证明了脏腑筋膜、内脏包膜的重要性。

但是在没有认知内脏包膜可以刺之前，也无法明白：事实上很多腹部针刺有效的原因是刺激到内脏包膜，或者内脏筋膜募集之处——募穴，正如：

治寒热深专者，刺大藏，迫藏刺背，背俞也。刺之迫藏，藏会，腹中寒热**去**而止。 　　　　　　　　　　　　　　　　　　（《素问·长刺节论》）

临床刺内脏包膜的体会：

1. 脉指征——浮动而鼓，于1~3菽时，可以刺对应脏腑的包膜；

2. 腹部触诊，寻找内脏筋膜之间的结节、高张力点，尤其是大网膜、小网膜、腹壁后膜，以及内脏的韧带，如子宫悬韧带、肠系膜韧带、耻骨膀胱韧带、肝脏的镰状韧带、正中脐韧带等这些主要的框架；内脏和内脏之间的间隙——"取独"之动、坚、痛处，等等，皆是刺"独"之处（腹部触诊法参见"遍诊法之病灶触诊"篇）。

［临床医案］
案 1.

初次刻意刺内脏包膜是因为一个胆囊炎的患者，在藏区，跟随学习藏医的老师去牧民区巡诊，晚9点左右到一个牧民家。一个女性患者约40岁，蜷缩左侧半躺卧，患者与老师交流病情，听到"青巴……"，藏语"肝"的意思。根据患者体位、描述，我大概知道可能是胆囊结石，或者是胆囊炎，老师给她吃药，然后在腿部和肘部放血，效果不佳。便示意我说：胆囊炎，针灸可以吗？那时我心里是犯嘀咕，没有把握，但因为离县医院8小时左右的车程，也没有更好的办法，逼上梁山姑且一试吧。

查体：左关浮弦急动数兼有陈瘀脉，在患者的背部 T7-8-9 棘突旁有明显的压痛，在最痛处用 0.6mm×60mm 的圆利针刺入后针感传到右胁下，滞针之后小幅度震颤，约3分钟患者说疼痛减轻很多，出针后患者可以面朝上半卧。按压胆囊点疼痛明显，以胆囊点作为治疗靶点，以圆利针从右下向上刺入，滞针回拔轻轻抖动，胆囊点痛感减轻。患者在深呼吸时还有疼痛，描述在肋骨弓的后方。因为天色已晚，在病家吃饭留宿，再观察。

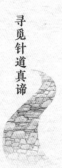

大概两小时左右，患者疼痛部位还有一半症状未减。吃饭的时候我一直在思考着肋骨弓后的疼痛，是否需要刺胆囊壁。于是我示意患者再针一次，取 0.25mm×75mm 的毫针，距离麦氏点下方 3cm 左右入针，刺向胆囊的位置，力极弱、极慢，根据患者的呼吸节律缓缓入针，约针入 5~6cm 时，患者有胀感传至胸骨剑突下，此时我知道大概是刺在肝脏下缘，微回拔，再略向下调整针的方向，在反复调整的时候患者告知疼痛大部分消失。因此至今我无法确认当时是刺激肝包膜，还是胆囊壁治愈的。

这是第一次有意识地刺激内脏包膜，故当时情景和细节非常清晰。

案 2.

患者男，30 余，抑郁，胸闷，善叹息。因特殊工种，需潜水作业，怀疑幽闭综合征。西医体检指标超乎常人得好。

查体：唯左寸见寸上脉，且浮动明显。此病人用药当用吐法，先与瓜蒂散一剂吐之。次日来诊，寸上脉滑动减轻，自诉胸闷好转，寸上脉有浮于 1~3 菽之象。于其膻中附近寻灰色白点挑痧出数十根白丝样羊毛痧，再取 0.12mm×40mm 的毫针于胸骨左外侧缘第 4 肋间隙缓缓刺入，速度极缓，待针下传来微微震颤感之时，再下约 2~3mm，感觉震颤感会转变为有节律的弹击感，此时患者告知心前区如蚂蚁在爬行于皮肤之痒状，且伴有如沐阳光的温暖感，瞬间如有冰消，留针之后这个感觉上行至咽部，半小时后出针，症皆消。

第一次扎心脏包膜是在笔者自己身上验证的。

笔者在写完本篇时，再一次刺了自己的心脏包膜，细节如下：0.12mm×40mm 的毫针，于胸骨左旁第 3 肋间隙刺入，当针体全部刺入（笔者体厚）时感觉心前区有气旋转感，先到后肩再到喉部，再到肚脐左下方。针后喉部痒温暖，有点兴奋感，持续约四个小时。

刺心包时的细节以及手感：体表定位之后揣穴，在心脏体表投影的肋骨 3~4 隙与胸骨左外缘之间多能找到明显压痛点，针刺入之后，针下行 1cm 左右需调整方向，稍微倾斜针体，令针尖指向中轴线缓缓刺入。

（1）初针下有轻微搏动感时患者无针感，此时医者必须针、手、心守神合一；

（2）再微推 3~5mm 可以感觉到剧烈搏动；

（3）感受剧烈搏动之后，再微推 2~3mm 时，针尖多能触及心包，因心包的致密性很强，此时针下传来的感觉，非常类似行走在雪地上的感觉，仿佛手指可以"听到"针体传来的"滋滋"作响声，随着心脏的收缩和扩张，时有时无；

（4）此时切记不可以再深刺，否则针感反而消失，或出现刺痛不适、心烦等现象。临床观察，针感需时有时无，似有似无，如阵阵蚁行感最妙。此时患者的针感多出现在左前胸，有的放射到肩胛，有心绞痛的患者，多能感受到后背椎体前缘的疼痛，胸闷的患者多能豁然开朗，莫名的开心兴奋。

注意：①如果患者的针感太强，则微退 1~2mm，若针下无阵阵"滋滋"作响感，微进 1~2mm；②尽量使用极细的金属盘丝柄的毫针，塑料针柄的毫针指下感觉明显差很多，不利于控制针刺的深度。

针刺的深度恰好控制在：心脏扩张时，心包撞击到针尖，心脏收缩时，心包离开针尖，此时患者的针感最佳。为防止针被心脏的搏动弹回，在心脏收缩的瞬间，可重复做微微滞针的手法，利用针体与软组织的"锚定"确保针刺深度的有效性，刺其他大动脉时，如主动脉弓、腹中动脉等皆可以滞针"锚定"针体。

刺心包的脉象：①结代脉，②左寸口寸上脉浮动甚。

笔者临床经验：凡结代脉的患者，先在心前区寻瘀络刺血，兼募刺腹部肚脐之上的脉坚动痛处，再刺心包，效果极佳。临床多例医案，大部分针入 10 分钟左右，结代脉见明显好转。同时需兼顾神门、曲泽、太溪脉动之左右若一的比较，补不足，损有余。

附（二）：刺心包与刺脉视频（5 段）

患者男，72 岁，因胸闷夜不能寐，伴有晕厥，去医院诊疗，确诊为冠心病，西医治疗近一个月，仍有胸闷不得卧、晚饭后晕厥一到两次等症。

依诊疗一体，脉平为期为旨。

[**初诊**] 脉结代而涩。刺脐上脉动处，以及心包，针入胸闷即止，当晚可以安睡。次日上午，仍唯有胸闷。下午针刺，当晚即停西药。

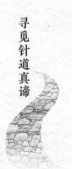

刺脐上动脉：因患者体格瘦弱，选取粗 0.3mm、长 125mm 的针灸针。患者脉象较弱，故令患者吸气吞于腹中，再入针。针入 8cm 左右，针感先传至胸骨前，再微微入内，针感传至鼻尖，此时患者胸闷消。见**视频 3**。

视频 3
冠心病治疗刺腹脉

刺心包（膏膜），取针粗 0.16mm、长 40mm，在胸骨左外侧缘第三肋间隙寻得压痛点，针紧贴胸骨骨面垂直刺入 2~3cm 时，针下可感受到滋滋作响之搏动冲击感，此时患者说有难受、心烦状，此为针刺激心包太过，需微微退出 3~5mm，暗劲持针，令针下在心脏舒张时有滋滋作响状，心脏收缩时无感觉为妙。患者告知，针感如虫行呈片状辐射至右心区、右颈部以及整个后背，此时胸闷症状完全消失。暗劲持针，针感下传至脐部长针处，上下往复片刻，待患者症状全无，针感削弱时，即出针。见**视频 4**。

视频 4
冠心病治疗刺心包

[**再诊**] 结代与涩脉消失，针后停服西药，当天晚上无胸闷，可安然入睡，晕厥未作，次日上午略有胸闷。

于心前区寻微络刺血，以遍诊法，遵左右若一之旨，调之人迎、太渊脉口。

查体左右人迎不能若一，右人迎力不足，补之经隧，针沿颈动脉血流方向入针，针下触及搏动时，压平针体，揩摩经隧。见**视频 5**。

视频 5

冠心病治疗补人迎经隧

左太渊不及，左寸部略沉，补之经隧。见**视频 6**。

视频 6

冠心病治疗补左太渊寸部

寸口脉，双上关上脉（桡骨粗隆）郁动，刺膈膜，取 0.25mm×125mm 长针，于胸骨下缘入针，沿肝脏上缘，膈肌下缘，针刺入 5~6cm，可感受到明显的主动脉搏动感，针感向上、向下辐射。此时针下助力较大，切记不可用力突破，需要持针，左右微微摆动，待针从主动脉管旁边滑过，此时针下顿时通畅，微微推入，因主动脉的搏动，甚至手下可感受到针被吸入状。针感围绕胸腰段辐射至下腹、两髋关节，留针，待针感消失后起针。见**视频 7**。

视频 7

冠心病治疗刺膈膜

共刺两次，诸症消，应患者家属要求，予以汤药，善后。一周后随访，无不适，患者偶有感觉到有针感在心前区及肩胛上侧走窜，胸闷晕厥皆无。

[**注**] 视频拍摄期间，正值"新冠"流行，未能在诊室操作。又，刺膈膜，患者当取半卧位为最佳。限于条件，只能以书桌为"治疗床"，未能尽合要求，敬请读者理解。

恩师黄龙祥先生在研究古典针灸刺法的时候，一直在自己身上试针，笔者深为恩师知行合一的精神所感。此后凡颈动脉的刺法、腹主动脉的刺法、肝脏包膜的刺法、腹部深刺，等等，但凡可以自己操作的针法都在自己身上实践之后再用于临床。己所不欲，勿施于人；知行合一，须真知而躬行。

五四、刺积

喘而坚，诊曰有积气在中，时害于食，名曰心痹……积气在胸中，喘而虚，曰肺痹……积气在心下支胠，名曰肝痹……积气在腹中，为厥气，名曰厥疝……积气在小腹于阴，名曰肾痹。

（《素问·五脏生成》）

寸口脉沉而横，曰胁下有积。　　（《素问·平人气象论》）

血气稽留不得行，故宿昔而成积。　　（《素问·举痛论》）

病在少腹有积，刺皮䯏以下，至少腹而止。

（《素问·长刺节论》）

——王冰注曰：皮䯏，谓脐下同身寸之五寸横约纹。

大积大聚，其可犯也，衰其大半而止。

（《素问·六元正纪大论》）

——积可犯，即是积可刺之意。

（邪气）留而不去，传舍于胃肠之外，募原之间，留着于脉。

稽留而不去，息而成积，或着孙脉，或着络脉，或着输脉，或着
于伏冲之脉，或著于脊筋，或着于胃肠之募原……着于伏冲之脉者，
揣之应手而动。　　　　　　　　　　　　　　　（《灵枢·百病始生》）

——积，根于脏腑筋膜之大汇，也积于伏冲之脉。

积之始生，得**寒**乃生，厥乃成积也。　　　（《灵枢·百病始生》）

——阴寒成形，为积。

积者，脏病也，终不移。　　　　　　（《金匮要略》卷中第十一）

[刺积相关的脉法]

左手脉横，癥在左；右手脉横，癥在右。　　　　（《脉经》卷八第十二）

诸积大法，脉来细而附骨者，乃积也。寸口，积在胸中；微出寸口，积
在喉中。关上，积在脐傍；上关上，积在心下；微下关，积在少腹。尺中，
积在气冲。脉出左，积在左；脉出右，积在右；脉两出，积在中央。

（《金匮要略》卷中第十一）

尺内两旁，则季胁也，尺外以候肾，尺里以候腹，中附上，左外以候肝，
内以候膈；右外以候胃，内以候脾。上附上，右外以候肺，内以候胸中；左
外以候心，内以候膻中。前以候前，后以候后。上竟上者，胸喉中事也；下
竟下者，少腹腰股膝胫足中事也。　　　　　　　（《素问·脉要精微论》）

以左右脉大小定病侧，两侧同大小者病在中——任冲之脉"异动"寻之；
两侧相同部位郁动而鼓，则"积"在正中线上。

"积"脉多为：①沉细附骨，压之不断——鼓脉；②陈瘀脉；③冲脉病，
其脉沉牢。

笔者临床多以"鼓"脉定"积"，两侧同（大小沉浮），定病在冲任，且
多动12菽，与筋平；刺之以神经干、神级丛、大动脉壁为主。

[临床应用经验]

1. 寸口脉和星状神经节、太阳神经丛、奇神经节的对应：

若见单侧寸上脉（上竟上者）弦动鼓脉或陈瘀脉之时，取对应侧的星状神
经节或者人迎动脉刺之多能立效，且寸上脉随之缓和，甚至有些患者寸上脉渐

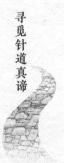

渐消失；若两侧的寸上脉皆郁动而鼓（陈瘀脉同之），刺天突下方之主动脉弓。

双侧关前一分处皆动（寸脉之下，关脉之上），若此处见郁动而鼓或者陈瘀脉，此时刺太阳神经丛多有效；此时也应当同时检查伏冲之脉之"异动"，有即刺之。

同理，奇神经节一般"动"于双侧的尺部脉见鼓或陈瘀，可以刺之。

脉之细附骨，或者陈瘀脉，多是身体有陈旧伤或有隐疾，且此类患者初期处于压抑焦虑的状态，自主神经紊乱，即交感神经兴奋，副交感神经抑制。

此脉，以儿童，与有过外伤史的或有慢性病的老年人之间比较，可以非常容易体会到"冲和、静、清"与"躁、浊、陈瘀、刚动鼓"之间的区别。

小孩：天真，随性，体柔，筋膜有弹性；

老人：多虑，拘谨，身枯，气血滞涩。

临床观察，凡是有"积"的患者，其病症容易受精神心理状态影响而加剧，病症表现多种多样。如小叶增生、抑郁症、胃脘胀满胃痛、小便不利、肠易激综合征、痛经等，都容易受情绪的影响，直接诱发相关症状。

2. 刺星状神经节之手法细节：

左手沿颈动脉内侧和气管之间，轻轻按至C6-7前结节，然后右手持针刺至前结节骨面之后，千万不可做提插手法，左手微微松开，离开骨面5~7mm，针尖略抬离骨面极微小距离，以针可以在骨面上滑动即可。然后双手配合，尤其是左手的中指和食指尤为重要，做左右滑动，其节律与颈动脉动同步最佳，目的是让针尖尽量刺激星状神经节的鞘膜，医生左手活动的力量，部分来源于患者的颈动脉搏动，这样容易与脉动同步，且力度也非常轻柔。此时多数患者会出现很多不可言喻的针感，但绝不是麻电感，如果出现麻电感，说明定位有误。

多数患者有蚁行感，或者感觉到有血流在体内流淌，且多数能走到病灶处，如后脑、面部、肩背，尤其是胸膈内脏。笔者自刺此处（左侧星状神经节）有一种痒麻的感觉，沿着迷走神经的路线向膈肌流淌，且散落在膈肌上。

刺星状神经节对情志类疾病的效果极佳。这类患者多表现为苦闷、厌世、缺少愉悦感、冷漠等，大多数伴有心慌心悸或胃脘不适等症，多数患者以自己语言的描述是：喜欢叹气，气吸不到肚子里，即使深呼吸亦觉得憋闷。凡此类患者，脉能相应者，刺之后多能豁然开朗。笔者依脉刺之，治疗多例产后抑郁症的患者。但见脉合，不论症状，即可刺之。

3. 刺太阳神经节之脉与手法细节：

笔者临床上，见寸部与关部之间（关前一分）郁动而鼓或者陈瘀脉时，刺太阳神经丛。

入针技巧：一定要在肝的上缘，在剑突的骨性末端入针，如果太下，容易伤及肝脏，因为刺此者多为粗针长针，并非刺包膜时所用的极细毫针。针刺入后不要提插，而是左右小幅度的轻柔摆动，更容易刺激到太阳神经丛或者迷走神经，同时也防止暴力直刺时刺伤内脏。针刺入遇到阻力时不可以强行突破，需微回针，针尖略向上调整（微调），同时微微做左右摆动，待无阻力、无痛感时再慢慢入针，向下探入至脊柱前缘骨性物时，可以轻轻震颤，极小幅度探刺，微微旋推滞针则气感更佳——"切而转之，其气乃行"（《灵枢·官能》）。

其针感，患者的描述：如太阳照射，温暖散开；或如烟花爆开时的感觉，可以传至后胸段，可下传至小腹；或如泉涌般的热流在病灶处窜行。

笔者临床用之颇多，尤其用于肝胆、胃脘部病症，以及腰痛、肩背头痛等的不适。但凡见其脉，不论症状皆可刺之。

4. 奇神经节刺法（曾经的设想）以及刺骶正中动脉：

其脉双尺部沉鼓或陈瘀者，可刺奇神经节及骶正中动脉。

几个神经节的刺法，唯有奇神经节最难，笔者临床遇到两例需要刺此处的患者。一位女患者，国内知名医院工作，其主要症状是：外阴、直肠异常疼痛，因为工作便利，吃了很多消炎药，微微有效，但是需要不停地更换用药及其配伍；做过很多极端的治疗方法，从神经干阻滞甚至到神经根部分切断。来诊时腰部千疮百孔（患者瘢痕体质）。查其脉：陈瘀脉于尺部。积于下部，寻小腹有异常搏动，刺之痛减3~5分，但不过几天再作，因为影响工作，不得不继续服用大量抗生素。此患者治疗效果不佳，笔者自认为是无效，后经过半年苦思冥想，觉得需要刺奇神经节，当时治疗有过这样的判断，但因部位特殊，又无把握能够刺激到奇神经节，故未作治疗。

在治此患者之前，有一男，50多岁，也是同样症状，脉尺沉而弦之鼓脉。患者主要症状是会阴酸胀痛难忍，每次小便加剧，只要小便稍有一点黄，痛

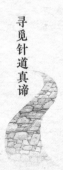

寻觅针道真谛

感即无法忍受，也是需要大量抗生素才有效。西医检查各项指标都在正常范围，排除感染、局部肿瘤占位压痛、脊管内肿瘤、结石，只是会阴痛觉过度敏感。笔者当时尝试刺其奇神经节，告败。从那时，刺奇神经节便是笔者心中过不去的"梗"。

后请教麻醉科的朋友，告知奇神经节刺法：腹部抱枕，跪位，髋关节略前后交错，便于操作，触及臀裂下缘，标记正中线，针从尾椎骨下方约1cm（胖者2cm）刺入，尽可能贴尾椎骨前缘推进，每推进2~3cm就折弯一些，刺入约5~6cm，可触及神经节。把针尽量拗成弧形，如月牙状，便于刺到奇神经节。此刺法和刺眼球后脂肪垫一样，需要把针捋弯如月牙。这是很多针工不传之密。

后拜访一位擅长治疗前列腺的老先生，其治疗前列腺有两针，一是从中极上方押出刺道，长针直刺前列腺包膜，此是募刺；另一针像极刺奇神经节的刺法和体位。

关于骶正中动脉的刺法：在肚脐下方一寸左右，此处多能直接按压至骶骨前骨面，可有压痛，或触及轻微搏动，押刺道较为容易，临床治疗盆腔以及腰骶部痛，甚至髋关节痛皆有效，笔者临床有效案例很多。

至成稿期笔者一直在尝试用22.5cm长针，从骶正中动脉较为容易压出刺道处入针，避开内脏，将至腹壁后膜，随即压弯针体沿尾骨前缘刺向奇神经节，一针透两体，患者痛苦较少，整个过程要求守神——徐旋而微推，随其气而用之巧。

透刺技巧：针由刺道刺入之后，如果提前压弯针体向奇神经节处刺，此时仍然可能触及降结肠，患者痛，痛感多传至肛门；如果太迟压弯，向下刺，此时针尖与骶骨的空间不够，针刺入骨面无法下行，即无法刺中神经节。

[临床医案]

患者女，60岁，骑电动车摔倒后，膝关节术后，每天早晨双髋关节和大腿内侧痛，需要翻身俯卧半小时可以减轻，方可起身。其脉为双侧尺脉沉细鼓，由骶正中动脉刺道入针，在肠道后方，转向下刺向奇神经节，患者自述有针感如虫行至会阴部（此人体型较瘦小，易操作）。

另一患者，女，29岁，习惯性流产（亦是较瘦身形），每次经期腹痛，平时有黄水样分泌物，无异味，同上法治之，两次愈。自述针感为阵发性疼痛伴有急迫烧灼样疼痛，走于直肠与会阴之间。她对针感的描述，与上文女患者描述几乎一致。

附：刺奇神经节与刺脉视频（2段）

患者男，确诊椎管狭窄，间歇性跛行，行走则欲小便（排除前列腺病、肾病等），且小便出不来，每天24小时有尿意，双侧髋关节疼痛剧烈（排除股骨头坏死），几不能行。

[**初诊**] 六部脉沉弦紧，尤以双尺为甚。

刺奇神经节，取0.35mm×225mm针（患者肥胖），于脐下3~4寸处寻一深部高张力痛点，针感初传至会阴，留针时传至两侧髋关节，约2小时针感渐无，出针。见**视频8**。

视频8
刺奇神经节

[**再诊**] 次日来诊，可适当干活，诸症减轻多半。

查体：左右太渊不一，泻右侧太渊，补左侧太渊。右太冲脉盛（太冲脉明显大于太溪、趺阳），按刺脉法泻之。双尺脉与寸关比较，仍有沉紧之象，但较前次相比，缓和许多。髋关节疼痛明显好转，只有左臀部有胀痛感，小便困难（尿不出），以及步行或劳作时尿意加剧现象亦明显好转。于脐下2寸左右寻深部膜原结痛处，以长针解之，针感如前。见**视频9**。

视频9
刺脉刺膜原

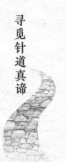

五五、刺积、刺腹脉、刺蛟蛔之体悟

关于刺积、刺蛟蛔、刺腹脉，前面单个总结，最终殊途同归于——募刺。

恩师说，此三者时延千年，乃不同时代对同一种病机之刺法。

邪痹于皮、筋、分肉、脉、骨，皆称之为"结"，当邪气藏于腹之时称之为"积"。

募刺——（邪气）留而不去（息而成积），传舍于胃肠之外，募原之间，留着于脉，或着孙脉，或着经脉，或着输脉，或着于伏冲之脉，或着于胃肠之募原，揣之应手而动。

经曰：腹中有虫瘕及蛟蛔，皆不可以小针（《灵枢·厥病》）。故知募刺者，小针所不能及也，如图 19 所示：

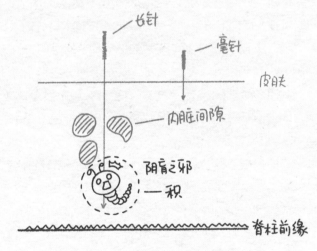

图 19　长针募刺刺道及解结示意图

刺腹脉：

着于伏冲之脉者，揣之应手而动。　　　　　　　　（《灵枢·百病始生》）

刺积：

大积大聚，其可犯也，衰其大半而止。　　　　　（《素问·六元正纪大论》）

有新积痛可移者，易已也；积不痛，难已也。 　　　　　　《灵枢·卫气》

"积"可犯之，即以刺之；腹中"积"可刺之明证。

刺蛲蛔：

以手聚按而坚持之，无令得移，以大针刺之，久持之，虫不动，乃出针。

《灵枢·厥病》

《金匮要略》《难经》分别有相应的病脉详述。

笔者临床中，依《黄帝内经》《金匮要略》《难经》《脉经》中所记载的脉法，协同寻求"积"之部位与深浅，脉诊结合揣穴，尤其是体会腹部是否柔如棉而有生气，是否有异常搏动，是否可以触及膜原（脏腑筋膜汇集处）结节点，脏腑之间、脏腑与韧带是否有粘连。以左手食指、中指、无名指三指探寻，以定其确切之处，以三指、或拇指固定，右手持针快速入针。

若是将刺之处，位于腹壁后部，需要绵柔用力持续按压，确保针尖不要刺到内脏，如果针尖触及内脏可能诱发剧痛不适，此时应微微回针，左手微微晃动或震颤，待针下无阻力、无痛感时再继续入针，刺入"积"点。

若"积"点位于脏腑之间，更需要左右手的协同，针必须刺入脏腑之间的空隙——胃肠之外、募原之间。以左手探于"积"之平面，左右的移动，分开刺道，尽量暴露"积"点，右手持针微微用力，其力度须保持：针遇到阻力即止，无阻力可进的状态为最巧。同时右手体会针下之层次，而明于心。

同时需要根据"积"之深度与走向，来调整患者的体位，大部分情况下以仰卧位为主，或侧卧位，同时还可以调整患者的身体上下蜷曲的角度，或胸膝位蜷曲、或后伸、或站立位、或半卧位等，所有姿势的调节只有一个目的——尽量暴露刺道，增大针体于脏腑之间的接触面。针体与脏腑的接触面越大，则气血引行的功效越大。利用脏腑自身的气血运动、呼吸时腹内压的变化、腹部脉动的力辐射与撞击，使内脏自主调节"积"的瘀滞。

针刺入"积点"之后，患者多有气至病所的针感，很多患者针感传导部位和不适的性质，和发病时的体感一致，甚至有的出现逐个病灶一一呈现针感，甚至是已经痊愈的病灶。有的患者描述：这个感觉和我发病时的疼痛感（或某种特殊的不适感）一致。

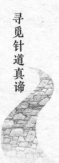

寻觅针道真谛

大部分患者会形容：有气窜不通的隐痛或刺痛感，待有气明显穿过之后即消失。有一位病人说，就像静坐，初期觉得痛，突然有"通"的感觉，即进入不痛的状态。过一会又可能进入下一个由痛到不痛的状态。有些患者会有节律性疼痛，有些是持续性疼痛。

笔者临床观察：针入之后，没有痛感（针感）走窜的效果差；在痛感（针感）未消失之前出针，效果也差。

对医者守神的要求极为严苛。曾经有几位患者，都是在笔者急着临时外出的时候过来，本不应予以针刺，此时笔者心中焦急，更别谈"止息守神"了，按脉诊寻"积"刺之，留针一小时左右待回来取针，患者皆告知，无气感，病灶处未见好转。遂不出针微微提针至皮下，"止息守神"，随患者的呼吸，左右手协同缓缓刺入，针感如期而至，留针而效。由此更加注重"守神"在募刺时的体会。在针刺之前应告知患者针刺的目的、气感将到达何处为妙、以何种气感最佳（一般以等同于病发时的不适感为最佳）。针刺的时候，医者以"守神"为要，体会针刺当下的体感，而患者需随时告知针刺的气感，医患之间的配合显得尤为重要。

在时间允许的条件下，一定要等到不痛（针感消失）的时候出针。

刺"积"勿忘"引"，"积"为太过，需"引"至不足之处。

恩师言：在整理古人早期的针刺经验中发现，腹部正中线即任脉的穴位针刺深度明显深于其他部位，且远远大于后人的针刺深度。由此可知"刺积"一法在传承的过程中渐渐被遗忘。

传至现代，更是把腹中的募原结筋、包块，甚至是脉动点，皆列为针刺的禁区。然而这些部位恰恰是施用古典针刺——募刺法，最鲜活、最灵动的部分。尤其是"脉刺"法几乎贯穿古典针灸的每一个细节。最为传神的"刺动脉"法被列为禁刺，就像一个手脚健全的人被告知：再也不可以用脚走路一般。以至于诊脉→刺脉→脉平，如此朴实直接的刺法，渐渐凋零。

笔者所体悟之"刺腹脉"不过是经典针灸中的只言片语；不过是古典针灸刺脉法的冰山一角。难以想象，曾经在它盛开之时是何等璀璨夺目，令人神往，令人赞叹。

五六、针刺"引"气

笔者初期没有关注到"引气",也没有留意《黄帝内经》有关"引气"的深意,更没有神会。

一次与恩师外出,途中向师父谈及两则医案:

案1.

患者男,46岁,慢性乙肝,肝硬化,消化道出血。其脉六部细弦急,左关浮动。先刺右期门2寸,再取长针刺其肚脐左侧之动坚痛处。病人告知针感:有气像雷达扫描一样,从长针处一圈一圈在腹中旋转,同时主要射向肝区右期门处,两针之间来回流窜不息。

案2.

患者女,53岁,乳腺炎,胆囊炎发作,伴有下腹痛。依据脉,刺其期门,以及肚脐左侧动坚痛处,针感也是走于期门和肚脐左侧,且气感与两针之间有往返流通。

师父说:你无意识所做出的,正是《黄帝内经》中针刺引气的记载。自此笔者才在"引"字上下功夫体悟。

上热下寒,视其虚脉而陷之于经络者取之,气下乃止,此所谓**引**而下之者也。 　　　　　　　　　　　　　　　　　　　　　　　(《灵枢·刺节真邪》)

血实宜决之,气虚宜掣**引**之。 　　　　　　　　　　(《素问·阴阳应象大论》)

凡候此者,下虚则厥,下盛则热;上虚则眩,上盛则热痛,故石(实)者绝而止之,虚者引而起之。 　　　　　　　　　　　　　　　(《灵枢·卫气》)

此处描述标本上下不相应时,则"实者绝而止之,虚者引而起之"。标本不相应,把"实"太过之处,引向"虚"不足之处。近气不失,远气乃至,行补之时,远气乃来至此集为引,为补。

所谓调阴阳,就是"引",引太过之处的气血至不足之处。一气周流,出入升降,才有阴阳二气交感。因此所谓调阴阳,即是"引"一气的出入升降。"引"出入升降,各司其职则无"太过""不及",周身脉动才能上下相应,左右若一。如此可谓之——平人。

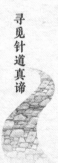

是故工之用针也，知气之所在，而守其门户，明于调气，补泻所在……补必用方，外引其皮，令当其门，左引其枢，右推其肤，微旋而徐推之，必端以正，安以静，坚心无懈，欲微以留，气下而疾出之，推其皮，盖其外门，真气乃存。用针之要，无忘其神。　　　　　　　　　　　（《灵枢·官能》）

此处描述，针刺引气的手法细节——微旋徐推之，勿忘守神，气下而疾出之，待"实"处气下，则出针。

周身上下之气口脉动之处，气街皆是冲脉所外显，冲脉动气之源头。

凡脉动"异常"，一则是邪入气血，故曰是动则病；二者，经隧受阻，统称为"结"。

脉内为"营"，气血在脉管内的运动形态，由脉管内的阴阳是否平衡决定。为何临床有时取"独动"之脉刺之，效果不佳？此时应该考虑经络循行之处的经隧，当细查经隧是否有"结"未解，若有当先解结，再调阴阳。

经隧之不畅处为"结"，腹部筋膜大会不畅者为"积"，正所谓"新积痛可移者，易已也；积不痛，难已也"（《灵枢·卫气》）。寒热入腹久也，即为"积"。

刺腹脉法引气，刺腹中之积聚：

整体脉象**弦急者**，当知**肝**为邪，取之肚脐**左**侧"动、坚、痛"阳性点刺之，配合肝经的募穴、原穴、标本气口刺之"引气"；

整体脉象短**滞涩**者，得知**肺**为邪，取动于肚脐**右**侧"痛、坚、动"之阳性点长针刺之，兼配合肺经的募穴、原穴等刺之"引气"；

整体脉**洪散大**之时，**心**邪来犯，取肚脐**上**方的"动、坚、痛"阳性点刺之，兼取心经或者心包经的穴位刺之"引气"；

整体脉**缓濡**之时，**脾**邪来犯，此时异动常位于**中脘**附近，寻及"动、坚、痛"阳性点刺之，兼取脾经之经络穴位刺之"引气"（亦可刺神阙）；

整体脉象为**沉紧**之时，知此为**肾**邪之脉，此时多于肚脐**下**方之处寻得"动、痛、坚"阳性点，刺之后，肚脐周围的其他点多能消失，此时还应取肾经的穴位协同治疗"引气"。

伏冲之脉气之海也，其气通过筋膜，被各脏腑的筋膜大会处——募穴所吸收。若某一募穴因为筋膜（三焦通汇元真之处）的不畅，不能吸收伏冲之脉传递过来的能量（元气），必然导致本脏腑的气血不足，多表现为原穴脉动不足，或左右不能若一，即"动"。同时伏冲之脉没有传递出去的能量在腹部相应部位形成"坚、动、痛"的郁积。如巨阙不能吸收伏冲之脉的动能，则心之脉口神门"动"，同时冲脉的能量郁积在肚脐的上方，形成郁积。余皆仿此。

腹部是脏腑筋膜之大会之处，影响全身气血运行。故刺腹脉，是调平一身气口的基础，尤其是对于久病之人，因为邪气由皮毛入孙络—络—经—腑—脏（为积）。病程久，邪气多积于脏腑之外的膜原，即所谓病入膏肓。

关于大针刺腹脉的古典医案有过记载，《难经》更是详细描述可刺之处的状态"坚、痛、动"，以及病症。临床多能于腹部寻得此"太过"之处，可刺之，把"太过"之处脉动，引向"不足"之处，就是《黄帝内经》针刺引气的精髓。

［临床医案］

案1.

男，68岁，走步不稳，足有踩棉花感，自诉走路时的感觉像在船上行走。其脉涩，涩乃肺脉病之邪，于肚脐右侧寻一点刺之，自诉针感传至心脏，再于右中府穴至云门穴区域揣穴，毫针刺之，以引气至。同时引导病人：待腹中走窜感行至右肺上部时告知，可以出针。出针时，长针出后开其门，小针出后按其针孔。留针约40分钟，患者说腹中针感传至云门附近，再留针约半小时，待其针感自然消失出针。出针后患者走路好转很多，大呼中医神奇，兴奋地在诊所楼梯上下来回跑了几趟。来时需要他人搀扶，针后可以独自一人上下楼，动作敏捷很多。此患者只治疗两次，回家吃藏药调理。在本书成稿之前遇到他女婿，询问老人家病情，他说针后一直保持良好状态，可以在厨房做饭，做家务。笔者当时嘱咐，每天爬行锻炼，患者并未坚持。

案2.

女，33岁，因其好友自杀后伤心过度来诊。脉浮大数，依据脉知其为心邪。以大针微旋微推刺肚脐上方，再针巨阙穴，针感传至心脏，一次愈。

案3.

一女，因其丈夫手术，她日夜陪护，操劳担心过度引发的心悸不安。同

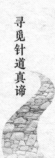

上法治疗，一次愈。

案4.

一印度商人，男，53 岁，心脏病，其私人医生告诉他，他的心脏只可以用 5 年，准备心脏移植。查体：其脉结代而缓涩无力甚。初次取肺经、脾经之结络刺血；再取中脘、太渊、太白针刺。第二次，取肚脐之右阳性点刺之，兼取左侧云门。如此依据五脏脉刺腹脉引气，经过 6 次治疗，脉结代愈，回孟买再次检查心电图正常。

[刺腹脉引气的具体细节及图示]（参见图 20 ）

1. 先解结，再引阴阳的原则。不解经隧的结节，气血不能畅行，"引"之难效。当应用刺腹脉和四肢相应经络穴位时，必须关注循行的经隧是否有结节，有结当先解结，后调阴阳。

2. 取不足之处，以毫针刺之。或原穴，或募穴，须以循经揣穴而定。

3. 长针刺腹脉（恩师黄龙祥先生于《中国古典针灸学大纲》一书中以募刺名之），以五脏邪脉定病位，刺腹脉和对应脏腑的募穴。（经曰：**正指直刺，无针左右**。腹部为阴，其脏腑间隙名为肓，故吾原笔记曾以**阴肓正刺**为名。）

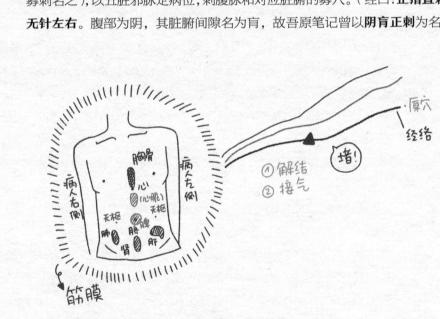

图 20　刺膜原追气解结引气示意图

腹部的坚痛动处，是气血郁结所致，以长针刺之，以毫针刺相应的募穴或者相应的经络原穴、郄穴、络穴等，都需揣穴而定。

长针刺积，追"太过"，毫针引气至"不足"。笔者常用长针为 0.25mm × 120mm、0.3mm ×（145~175）mm、0.35mm×225mm 等，视患者体态选用。毫针需要极细，笔者常用 0.12mm 或者 0.14mm，刺之时需要虚静守神入针，**揣摩动脉壁**（近气不失，远气乃来）；刺长针时更需要守神，徐旋微推，刺于脉动之处，微微旋转滞针，令其气散，目的就是令"太过"之气走向"不及"之处。

针刺的真正目的就是——"引"，如人迎气口脉的阴阳相引；寸口脉的寸关尺、浮中沉的阴阳相引；标本脉法的上下阴阳相引；乃至刺周身脉口独动，"刺"之真相——即"引"太过之处，趋向不足之处。

五七、募刺之知、行

脉刺，刺动（静）脉——冲脉气之海，凡周身气口脉动，皆出于冲脉；

分刺，刺分肉之间（不可伤肉）——卫者，循皮肤之中，分肉之间，熏于肓膜，散于胸腹；

胸腹之"空"又称之为"膏肓"，凡曰"病入膏肓"皆是病入于"胃肠之外"募原之间，为"积"；

膜原：三焦通会元真之处，胃肠之外即为膜原，即腹部内脏之间隙——"空"；

三焦通会元真之处，即"肓"之原，五脏六腑之气大汇之处；

冲脉为"气"之源头，肾间动气；

原穴，是内外天人合一的气口穴道，故经曰：阳气受之于四末；

募穴，即脏腑"包膜"相对集中之处。"募"，募集之意，笔者认为是"募集"冲脉辐射搏动所传导出来的"气"，募集之后入于脏腑，行于十二经。另一部分直接通过"膜筋"——脉管之外的筋膜运行。"经脉"内为营气，外为卫气。

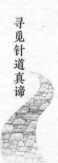

幕当为膜，亦募覆也。膜筋，十二经筋及十二筋之外裹膜分肉者，名膜筋也。

（《黄帝内经太素》卷五）

可知冲脉、膏肓、三焦 - 膜原与四肢的原穴存在两条能量循环途径，相互影响，如环无端。恩师已于《中国古典针灸学大纲》中有详解。尤其是体表筋膜与脏腑筋膜的直接传导途径，可以完美地诠释《伤寒论》的表里传变：表证如何导致里部的下利呕吐等现象——表部筋膜被寒气所滞，里部膜原的气血无法外达，能量过度淤积，必由肠胃排之，故有吐利之症。

募刺法，以长针刺入"募原""膏肓"之中，刺气之大汇之处，以去其"积"。笔者在未明恩师"募刺法"之前，分别以"刺腹脉""迫脏刺法""刺积"等刺法名之。

募刺，善治"久病"，久病皆积于募原，膏肓之间。

如：刺巨阙穴之后的太阳神经丛；中脘下方的小肠系膜；肚脐左侧的肠系膜韧带；等等。凡此皆是五脏六腑包膜大会之处，刺之除陈旧之疾，刺在结筋处，且结筋多位于腹膜后壁，脊柱之前缘的附着点附近。

诊动气，以知积聚之所在；诊脏腑之募穴，知病在何脏；察脏腑之募，隐痛或微凸以别痛疸。

［募刺细节］

患者仰卧（或依据所刺部位，改变体位，如刺巨阙穴可半卧，令肝下移，以充分畅通刺道），左手为押手，令内脏分开，通畅刺道；右手引针，快速破皮，缓缓入针，刺入结点。押手、刺手的配合极为关键，押手触及结节点，待针刺入结节点之后，渐渐松开押手。刺胃肠之间空隙时，以左手轻柔推动内脏，改变刺道方向，右手微推入。针体与膜原的接触面越大，其针刺效果越好。

针刺过程中必须观察患者的呼吸，感受内脏的上下起伏运动，医者必须虚静守神。针不离手，手不离针。

募刺之脉：笔者常用寸口脉异动部位确定募刺的部位。

异动于寸部脉，取天突、巨阙；异动于关部脉，取中脘、下脘、天枢、肓俞；异动于尺部脉，取关元、石门、阴交。

以上皆是笔者总结容易压出刺道处，但临床以揣寻积点为准，并非固定点。

脉的虚实与配穴：

如脉有力太过，取相应的络穴、背俞穴；不足，取之原穴、募穴。

若脉弦急有力，刺之肚脐左侧的脉动、坚痛处，兼取肝之络穴，或者背俞穴泻之。

若脉浮弦而无力，取之肚脐左之脉动，兼肝之募穴或原穴补之。

脾邪脉缓而无力，取之中脘及脾之原穴；缓而任按，取之公孙，或脾俞穴。余皆仿此。具体以揣穴而定。

单独的"独大""独弱"等又可以配合五输穴的生克补泻平之。

"引气"或"气至病所"之时，可以运用**"接气"**的方法，把针感引至不足之处或病所。

[追气 - 引气 - 接气之细节]

简示：0 → 1 → 2 → 3

"0"点为追气的入针处，"3"为病所或不足之处。针入0点之后，若气感未能直接传至3，只能传到1或2处，此时应在1、2处寻结节点刺之。笔者观察：1、2处多为要穴，如募穴、合穴、下合穴、郄穴等，多为关节处穴位，或主要脉口处。取1、2之目的，即是引"0"太过之气，导向"3"不足之处。多数患者能一针"气至病所"，如有未至，寻经取脉口或结节点刺之"接气"，患者多能感受到气感一阵阵地冲击病灶，待此气感消失后出针，治疗效果最佳。

临床治疗多例，不管是疼痛还是内脏疾病多能见效，尤其是病程长、缠绵不断的疾病。因病程久，都积于募原、膏肓之中。"病入膏肓"似乎是"无药可救"的代词，然募刺正是刺膏肓处。

募刺"引气 - 接气"用于治疗心肺、男女科、胃肠、疼痛等病症，屡试不爽。

"膜"之畅通与否，直接影响脏腑与十二经脉之间的气血运行。如触及有"结节""结筋"等高张力点，或异常搏动点即可刺之。

如《黄帝内经》之蛟蛔，《难经》脐上下左右的搏动坚痛等，皆是按之令不移动，再引针正刺。

扁鹊学派的初期善"脉刺"，后期用之"分刺"，至华佗时期才见到"募刺"之医案记载。

募刺，刺肓膜之时，针感以横向传导多见；刺中腹主动脉时，多以纵向传导为主。奇经八脉中只有带脉横向，后期笔者依据藏医三脉七轮理论，临床时经常引用，如：

膻中至陶道为经过心脏之横向脉，心胸头面部之疾用之多效；

天突、人迎、天窗等在颈部横行传导，用之解头面心胸腹之疾；

中脘至胸腰段，亦可视之为一带脉；

余皆仿此。

"空"，中医称之"膏肓"，藏医称之为"轮"，"空"是气血冲击化合之地——凡刺皆应与脉全息相应。

现代西方的徒手治疗，亦非常注重"空"腔的应用——对颅腔、颈腔、胸腔、腹腔、盆腔的压力、动力、频率进行调整，治疗很多疾病。笔者发现一个非常有趣的现象：近代西方徒手治疗的思维渐渐转向古典中医的整体观辨证思维。比如颅骶椎手法以左右脉的如一、上下脉的相应，来作为诊断和治疗的手段和目的，和古典针灸诊疗一体的上下相应、左右若一的思维，几乎完全一致。

"募刺"似乎更像是"脉刺""分刺"的融合。募刺和与之相应的经络四关处的原穴、合穴、脉口等配合，针刺"追气 - 引气 - 接气"，此正是"脉刺""募刺""分刺"立体结合，古典针刺的经典诊治思维本应当如此。

[临床医案]

女，46 岁，右手麻、不自主抖动，头晕，胸闷气短，心前区痛，后头痛，极易受惊吓。一年前做过颈椎间盘摘除手术，发生上述症状之后，经过一系列治疗后无效，无奈找中医一试。

查体：整体脉缓甚无力，双关郁动，左神门脉动明显小于常态亦小于右侧，人迎大于寸口。

按理当刺任脉中段之异动点"追气"，把此处之积，"引"太过之气向左神门不足之处。①先取 0.16mm × 40mm 毫针，补左神门之经隧；②脉缓无力，脾邪，细毫针取募穴章门，揣穴见右章门压痛，故刺之；③再取

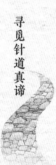

0.35mm × 140mm 长针，于中脘略下方寻"动痛坚"处刺之；④长针募刺时气感传至右极泉，再刺右极泉接气，气感至右手。

针后，关部郁动平缓，左右神门脉平；患者自感手麻去大半。后巩固两次，诸症皆愈。

临床"追气 - 引气 - 接气"的医案非常多，此案"引气"却是由一个"太过"处中脘，"引气"趋向三处：第一处，左神门的脉动不足之处经隧补之；第二处，是脾之募穴，右章门；第三处，是自行针感走向，右腋下极泉脉动处，刺之"接气"后气至病所。

笔者认为，针感自行传至右极泉穴，与刺右章门有关；此"引气 - 接气"通道为：中脘"积"→右章门→右极泉→气至病所（右手麻，抖）。

另一条：中脘"积"→左神门，当是冲脉 - 三焦 - 膜原与四肢原穴之间的"引"气。

思考：两条募刺"引气"通道，哪一条才是本次治愈的关键？

五八、古典针灸临床体悟

依据古典针灸针刺之原则，诊断之"独"处，即是治疗点。初期，以刺血为主，后期渐由刺血改为对血管壁的刺激，即刺脉论治之体系建立。故知古人刺脉：一则刺动静脉出血；二则以毫针刺动静脉的血管壁或者血管鞘膜以调气，气至脉平则愈，此乃血脉论导向的诊法刺法。如调神、调气，都是对脉之坚凸、虚陷进行补泻，在针刺的过程中，非常注重针与经隧（动静脉管的鞘膜）之间的相互作用，针体与经隧、血管壁的充分接触与否，直接影响调气调神的结果，因此刺脉法非常注重对医者守神的要求。

在临床反复实证古典针刺法之后，可得出如下之论——诊脉→刺脉→平脉，此法是血脉论的精髓——诊疗一体。诊疗思维简单清晰，一切以"脉"为中心，"脉"为经络气血的通道。早期的经络体系，皆以脉口名经络，如足厥阴特指太冲脉动，足阳明特指趺阳脉动处，手太阴特指太渊脉动，手少阴特指神门脉动。由气口所治之病处，逐渐结合上下相应的"动"点，形成一个线性结构。在十二经如环无端的思想建立之后，渐渐形成了网状结构，治疗也从诊脉 - 刺脉，渐渐转向刺气穴（分肉，肉肓）以调谷气。

现在看来，从血脉论转向经络论，使治疗的靶点脱离了"刺脉"的禁锢，本来是一次飞跃，从单纯的"脉管"刺法，转向刺"肓"；从"纵向"刺脉，步入脉刺、分刺相结合，"纵横"交错的治疗。但是在过度衍化之后，我们渐渐的忘记了根本：血脉论——诊脉 - 刺脉。

从马王堆足臂十一脉，到手少阴心经的完善，形成十二经的手足上下，三阴三阳脉的表里耦合。其中可以看到太多对血脉论的完善，似乎在构建一个完美的，手足阴阳表里一一对应的经络体系。但是其中一定不乏完美主义的修饰和填补，进而在代代传承之中，因为追求"完美"渐渐掩盖了"真实"的光芒——脉口，诊之刺之。血脉论似乎更接近古人对人体的认知，天人合一的思想，因此血脉论亦更接近经络的本意——以天地之间的山河大地，泾川潮汐，树木之根结本末等，取类比象，描述联系人体内外上下的经络。当十二经如环无端的经络体系建立之后，便无起止、终始、根结、标本、上下左右之分。故刺脉法之上下相应、左右若一、是"动"则病、知标本者可以无惑于天下，等等众多朴实自信的诊法、刺法渐渐失去神韵。

然而"疑惑生，始有悟"，也许"残缺"才是真实的，但十二经如环无端的完美建立，以致后世医家，不敢对他产生"疑惑"。十二经循行"线"的固定，不但固化了人体经络的"象"，更禁锢了医者的"心"，令后世针刺无法回归古典针灸。就此而言，以一叶障目，不见泰山说之，毫不为过。

笔者临床使用体会，十二经体系气穴论之诊治体系之分刺法，远远不如刺脉法那般纯粹自然。十二经如环无端之论，令三部九候、标本脉法、遍诊法等诊脉 - 刺脉 - 平脉之朴实思维渐渐被遗忘。如《难经》扁鹊学派早期的阴阳脉法以手足为根枝，于脉口候气，气（邪气）至而刺之，则脉必有变化，转缓和。其后期渐有"分刺"法，通过阴阳经五输五行生克的判断之后，再对五腧穴"分肉、肉肓"的刺激"引"谷气至而平脉。因此恩师黄龙祥先生说：扁鹊针法之衍化，乃是血脉论过渡至经络论的活化石。

仔细分析"脉刺"和"分刺"的方法：脉刺，取"独动"随其虚实即刺之→脉平；分刺，凭寸口脉定阴阳虚实→取穴→三刺，悬阳，引谷气至→脉平。

由此可以看出，脉刺法更直接，而分刺法则需要医者的主观思维分析，被"自以为是"干预的太多，故见到"真实"的难度更大。

在古典针灸之思维中，决定"经络线"走行方向的是：脉口"动"部，脉"动"时所呈现的疾病部位，以及刺此"动"处所能治疗的部位。此三部的连接才是"经络线"的根本。后世常言"离经不离穴"，但似乎忘了"气口""脉口"才是决定经络循行线的根本！

后世至今应用最多的是气穴刺法和五体刺法，其中虽有刺"脉"出血，但已遗失"脉刺"之神韵。但不可否认的是，九针之中，除毫针之外的其他针法亦有其临床意义，五体刺法从早期的刺脉法，转向刺皮、刺分肉、刺筋、刺骨。

随着对西医肌筋膜链解剖的理解深入；神经—血管—体液—免疫等大循环之构建；以及筋膜学理论的完善；利用颅脑的非严密性刺颅骨，以骨膜传导治疗神经系统疾病；西方医学对"腹脑"为第二大脑的肯定等，我们似乎对古典针刺的理论更加不屑一顾。笔者曾多次听到长期工作于临床一线的针灸医生说：脉诊无用；中医针推理论与运动神经解剖相比相差甚远；等等。所以在针刺的时候围绕着症状，把神经敏化、体液压力波、筋膜张力结节点、骨减压等五体之刺法用到极致，这些确实拓宽了针灸的视野。但对于"凡将用针，必先诊脉"如此宝贵的金玉之言，视而不见。

[笔者临床灸刺的思路]

1. 先别阴阳：凡将用针，必先诊脉——根据扁鹊阴阳脉法、人迎气口脉、独取寸口脉法确立病经，引阴阳升降；依据标本脉动、周身气口的比对进一步验证取"独"；若有矛盾，需结合气口九道脉，查奇经八脉是否有邪气"动"。

2. 先解结，再调阴阳：解结是为引阴阳升降建立一个通畅的经络通道，如果标本之间有横加之结络与结筋，若不先解之，便用毫针引气则事倍功半；需先确定有病之经，再解此经络上标本之间的结络或结筋，以引阴阳。

3. 解结的时候要根据《难经》的菽位脉和《中藏经》五痹脉的方法，确定病结所在的层次。否则不但不能精准解结，反有徒伤气血之虞。根据病

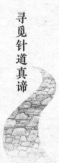

脉之深浅，确定五体刺法之一，刺之解结。

4. 依据寸口尺肤的寒热比较，选择或艾灸、或刺血的阴阳补泻。尺肤热，刺血浮络，寒则灸浮络。寸口热，刺血阴经，寒则灸阴经。

5. 在人迎气口阴阳升降的指导下"分刺"，选择五输穴，结合《难经》的五输穴生克补泻平寸口脉之法。整合五门十变阴阳经络互克化合之法：阳木克阴土；阳土克阴水；阳水克阴火；阳火克阴金；阳金克阴木；等等。

6. 诸阳之会于头面，诸阴之会在腹；注意天部络穴、地部络穴、原穴、募穴、背俞穴、下合穴等重要穴位的应用；以及四气街，全身脉口的比较；以"上下相应，左右若一，脉静平和""以脉平为期"作为治疗方向。

古典针灸是刺形解结与调神并重的体系。笔者研习之体会：做到刺形与调神一如很难。在研究五体刺法时，侧重皮脉筋肉骨解结——刺形；在研习刺气口引阴阳时，又偏重调神。吾时常顾此失彼，盖因心中有"刺形"与"调神"的分别，因此在面对病人之时，总会不自觉地选择内心"喜好"的刺法。故录于此以自省：不能自觉之时，已失守神之心！

五九、止息、守神

［针法、脉法、剑法，其理如一］

笔者关于守神的初期体验，来自南传上座部佛教观呼吸法，通过不断练习，渐渐对于呼吸有所感悟，呼气末，吸气前，非呼非吸时称之为"息"，若能不通过主观意识憋气，能够在此长时间停止，此即"安那般那"修法，翻译成汉语称之为"止息"。

曾有一位修行丹道的师长与我谈及关于呼吸之体会时，他说：吸气时，先天死，后天生；呼气时，心下移，肾上移，有水火既济之势，故先天生，后天死。所以呼与吸之间，暗藏造化——**止息**。

"止息""胎息"之"息"字，由"自""心"而成，这难道是巧合？还是华夏祖先对于"息"之状态早有体会？

曾受教于一位大德，他说：大修行人必学禅参悟，用道家功夫，敦儒家品行。

若能持禅心、道骨、儒风，如能至此，守神即是常态，能持否？

止息守神，恬惔虚无，守静笃；万物不能扰其心，不求静而自静。

老子曰："致虚静，守静笃，万物并用，吾以观其复。"

[诊脉之守神]

诊脉之时，需止息静候，心住于当下，令脉之强弱、滑涩、紧弦等指下体感，于心中如实呈现。身心合一，脉应于指下，当即亦明于心，千万不要去做从指感—到象—再到文字的转换处理。

脉者以"象"喻也，关于脉象，古人有太多描述，如病蚕，如黏沙，如虾游，如雀啄，如长竿，如革，如漂棉，等等，古人用文字去描述一种"象"，去比喻指下的感觉。

大多针工在体会脉感之时，容易落入文字所描述的文字象中，而恰恰忘记体会文字背后的真相——如实如是的体感。

[针刺之守神]

用针之时，止息守神，然庖丁之言，更能切中用针之要义——官知止而神欲行。左手押开刺道，右手持针，针入之后，随病人呼吸，以及刺道自然形态，随其气而用巧，以待谷气至。

切记：医者不可有所求，如求气至病所，求谷气至，求邪气出。但可以于针之前告诉患者，并引导患者，比如提前告知患者说，针后有气感传到你病痛处的时候，告诉我。

正如《三国志》记载华佗治病如下：凡下针言，当引某许，若至语人，病者言已到，应便出针，病行瘥。如此，患者自己心到则神到，神到则气血到，而患者自身之导引远远超过医生。

我曾经治疗很多禅修功夫很好的出家人，他们在针刺时，常常问："医生，你扎我的时候要痛还是不要痛？"初期我无法理解，后来慢慢明白，正如上述，禅定功夫深，虽然感受痛楚不会减少，但是"心"可以不为痛所动，其

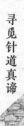

引气血之效果反而不好。

明白其中道理之后，每次于针灸之前，我都会提前告诉他们：这针刺入，将有某种气感传到某处，届时请告诉我。效果多能如期而至。

针刺之要，一言而终：医者止息守神，患者自我导引。

[剑道之守神]

剑道也如针道，看重虚静守神，凡一切由术入道之智慧莫不如此。谨节录日本东海寺泽庵宗彭论剑道之《不动智神妙录》，以供参阅。

1. 无明烦恼住地

无明者，晦暗不明；住地者，迟滞之境。

心为尘所滞，即称住地，止之意；止，心为尘所取。

就剑法而言，于眼剑来之刹那，若心有以剑攻防之意，则心为彼剑所滞，身心失念，即被斩杀，此称心有所住。

修行初始，心易受身形而紧绷，若心住于剑，则为剑所滞；若心欲抢先机，则为欲抢先机所滞。

以要言之，若心有住，则失其念，佛法称此迟滞之心为无明住地烦恼。

若心有住，生种种分别，于分别中，心生黏滞，虽形能动，不能自在。

初习剑时，无招无势，心亦无所住，若见剑来，亦不分别，心无所住，随机而应。

习剑日久，得种种知见，或持剑之法，或心之置所，于临敌手时，惊觉不自由。

渐学渐参访，积聚见地心要，于身形剑法，皆回向初学无有知见时，回归本心，剑法如是。

2. 心之置所

心若置彼身，则为彼身所取；若置彼剑，则为彼剑所取；若置我剑，则为我剑所取；若置戒备，则为戒备所取。

若心置丹田而弃绝余事，则心为弃绝余事所取，不能自在。

或问：若心置丹田，不能得自在，心应置何处？

答曰：心不应有住，若心住于此，则心失于彼。

若心无有住，舍分别思，身心皆脱落，则全体在用，能遍于十方。

故无有一处，是心所住，此为修行之要。

3. 本心妄心

本心者，无住之心，全体在用；妄心者，有住之心。本心若有所住，即是妄心。若失本心，不能全用，故不失本心，是事为大。

本心如水，妄心如冰，水洗万物，冰则不能。冰水非异，若冰溶解，则具妙用。

心若有住，如水结冰，不能自在。去住心，即为自在。

以上为禅与剑之节要，与针-脉守神之意殊途同归。

[太极之守神]

笔者节录葛栋华先生的手记《太极心要》述之：

……太极之劲，有意即僵，无意则滞，入无二禅境收发浑然之力才是真；

……安住——任意识自然生灭，作"如是"观，可明了意识之来去，在无有内外分别之观照下，意识随生随灭，气血则无滞碍，型无固常，太极遂入。

一切援术入道的归处即是——安住。

故借圣贤之言，以用心参悟。

最后引《楞严经》所说："虽有多闻，若不修行，与不闻等。如人说食，终不得饱。"

六〇、针经指月

"指月"引子：

——佛告阿难。汝等尚以缘心听法。此法亦缘。非得法性。

如人以手。指月示人。彼人因指。当应看月。

若复观指以为月体。此人岂唯亡失月轮。亦亡其指。

何以故。以所标指为明月故。岂唯亡指。亦复不识明之与暗。何以故。

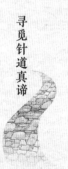

即以指体。为月明性。明暗二性。无所了故。汝亦如是。

——《楞严经》

笔者曾经问恩师这样的问题：

一种脉法是否只能对应与之相应的某一种针法？古人又是在何种状态下构建这样的诊治体系的？比如：《难经》的菽分层次是否只能与五体刺法自洽；《难经》的独取寸口五行生克的脉法，就对应五行补泻的针法；《难经》五脏邪脉是否只对应腹脉相应部位刺法；《扁鹊阴阳脉法》三阴三阳是否与手足一体根支的脉动对应；《内经》的人迎气口脉，就是为了调整上下相应，分刺引谷气以调和阴阳；《内经》的寸脉和尺肤是否寒热相称，以确定阴阳灸刺的使用？

恩师给我这样的回答——

如果诸"诊疗一体自洽"之法，所出之"心"皆不同"心"，那么这样的理论便不能通过逻辑的检验。在扁鹊建立的诊法体系中，每一种诊法都有共通的对应关系，因此能构建出融合肤诊、色诊、血脉诊、经脉诊于一体的"标本诊法"，后来的三部九候也继承这个传统。也正因此，才能自信地说出"善调尺者，不待于寸；善调脉者，不待于色"。

自此笔者常常自问，众多针法，其"所出之心"究竟是什么？

笔者想通过多个"诊疗一体"的研究，去追溯古典针灸的源头——"所出之心"。

深习古典针刺可得如下："诊脉"→"刺脉"→"脉平"（邪气出，谷气至，则脉平），诊断之"独"处，即是治疗点。

凡以上之诊疗体系，见"异动"之脉，如左右不等，上下不能相应，或"躁""静"不一，其名为"独"，以灸刺等法，解结"引"阴阳，平独处，脉平则愈。

笔者在临床中实践观察：扁鹊阴阳脉法与血脉论之标本脉口的诊疗"自洽"性最高；人迎气口脉法与取气穴、三刺、悬阳，"引"阴阳上下相应的自洽性高；《难经》五行脉法→五输穴的五行生克补泻；《难经》菽分脉、五痹脉的结合→五体刺法；寸口脉之"左右同出者"与"鼓"郁动→与刺积；寸口脉之五脏邪脉→刺腹脉坚痛动之"母体"；遍诊法→调整上下相应，左右若一的应用，等等。凡诊断与治疗可以相互验证，且吻合度较高者，可以称之为诊疗"自洽"。也只有"诊疗"一体自洽的体系，才能"反观 - 内视"指向其"所出之心"，回归本源。

换句话说，凡诊疗一体自洽的体系，必是同一个源头，同一个"心"所出。

若只是单纯地执着于某一个自洽体系之中，很难见得"所出之心"。因为某一个治疗自洽的体系，只是"指月"之手指，而非"月"。然而笔者是希望通过多个"手指"，多个角度的指引，而真正明白"月"之真源。

笔者曾非常执着地深究人迎气口脉，并反复临床验证，人迎气口脉大部分情况，临床的吻合度很高。但是在《黄帝内经》叙述中，又存有很多疑问，或许是因为古今文字语境上的差异，关于"人迎气口"脉的描述有太多费解之处，笔者用十余年时间，未能跳出来。在明"指月"之理后，才渐渐释然。

恩师一直说：等你自己想明白了，我再告诉你答案（此答案我也等了多年了）。

十余年想探明"人迎气口"脉的前世今生，却无心插柳，渐明"脉刺"真意，也许这正是恩师没有直接告知我"答案"的恩赐。

恩师常言：

1. 关于这个问题，你应该读哪几本书；

2. 等你自己明白了，我再告诉你答案；

3. 读完某书，自己体悟，应该对你会有所启发。

回首入古典针灸之门，无不受益于此。

"诊脉" → "刺独" → "脉平"——针术毕也。

各种诊脉法，如：扁鹊阴阳脉法、气口九道脉法、三部九候法、标本脉法、人迎气口脉法、独取寸口、五癃脉，以及分别与之对应的募刺、脉刺、分刺等各种刺法，每一种"诊疗一体"的体系终不是那个"所出之心"，只不过是"心"的映射。古人必然是洞见"源头"——明了"心"，才能任意映射出多种自洽的诊疗体系。

所谓"诊疗一体"只不过是"手指"而已，并非"月亮"。若想见到月亮，却也离不开"手指"的指引。然而盯着"手指"看，既不得"手指"真意，也终究不能见"月"。

说食不饱，若想明了"所出之心""所指之月"，须——**正本清源，知**行合一。

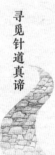

后记

　　读到恩师黄龙祥先生的《中国古典针灸学大纲》初稿之时，我非常激动，因为关于古典针灸有太多疑问，所以这本书我期盼得太久太久。拿到初稿时，从中午到次日凌晨，一口气读完，然后又精读数遍，每读一遍，都好像见到似曾相识的自己！

　　读完初稿，令我开心的是——我回归的方向没有错。于是我非常兴奋地把心得体悟的笔记发给恩师，只是想让恩师知道，经过恩师这些年的传道解惑，我在临床把理论一一验证，且不约而同，找到了同一个方向。不同的是，恩师站在高处，一览众山小。而我是通过临床效案，如婴儿学步般，步步维艰回归《针经》，恍兮惚兮似乎渐渐明白"所出之心"。

　　在恩师决定让我独立出书以呈现《针经知行录》之时，心中诚惶诚恐。第一，在写本书电子稿之前，我从来都不会用电脑，因此打字对于我来说就是一个挑战。第二，如何录入电子版？因为《针经》笔记都是信手拈来的涂鸦之作，且很多体悟都是前后补注互参，需要重新整合。第三，本书只是我个人诊脉灸刺的感悟，旨在自勉回归古人守静笃以治神之心。

　　幸得恩师的鼓励，我才能不避艰难坚持下来。这本笔记能以现在的样子呈现，非常感恩师母黄幼民教授多次校对排版，恩师多次审核。恩师与师母的付出，点点滴滴铭记于心，结草衔环，难报师恩！亦感谢我妻子章慧兰的支持，为了不让我分心，以弱小之躯操持家里家外的一切，每每想放弃之时，看到她的信任与坚持，对我来说也是不可或缺的鼓励！

还原古人针灸的场景，探之究竟，是我的初心。故尔求证《内经》《难经》《中藏经》所言脉法与针法的契合度，在实践中反复检验以求其真。但是限于本人根性平庸，难得古人之心，因此体悟定有错谬之处。

因此终章以"指月"为喻，以示《针经知行录》只是分享个人实践古典针灸的心得体会，望读者勿以指为月。本书只是您通往古典针灸道路上的基石，愿您以经典为师，渐入古典针灸之兰室。如果对您有些许帮助，是诸位恩师的功德；若其中有谬误，皆因本人资质愚钝，错解师意，我一人之过！在探索《针经》的道路上，解惑传道的恩师黄龙祥先生，于我而言，他犹如眼睛一般珍贵无比，一直为我指明方向，让我学会独立独行，参悟古人的智慧，渐入古典针灸的兰台密室！启蒙恩师方中先生教会我行走，在他的帮助下，我像一个蹒跚学步的婴儿，颤颤巍巍走上探寻针经之路！还有如心一般珍贵的大德恩师让雄多吉，一直指引我体悟"心"为何物，恩师每次悉心叮咛：第一，不要有分别；第二，不要有所求；第三，一切"如是"观。点滴教言皆深入心髓，时刻自省，终身难忘！

谁言寸草心，报得三春晖，唯用杏林之道，以正知行，但愿有朝一日揽得明"月"以报师恩！

陈晓辉

己亥年冬月十七

55检